Störung des Sozialverhaltens bei Jugendlichen

Praxis der Paar- und Familientherapie
Band 10

Störung des Sozialverhaltens bei Jugendlichen
Rudolf Eigenheer, Dr. Bruno Rhiner, Dr. Marc Schmid, Edith Schramm

Herausgeber der Reihe:

Prof. Dr. Manfred Cierpka, Prof. Dr. Astrid Riehl-Emde,
Dr. Martin Schmidt, Prof. Dr. Sabine Walper

Begründer der Reihe:

Manfred Cierpka, Astrid Riehl-Emde, Martin Schmidt,
Klaus Schneewind

Rudolf Eigenheer
Bruno Rhiner
Marc Schmid
Edith Schramm

Störung des Sozialverhaltens bei Jugendlichen

Die Multisystemische Therapie in der Praxis

hogrefe

Rudolf Eigenheer, geb. 1978. Masterstudium mit Schwerpunkt systemische Paar- und Familientherapie in Toronto, Kanada. 2000–2008 Mitarbeiter in der Stiftung „Christian Horizons" für Menschen mit Behinderungen in Kitchener, Kanada. 2008–2011 Klinischer Psychologe im MST-Team, Kinder- und Jugendpsychiatrische Dienste Thurgau. Seit 2012 therapeutischer Leiter des MST-Teams im Aargau.

Dr. Bruno Rhiner, geb. 1963. Medizinstudium an der Universität Zürich. 1997 Dissertation und Facharztdiplom für Kinder- und Jugendpsychiatrie und Psychotherapie. 1993–1998 Psychoanalytische Ausbildung, 1999–2001 Ausbildung zum systemischen Supervisor. Seit 2008 Chefarzt des Kinder- und Jugendpsychiatrischen Dienstes Thurgau.

Dr. biol. hum. Dipl.-Psych. Marc Schmid, geb. 1971. Psychologischer Psychotherapeut (Verhaltenstherapie), Systemischer Familientherapeut, Supervisor. Leitender Psychologe an der Kinder- und Jugendpsychiatrischen Klinik der Universitären Psychiatrischen Kliniken (UPK) Basel. Leiter des Zentrums Liaison und aufsuchende Hilfen der Kinder- und Jugendpsychiatrischen Klinik der UPK Basel.

Edith Schramm, geb. 1965. Ausbildung zur Sozialpädagogin an der Höheren Fachschule für Soziale Arbeit in Brugg. Weiterbildungen u.a. zur EBA-Trainerin (Ehebereitschaftsanalyse für Paare), PEP4Teens-Trainerin und in systemischer Sozialpädagogik. 2001–2007 Coaching von Pflegefamilien und Pflegekindern. 2007–2011 Sozialpädagogin im MST-Team, Kinder- und Jugendpsychiatrische Dienste Thurgau. Seit 2011 therapeutische Leiterin des MST-Teams im Thurgau.

Bibliografische Information der Deutschen Nationalbibliothek

Die Deutsche Nationalbibliothek verzeichnet diese Publikation in der Deutschen Nationalbibliografie; detaillierte bibliografische Daten sind im Internet über http://dnb.dnb.de abrufbar.

Hogrefe Verlag GmbH & Co. KG
Merkelstraße 3
37085 Göttingen
Tel.: +49 551 99950 0
Fax: +49 551 99950 111
E-Mail: verlag@hogrefe.de
Internet: www.hogrefe.de

Satz: ARThür Grafik-Design & Kunst, Weimar
Druck: AZ Druck und Datentechnik GmbH, Kempten
Printed in Germany
Auf säurefreiem Papier gedruckt

1. Auflage 2016

(E-Book-ISBN [PDF] 978-3-8409-2528-3; E-Book-ISBN [EPUB] 978-3-8444-2528-4)
ISBN 978-3-8017-2528-0
http://doi.org/10.1026/02528-000

Inhaltsverzeichnis

Teil V: Implementierung von MST

Vorwort

Die *Störung des Sozialverhaltens* (im Folgenden SSV genannt) bei Kindern und Jugendlichen ist als Thema im Vergleich zu anderen Krankheitsbildern in der therapeutischen medizinischen Fachliteratur schwach vertreten. Jugendliche mit einer SSV sind keine Patienten, die freiwillig und hochmotiviert in die Therapie kommen. Vielmehr werden Jugendliche mit SSV wie „heiße Kartoffeln" im Versorgungssystem weitergereicht. Auch wir (im Kinder- und Jugendpsychiatrischen Dienst Thurgau) fühlten uns lange Zeit unwohl und selbstunwirksam mit diesen Patienten. Daher nahmen wir unsere jugendpsychiatrische Verantwortung nur zögernd an, weil wir bemerkten, dass wir diesen Jugendlichen weder mit unseren ambulanten noch mit stationären kinder- und jugendpsychiatrischen Angeboten wirklich gerecht wurden und oft scheiterten. Häufig hatten wir das schale Gefühl, den Familien nicht das anbieten zu können, was sie brauchen, oder den Eindruck, mit nicht ausreichend intensiven Behandlungen einige Wochen oder Monate an der Oberfläche des Problems zu kratzen. Oft wurden die Therapien rasch wieder abgebrochen und selbst wenn es gelang, eine tragende Beziehung zum Jugendlichen aufzubauen, war der Erfolg nicht garantiert. Nicht selten wurden Jugendliche ohne eindeutige Indikation letztlich fremdplatziert, weil sie die Ressourcen für die Zusammenarbeit des ambulanten Helfersystems überforderten.

Kurz- und langfristige Prognose einer Störung des Sozialverhaltens ist düster

Dabei ist schon lange bekannt, dass die kurz- und langfristige Prognose einer SSV so düster ist wie bei kaum einer anderen psychischen Erkrankung. Nicht selten chronifiziert das dissoziale Verhalten und es droht eine kriminelle Karriere mit Gefängnisaufenthalten oder die Betroffenen verpassen nach abgebrochenen Schulausbildungen den Einstieg ins Berufsleben und werden dadurch häufiger von Sozialleistungen abhängig. Außerdem haben die von einer SSV betroffenen Jugendlichen als Erwachsene ein erhöhtes Risiko für verschiedenste psychiatrische, aber auch somatische Erkrankungen. Der Gesellschaft entstehen dadurch hohe langfristige Kosten von notwendigen medizinischen Leistungen über soziale Unterstützungsleistungen bis hin zu Gefängniskosten, Steuerausfällen und Opferkosten. Die Betroffenen und ihre Familien bedürfen daher dringend rechtzeitig einer multidisziplinären Hilfe, bei der auch die kinder- und jugendpsychiatrische/-psychotherapeutische Profession ihrer Verantwortung für die Krankenbehandlung nachkommt. Seit der Einführung der *Multisystemischen Therapie* (im Folgenden *MST* genannt) haben wir erstmals das Gefühl, den Familien effektiv helfen zu können und ihren sowie den Bedürfnissen des ganzen Helfersystems, gerecht werden zu können.

Die MST ist ein hochstrukturiertes, aufsuchendes Therapieverfahren, welches mit hochfrequenter Behandlung und einer zeitlichen Beschränkung eine sehr hohe therapeutische Intensität realisieren kann. Sie integriert kognitiv-verhaltenstherapeutische und systemisch-familientherapeutische Grundprinzipien in einem sorgfältig erstellten Behandlungsmodell. Das Verfahren wurde in den USA von Scott Henggeler und Kollegen entwickelt (Henggeler et al., 1998; Henggeler et al., 2009). MST verfügt über eine beeindruckend hohe Zahl an wissenschaftlichen Studien. Kaum ein anderes Therapieverfahren kann in randomisiert-kontrollierten Studien auch nach 25 Jahren noch so deutliche Behandlungseffekte und damit Nachhaltigkeit nachweisen. „MST ist derzeit der empirisch am häufigsten evaluierte systemische Therapieansatz bei psychiatrischen/suizidalen Krisen, dissozialen Störungen und Substanzstörungen im Jugendalter“ (Sydow et al., 2007). Darüber hinaus weisen gesundheitsökonomische Studien auch die Kostenwirksamkeit und nachhaltige Spareffekte überzeugend nach. MST ist international weit verbreitet und wird weltweit in über 500 Teams mit 23.000 Jugendlichen jährlich durchgeführt.

MST ist der derzeit am häufigsten evaluierte Therapieansatz für SSV

Wir möchten an dieser Stelle dem innovativen Kopf hinter dem ganzen Therapiekonzept, Scott Henggeler, das Wort erteilen, wie er über die Entstehung von MST berichtet:

> Meine erste Arbeitsstelle war an der Memphis State Universität. Wir hatten eine Forschungsstudie vorbereitetet mit hochmoderner Einrichtung. Wir hatten Einwegspiegel und Videoaufnahmegeräte, wie das damals in der Ausbildung von Familientherapeuten üblich war. Wir waren bestens vorbereitet und freuten uns, loszulegen. Als wir dann den delinquenten Jugendlichen, die wir für die Studie rekrutiert hatten, unsere Türen öffneten, siehe da: Es kam niemand …
>
> Wir lernten eine wichtige Lektion: Bei dieser Population müssen wir mit extrem hohen „No-Show“-Raten rechnen. Die delinquenten Jugendlichen kommen nicht zu uns und lassen sich auf Video aufnehmen, damit wir Master-Studenten beibringen können, wie Familientherapie funktioniert. So entschieden wir uns, zu ihnen zu gehen.
>
> Ich besuchte alle diejenigen Familien, in denen ich die geringsten Behandlungserfolge hatte und in jedem Fall hatte ich das gleiche Erlebnis. Ich kam bei der Familie an, klopfte an die Tür, wurde hereingelassen und als ich dann in der Stube saß, realisierte ich binnen 15 bis 20 Sekunden, wie unglaublich blödsinnig meine genialen Behandlungspläne waren. Und sie waren wirklich unglaublich blödsinnig! Sie waren vielleicht sinnvoll, als ich weit weg in meinem Büro über das Problem nachdachte, aber sie ergaben keinen Sinn im Kontext des Lebens und der Umwelt, in der die Familien tatsächlich lebten. Das war eine komplett andere Situation. Es war ein Augenöffner für uns!
>
> So begannen wir, in den Familien zu arbeiten, erstellten Ton- und Videoaufnahmen und begannen, diese zu analysieren. Wir sammelten Informationen aus dem realen Lebensumfeld, aus dem Zuhause und der Nachbarschaft – wir besuchten die Lehrer und die Schulen – und fanden so die Information, die wir brauchten, um zu verstehen, was die Probleme verursachte, in welchem Zusammenhang die Problemen standen, die die Jugendlichen zeigten. Als wir das verstehen konnten, als wir die Einflussfaktoren, die zu den Problemen der Jugendlichen beitrugen, im echten Leben erkennen konnten, kamen wir einen bedeutenden Schritt vorwärts, der uns erlaubte, wirksame Interventionen zu entwickeln. (übersetzt nach https://www.youtube.com/watch?v=kCxtq_vpkD8; Abdruck mit freundlicher Genehmigung von S. Henggeler)

Henggeler schrieb uns in einem freundlichen Begleitbrief zum Buch, dass es ihm eine ganz besondere Freude sei, dass sich MST nun auch im deutschsprachigen Europa verbreitet. Drei seiner Großeltern würden aus Deutschland stammen und der Großvater väterlicherseits stamme aus der Innerschweiz, wie sich dies auch aus seinem Name erahnen lässt. Henggeler vermutet den Einfluss seiner deutschen und schweizerischen Ahnen im hochstrukturierten und zielorientierten Ansatz von MST sowie in der Bedeutung, die Eltern bei der Lösung der Probleme der Jugendlichen gegeben wird.

MST wird am wirkungsvollsten als „Gesamtpaket" über eine Institution (z. B. eine kinder- und jugendpsychiatrische Klinik) angeboten. Um die manualtreue und wirksame Umsetzung dieses Behandlungsangebotes zu gewährleisten, verpflichten sich die einzelnen lokalen Anbieterinstitutionen in einem Lizenzvertrag mit MST Services (Mount Pleasant, South Carolina, USA). Die Rolle von MST Services umfasst die aktive Unterstützung der lokalen Teams und leistet durch eine kontinuierliche Datenerhebung (aktive Überprüfung der Manualtreue und der Behandlungsresultate der einzelnen Teams) einen einzigartigen Beitrag zur Qualitätssicherung und ermöglicht damit eine langfristig hohe Behandlungsqualität, die wiederum erheblich zu den Behandlungsresultaten beiträgt. Auf diese Strukturen und Abläufe wird detaillierter in Kapitel 6 dieses Buches eingegangen.

Der multisystemische Ansatz im Verstehen und Behandeln ist jedoch für alle Therapeuten hilfreich, denn das Buch wurde von Klinikern aus der Perspektive der Praxis geschrieben. Wir arbeiten seit über sieben Jahren mit gleichbleibender Begeisterung nach diesem Konzept und sind von MST überzeugt. Vor Ihnen liegt kein hochtheoretisches Fachbuch, sondern ein reichhaltiger, mit praktischen Beispielen illustrierter Werkstattbericht. Er wurde für Sie als praktisch Tätige im familientherapeutischen Alltag geschrieben und bietet gerade auch für den Therapeuten in der Familien- und Jugendhilfe, für den Sozialarbeiter in der Schule oder für die interessierte Lehrperson eine Fundgrube an hilfreichen Werkzeugen und Techniken. Dieses Buch wurde auch für Entscheidungsträger in den Bereichen Medizin, Justiz, Schule und für Politiker geschrieben, die sich mit Versorgungsfragen beschäftigen und über beschränkte finanzielle Mittel verfügen, die sie möglichst effektiv und kosteneffizient einsetzen müssen.

Damit Sie sich schneller orientieren und die Bereiche und Themen, die Sie speziell interessieren, auf Anhieb finden können, bietet folgende Zusammenfassung der Inhalte einen Überblick.

Im *ersten Teil* beleuchten wir den empirischen und theoretischen Hintergrund bezüglich der SSV. In *Kapitel 1* erfahren Sie alles über die Diagnose „Störung des Sozialverhaltens", deren Symptome, Subtypen und komorbide Erkrankungen sowie Ursachen und Folgen. *Kapitel 2* beleuchtet die

Ätiologie dieser Störung: von genetisch-biologischen, prä- und perinatalen über neuropsychologische und entwicklungsrelevante bis hin zu gesellschaftlichen, familiären und psychosozialen Faktoren. In *Kapitel 3* werden die gängigen evidenzbasierten Behandlungsstrategien für die SSV aufgeführt und deren Wirksamkeit diskutiert.

Im *zweiten Teil* des Buches befassen wir uns ausführlich mit dem multisystemischen Ansatz zur Behandlung von Störungen des Sozialverhaltens. *Kapitel 4* zeigt auf, worin sich MST von klassischen Therapieverfahren unterscheidet und weshalb die MST als eine der effektivsten Therapieverfahren für Jugendliche, die unter einer SSV leiden, gilt. In *Kapitel 5* beleuchten wir die theoretischen Grundlagen, auf denen das MST-Konzept basiert. *Kapitel 6:* Von einem multifaktoriellen Modell der Entstehung von SSV aufbauend führen wir das MST-Behandlungskonzept und Kernelemente der MST-Behandlung ein.

Im *dritten Teil* des Buches zeigen wir auf, wie die theoretischen Bausteine des Behandlungskonzepts im therapeutischen Alltag ihren Einzug finden. In *Kapitel 7* beschreiben wir die Vorabklärungen und sorgfältige Indikationsstellung sowie sämtliche notwendigen Abläufe vor dem eigentlichen Start der Behandlung. *Kapitel 8* illustriert die praktische Umsetzung anhand von drei Fallbeispielen.

Im *vierten Teil* des Buches werten wir aus und blicken zurück. Wir lassen die verschiedenen Systeme zu Wort kommen: Während *Kapitel 9* für den wissenschaftlich Interessierten die Ergebnisse unserer Arbeit in Form von Zahlen darstellt, finden Sie in Kapitel 10 Rückmeldungen aus den verschiedenen involvierten Systemen. Zu Wort kommen betroffene Jugendliche, die Eltern, Schulen und die Behandlungsteams.

Im *fünften Teil* wagen wir einen Blick hinter die Kulissen und berichten über wichtige Aufgaben in der sachgerechten Implementierung eines MST-Teams. So berichten wir in *Kapitel 11* von hilfreichen Erfahrungen, die wir im Vorbereitungsprozess und bei der Implementierung von MST in eine Versorgungslandschaft gemacht haben. In *Kapitel 12* zeigen wir auf, was uns geholfen hat, den politischen Boden und die Grundlage für eine solide Finanzierung vorzubereiten. Dabei kommen die Entscheidungsträger aus den Bereichen Gesundheit, Schule und Justiz zu Wort. Das kurze *Kapitel 13* beschreibt die Adaptionen der MST auf andere Krankheitsbilder und Problemfelder wie z. B. Abhängigkeitserkrankungen und Kindesschutz.

Wir hoffen, Ihnen nicht nur einen Einblick in die Theorie und Prozesse hinter den Kulissen zu gewähren, sondern auch Ihre praktische Arbeit mit neuen Impulsen, Ideen und Werkzeugen zu bereichern.

Danksagung

Allen voran möchten wir hier Ute Fürstenau danken. Sie hat als Kinder- und Jugendpsychiaterin mit ihrem herzhaften Engagement die vielen MST-Teams aufgebaut, angeleitet und sich mit kulturellen Hürden internationaler und regionaler Natur auseinandergesetzt. Ute Fürstenau ist hauptverantwortlich, dass MST sich bei uns so hervorragend entwickeln konnte.

An dieser Stelle danken wir auch unseren Entscheidungsträgern im *Kanton Thurgau* für ihren Mut und ihre fachpolitische Weitsicht. Insbesondere dem CEO der Spital Thurgau AG, Marc Kohler, für seine Begeisterung und den Mut, in unternehmerisches Neuland einzusteigen und Peter Riediker für seine hartnäckige Geduld in den zähen Vertragsverhandlungen mit den Krankenkassen sowie der Spitaldirektion der Psychiatrischen Dienste, im Speziellen Gerhard Dammann, für die stabile Rückendeckung.

Spezieller Dank gebührt den Regierungsräten Bernhard Koch, Claudius Graf-Schelling, Jakob Stark und Monika Knill sowie dem Kantonsarzt Matthias Wenger für die pionierhafte und weitsichtige Bereitschaft, über Departementsgrenzen und kurzfristige Zeiträume hinweg zusammenzuarbeiten. Sie alle haben sich als erste im deutschsprachigen Raum, trotz Sprachbarriere und neuen Finanzierungswegen, auf die MST eingelassen und sie haben sich von unserer Begeisterung für diese Interventionsform anstecken lassen. Es hat sich gelohnt.

Es freut uns insbesondere, dass sich auch andere Kantone und Entscheidungsträger von unserem Pioniergeist haben anstecken lassen. Im *Kanton Aargau* wurde in enger Zusammenarbeit zwischen den Departementen Bildung, Kultur und Sport, Gesundheit und Soziales sowie dem Departement Volkswirtschaft und Inneres (Jugendanwaltschaft) im März 2012 ein MST-Team als Pilotprojekt gestartet. Auch dieses Team konnte sich schnell in die kantonalen Strukturen integrieren und mit seinen Behandlungsresultaten bereits innert weniger Monate mit den erfahrenen internationalen Teams messen. Dieser Erfolg führte nicht nur dazu, dass die Aargauer Regierung eine Verlängerung des Projekts um drei weitere Jahre bewilligte, sondern beeinflusste auch maßgeblich die Entscheidung des Kantons Basel im Oktober 2014 zwei eigene MST-Teams einzuführen.

Es ist sehr erfreulich, dass MST inzwischen auch im *Raum Basel* implementiert werden konnte. Dieser Schritt war nur mit der Unterstützung, dem Mut und der Weitsicht des Verwaltungsrates und der Geschäftsführung der UPK Basel möglich – hierfür herzlichen Dank. Die Etablierung in Basel befördert hat aber vor allem die hervorragende Zusammenarbeit mit dem Erziehungsdepartement und dem Kinder- und Jugenddienst Basel Stadt. Ohne das große Engagement und die Unterstützung von Anne Klein, Ruedi Hafner, Stefan Blülle und Hansjörg Lüking wäre es nie möglich gewesen,

MST in Basel zu implementieren und zu evaluieren. Erst die Bereitschaft des Erziehungsdepartements, an der Schnittstelle von Kinder- und Jugendhilfe und Kinder-und Jugendpsychiatrie neue Wege zu gehen und eine Mischfinanzierung zu realisieren, ermöglichten es, MST umzusetzen.

Wir bedanken uns beim Verlag und den Herausgebern der Reihe *Praxis der Paar- und Familientherapie*, im Speziellen bei Herrn Prof. Cierpka, für die Möglichkeit, MST einem breiteren Publikum vorzustellen.

Ganz herzlich möchten wir uns bei all den Therapeuten und Therapeutinnen bedanken, die zu jeder Tages- und Nachtzeit draußen bei den Familien ihren außergewöhnlichen Arbeitseinsatz leisten! Sie verkörpern täglich das Motto der MST *„whatever it takes"* (was auch immer es erfordert).

„Last but not least" (im Gegenteil!) bedanken wir uns bei den inzwischen über 400 Familien, die sich uns in großer Not und unter schwierigsten Bedingungen anvertraut haben. Sie haben sich z. T. schon jahrelang in diesen äußerst herausfordernden Umständen „durchgekämpft" und waren nicht nur bereit, sich nochmals auf eine große Herausforderung einzulassen, sondern diese Arbeit auch lange nach einer MST weiterzuführen. Ihnen gebührt unser größter Dank!

Weinfelden und Basel, im Juni 2015

Rudolf Eigenheer
Bruno Rhiner
Marc Schmid
Edith Schramm

Teil I: Theoretischer Hintergrund

1 Beschreibung des Störungsbildes[1]

In diesem Kapitel werden die Eingliederung des Störungsbildes in die gängigen Klassifikationssysteme, Modelle für die Entstehung der Störung und die Auswirkungen auf die Betroffenen und die Gesellschaft erläutert. Des Weiteren werden die Symptomatik und Subtypen beleuchtet und die Diagnostik mit diversen Differenzierungen und Komorbiditäten werden dargestellt.

1.1 Eingliederung des Störungsbildes

Regelübertretendes und delinquentes Verhalten sowie oppositionelles Verhalten gegenüber Erwachsenen sind im Jugendalter weit verbreitet und beschäftigen die politischen Entscheidungsträger schon, seit es ihre Gremien gibt. Gemäß der Statistik des Bundeskriminalamtes Deutschland für das Jahr 2012 zur Häufigkeit polizeilich verfolgter Straftaten haben weit über ein Drittel aller Tatverdächtigen das 25. Lebensjahr noch nicht vollendet (Bundeskriminalamt, 2013). Die Altersverteilung bei Delikten verläuft gipfelartig mit einem steilen Anstieg in der Pubertät und einem ebenso steilen Abfall im jungen Erwachsenenalter (Overbeek et al., 2001). Allerdings wird über die Hälfte aller angezeigten Straftaten im Jugendalter von einer kleinen Gruppe von 5 % von Jugendlichen verübt, die persistierend Deliktverhalten zeigen (Farrington & Loeber, 2000). Diese Intensivtäter sind mit einer Vielzahl von biologischen und psychosozialen Risikofaktoren belastet und leiden oft unter mehreren psychischen Erkrankungen. Dabei ist eine ausgeprägte Delinquenz im Jugendalter ein erheblicher Risikofaktor nicht nur für eine kriminelle Karriere, sondern auch für die Entwicklung weiterer psychischer Störungen im Erwachsenenalter (Kim-Cohen et al., 2003; Loeber et al., 2001).

Über die Hälfte aller angezeigten Straftaten im Jugendalter wird von einer kleinen Gruppe (5 %) besonders delinquenter Jugendlicher verübt

Delinquentes Verhalten im Kindes- und Jugendalter gilt daher nicht nur als Abweichung von der Gesellschafts- und Rechtsnorm, sondern eben auch von der Gesundheitsnorm und hat deshalb eine lange Tradition als anerkanntes kinder- und jugendpsychiatrisches Krankheitsbild. Wie bei anderen psychischen Erkrankungen sind die Hintergründe der Störung nicht ausreichend entwickelte innerpsychische Fertigkeiten (Verhaltenshemmung, Emotionsregulation, soziale Wahrnehmung), aus denen problematische Verhaltensweisen resultieren.

Nicht ausreichend entwickelte innerpsychische Fertigkeiten

Aus diesem Grunde ist es sinnvoll, delinquentes und aggressives Verhalten im Jugendalter als psychische Erkrankung zu verstehen und zu behandeln. Diese Erkrankung ist als *Störung des Sozialverhaltens (SSV)* in den gängigen Klassifikationssystemen als medizinisch, kinder- und jugendpsychiatrisch und psychotherapeutisch zu behandelndes Krankheitsbild anerkannt

1 Wir danken Tania Pérez und Christina Stadler für die Mitarbeit an diesem Kapitel.

(ICD-10: WHO/Dilling & Freyberger, 2013; DSM-5: American Psychiatric Association, 2013). Dies wird durch eine Vielzahl von Studien untermauert, die darauf hinweisen (vgl. zusammenfassend Fairchild et al., 2013), dass eine SSV unabhängig von ihrem Störungsbeginn mit einer Vielzahl von biologischen Risikofaktoren assoziiert ist, die in Interaktion mit psychosozialen Risikofaktoren zu einer Beeinträchtigung grundlegender Mechanismen führt, die wiederum aggressivem Verhalten zugrunde liegen (insbesondere Emotionswahrnehmung und Emotionsregulation).

Interaktion biologischer und psychosozialer Risikofaktoren

Delinquentes und regelbrechendes Verhalten gelten an sich noch nicht als psychische Erkrankung. Nur wenn das oppositionelle und aggressiv-dissoziale Verhalten einen gewissen Schweregrad (Häufigkeit, auffälliges Sozial- und Interaktionsverhalten) über einen definierten Zeitraum hinweg erreicht, kann man im Kindes- und Jugendalter die Diagnose einer SSV vergeben und damit auch die Notwendigkeit einer kinder- und jugendpsychiatrischen Behandlung feststellen (vgl. Remschmidt & Walter, 2009).

1.1.1 Auswirkungen auf die Betroffenen

Das zentrale Problem am Krankheitsbild der SSV ist, dass die Heranwachsenden durch ihr regelübertretendes Verhalten sukzessive aus allen gesellschaftlichen Bezügen fallen und viele Systeme sprengen, die für ihre Integration zuständig sind. Aus ihrem rücksichtslosen Interaktionsverhalten in allen Systemen, die sich mit ihnen befassen, resultieren Schwierigkeiten und oft heftige Konflikte mit Erwachsenen, aber auch mit normorientierten Gleichaltrigen. Die Betroffenen scheitern häufig an ihren zentralen Entwicklungsaufgaben und werden aus der Gruppe der Gleichaltrigen, der Schule, der Ausbildung und dem Arbeitsmarkt ausgeschlossen. Diese Exklusion führt nicht selten dazu, dass sich besonders vulnerable Heranwachsende zusammenfinden und sich gegenseitig in ihren dissozialen Verhaltensweisen und beim Konsum von psychotropen Substanzen verstärken. In vielen Fällen folgen für die Betroffenen negative Perspektiven und deutliche, langfristige Einschränkungen in ihrer psychosozialen Entwicklung und gesellschaftlichen Teilhabe.

Teufelskreis von Exklusion und weiterem aggressiven Verhalten

Aggressives Verhalten mündet somit oft in einen Teufelskreis von Exklusion und stärkerem aggressiven Verhalten, der es den Heranwachsenden erschwert, prosoziales und verantwortungsbewusstes Verhalten zu erlernen (Borg-Laufs, 1997). Insbesondere Kinder und Jugendliche mit einer hohen sozialen Position in der Gruppe der Gleichaltrigen und ausgeprägten sozialen Fertigkeiten meiden Heranwachsende mit externalisierenden psychischen Erkrankungen (Hoza et al., 2005, 2007). Nur sehr wenige unauffällige Jugendliche sind mit delinquenten Jugendlichen befreundet, wohingegen über 90 % der delinquenten Jugendlichen angeben, auch straffällige Freunde zu haben (Thornberry, 1998; Farrington & Loeber, 2000).

Beachte

Die SSV, wie sie als anerkannte psychische Störung in den gängigen Diagnosesystemen (ICD-10 und DSM-5) beschrieben und klassifiziert wird, ist eine der psychischen Erkrankungen, die sich besonders negativ auf den weiteren Lebensweg eines jungen Menschen auswirken kann.

1.1.2 Auswirkungen auf die Gesellschaft

SSV ist eine der psychischen Erkrankungen mit den höchsten gesellschaftlichen Folgekosten

Einerseits gehen erhebliche gesellschaftliche Folgekosten mit diesem Störungsbild einher (Scott et al., 2001; Ewest et al., 2013), und andererseits sind neben Kinder- und Jugendpsychiatrie und -psychotherapie häufig viele psychosoziale Hilfesysteme (Schule, Justiz, Sonderpädagogen, sozialpädagogische Institutionen) involviert. Ewest et al. (2013) konnten zeigen, dass diese Jugendlichen im Krankenkassensystem 3,8-mal höhere Kosten verursachten als eine parallelisierte Kontrollgruppe. Scott et al. (2001) fanden heraus, dass die kumulativen Gesundheitskosten für Jugendliche mit SSV im Alter von 28 Jahren um das 10-fache höher sind als für die gesunde Vergleichsgruppe.

Die SSV als sehr „laute" psychische Störung (Specht, 1995; Rotthaus, 1986), welche die Gesellschaft provoziert, verführt oft auch nur am Rande beteiligte Personen dazu, strenge Konsequenzen für diese „Problemjugendlichen" zu fordern. Aufgrund der Tatsache, dass Jugendliche mit diesem Störungsbild ständig Grenzen, Regeln und Strukturen austesten, gestaltet sich die Zusammenarbeit auch für professionelle Helfer in der Regel sehr schwer. Gerade bei stark belasteten Jugendlichen ist eine Kontinuität in der Behandlung kaum gewährleistet. Viele landen auf einem „Verschiebebahnhof" zwischen Schule, Jugendhilfe, Justiz sowie Kinder- und Jugendpsychiatrie und -psychotherapie, wobei sich die Beteiligten gegenseitig die Verantwortungen und die Fallkosten zuschieben. Letztlich zeigt sich aber, dass die Betroffenen und ihre Familien in allen Bereichen, in denen die Heranwachsenden mit ihrem Verhalten Probleme bereiten, Unterstützung benötigen. Deshalb ist es wichtig, alle Systeme für eine erfolgreiche Intervention direkt anzusprechen, dort konkrete Hilfestellung zu geben und die involvierten Helfersysteme zu koordinieren. Genau an dieser Koordination der verschiedenen Subsysteme und psychosozialen Helfer setzt die *Multisystemische Therapie* (im Folgenden *MST*) sehr erfolgreich an.

Die englischen NICE-Guidelines (National Institute for Health and Care Excellence, 2012) zur Diagnostik und Behandlung von SSV betonen deshalb die Bedeutung eines besseren Zugangs zu effizienten Hilfen und empfehlen eine wesentlich bessere interdisziplinäre Vernetzung von unterschiedlichen Maßnahmen.

In der Regel haben alle Erwachsenen, die mit einem Jugendlichen mit SSV zu tun haben, Schwierigkeiten mit dessen Verhalten. Umgekehrt können aber gerade diese Involvierten meist auch eine wichtige Ressource für die Behandlung darstellen und sollten aus diesem Grund in die Behandlung einbezogen werden. Insbesondere die Schule und der Arbeitsplatz sind oft Bereiche, in denen die Jugendlichen mit ihrem oppositionellen und regelübertretenden Verhalten erstmals auffallen, anecken und bei den Lehrern nicht selten immensen Leidensdruck auslösen. Lehrer haben mit Interventionen im schulischen Umfeld aber nur sehr beschränkte Möglichkeiten, nachhaltige Veränderungen bei diesen Jugendlichen zu erzielen, weshalb gerade auch die Lehrkräfte und damit auch die schulische Integration der Jugendlichen sehr von einer MST profitieren. Eine erfolgreiche berufliche und schulische Integration gilt als einer der besten Prädiktoren für eine langfristige Straffreiheit (Egg, 2007), was Sinn und Notwendigkeit einer engen Zusammenarbeit mit den Schulen und Lehrern eindrücklich unterstreicht.

Die Einflussmöglichkeiten der Eltern sind oft wesentlich größer als diese glauben

Die Eltern haben auf dem Boden ihrer langjährigen familiären Beziehung, des Sorgerechts und der meist noch bestehenden, zumindest materiellen Abhängigkeit des Jugendlichen die notwendigen Mittel, um auf ihre (heranwachsenden) Kinder Einfluss zu nehmen. Dies ist darum so entscheidend, da die Jugendlichen selbst anfangs wenig Behandlungsmotivation und Krankheitseinsicht zeigen und die SSV eines der Krankheitsbilder mit den höchsten Therapieabbruchraten ist (Kazdin & Mazurick, 1994; Kazdin, 2000b; Scheithauer & Petermann, 2000). Gleichaltrige mit dissozialen Verhaltensweisen sind einer der gewichtigsten Einflussfaktoren auf die Entstehung und das weitere Bestehen einer SSV. Gleichaltrige und Freunde des Jugendlichen miteinzubeziehen, um förderliche Kontakte auszubauen und schädliche Einflüsse durch die „falschen Freunde“ zu minimieren, ist deshalb im Rahmen der MST sinnvoll. Der Aufbau von prosozialem Verhalten und die Vermeidung von Jugenddelinquenz hängen stark von den Verstärkungsbedingungen innerhalb der Gleichaltrigengruppe ab. Außerdem ist es wichtig, dissoziale Jugendliche wieder in prosoziale Freundeskreise und Freizeitaktivitäten zu integrieren (Dodge et al., 2006; Thornberry, 1998).

Förderliche Kontakte zu Gleichaltrigen können positives Verhalten verstärken

1.2 Symptomatik

Nach DSM-5 und ICD-10 wird im Bereich der aggressiven Verhaltensstörungen zwischen einer Störung mit oppositionellem Trotzverhalten und einer SSV differenziert. Die Kriterien für das Vorliegen einer SSV sind in der fünften Version des *Diagnostischen und Statistischen Manuals Psychischer Störungen* der Amerikanischen Psychiatrischen Fachgesellschaft (DSM-5; American Psychiatric Association, 2013, 2015) gleichgeblieben. Nach DSM-5 wird eine SSV diagnostiziert, wenn 3 von 15 Symptomkriterien in den vorausgehenden 12 Monaten erfüllt wurden und eines der Merkmale in den letzten sechs Monaten beobachtet wurde. Diese 15 verhaltensbezogenen Symptome können zu vier übergeordneten Symptomklassen zusammengefasst werden: (1) aggressives Verhalten gegenüber Menschen und Tieren, (2) Zerstörung von Eigentum, (3) Betrug oder Diebstahl, (4) schwere Regelverstöße. Entscheidend für die Diagnosestellung ist zudem, dass die Verhaltenssymptomatik mit einer bedeutsamen Funktionsbeeinträchtigung im sozialen, schulischen oder beruflichen Bereich verbunden ist.

Grundlegende Rechte anderer und Regeln werden verletzt

Bei der SSV werden die grundlegenden Rechte anderer und altersentsprechende soziale Normen und Regeln verletzt. Das Störungsbild umfasst aggressive, grenzverletzende und delinquente Verhaltensweisen, aggressives Verhalten gegenüber Menschen oder Tieren (andere bedrohen, Schlägereien beginnen etc.), Zerstörung von Eigentum (z. B. Brandstiftung), Betrug oder Diebstahl (Einbruch, Lügen um sich einen Vorteil zu verschaffen etc.) und schwere Regelverstöße (Weglaufen, frühes Schulschwänzen). Die Symptome nach ICD-10 sind im folgenden Kasten widergegeben.

Symptome der Störungen des Sozialverhaltens nach ICD-10 (WHO/Dilling & Freyberger, 2013)

1. für das Entwicklungsalter ungewöhnlich häufige und schwere Wutausbrüche
2. häufiges Streiten mit Erwachsenen
3. häufige aktive Verweigerung von Forderungen Erwachsener und Hinwegsetzen über Regeln
4. häufiges, offensichtlich wohlüberlegtes Handeln, das andere ärgert
5. häufiges Verantwortlichmachen anderer für die eigenen Fehler oder für eigenes Fehlverhalten
6. häufige Empfindlichkeit oder Sichbelästigtfühlen durch andere
7. häufiger Ärger oder Groll
8. häufige Gehässigkeit oder Rachsucht
9. häufiges Lügen oder Brechen von Versprechen, um materielle Vorteile und Begünstigungen zu erhalten oder um Verpflichtungen zu vermeiden
10. häufiges Beginnen von körperlichen Auseinandersetzungen (außer Geschwisterauseinandersetzungen)
11. Gebrauch von möglicherweise gefährlichen Waffen (z. B. Schlagholz, Ziegelstein, zerbrochene Flasche, Messer, Schusswaffe)
12. häufiges Draußenbleiben in der Dunkelheit, entgegen dem Verbot der Eltern (beginnend vor dem 13. Lebensjahr)
13. körperliche Grausamkeit gegenüber anderen Menschen (z. B. Fesseln, ein Opfer mit einem Messer oder mit Feuer verletzen)
14. Tierquälerei
15. absichtliche Zerstörung des Eigentums anderer (außer Brandstiftung)

16. absichtliches Feuerlegen mit dem Risiko oder dem Ziel, ernsthaften Schaden anzurichten
17. Stehlen von Wertgegenständen ohne Konfrontation mit dem Opfer, entweder zu Hause oder außerhalb (z. B. Ladendiebstahl, Einbruch, Unterschriftenfälschung)
18. häufiges Schulschwänzen, beginnend vor dem 13. Lebensjahr
19. Weglaufen von den Eltern oder elterlichen Ersatzpersonen, mindestens zweimal oder einmal länger als eine Nacht (außer dies geschieht zur Vermeidung von körperlichem oder sexuellem Missbrauch)
20. eine kriminelle Handlung, bei der das Opfer direkt angegriffen wird (einschließlich Handtaschenraub, Erpressung, Straßenraub)
21. Zwingen einer anderen Person zu sexuellen Aktivitäten
22. häufiges Tyrannisieren anderer (z. B. absichtliches Zufügen von Schmerzen oder Verletzungen, einschließlich andauernder Einschüchterung, Quälen oder Belästigung)
23. Einbruch in Häuser, Gebäude oder Autos

Die *Störung mit oppositionellem Trotzverhalten* (nach ICD-10: Störung des Sozialverhaltens mit oppositionellem, aufsässigem Verhalten) zeichnet sich durch ein Muster von aufsässigem und trotzigem Verhalten gegenüber Autoritätspersonen aus (Widersetzen gegenüber Anforderungen von Erwachsenen, häufige Konflikte mit Erwachsenen) und geht häufig mit körperlich-aggressivem Verhalten gegenüber Gleichaltrigen einher. Weitere Symptome sind eine Neigung schnell wütend zu werden, nachtragendes und boshaftes Verhalten zu zeigen, andere häufig zu ärgern und Schuld von sich zu weisen. Vier von acht Symptomen müssen in den letzten sechs Monaten erfüllt sein, um eine Störung mit oppositionellem Trotzverhalten vergeben zu können.

Störung mit oppositionellem Trotzverhalten und SSV sind zwei getrennte Krankheitsbilder, die häufig zeitgleich auftreten

Es gibt viele Hinweise darauf, dass es trotz der großen Überlappung sinnvoll ist, SSV von der Störung mit oppositionellem Trotzverhalten abzugrenzen und diese Störungen als zwei separate Krankheitsbilder aufzufassen (Rowe et al., 2005). Aus diesem Grund wurden diese Störungen im DSM-5 nun auch als zwei getrennte, natürlich häufig komorbide Krankheitsbilder aufgenommen. Die ICD differenziert diese beiden Störungen bisher noch nicht so stark, sondern beschreibt lediglich eine SSV mit oppositionellem Trotzverhalten, bei der die Symptome aber ähnlich beschrieben werden (F91.3).

Die Trennung zwischen oppositionellem Trotzverhalten und SSV beinhaltet dennoch für die klinische Praxis zu diskutierende Schwierigkeiten. Kinder, die beispielsweise nur zwei Symptome einer oppositionellen Störung und zwei Symptome einer SSV erfüllen, werden dann nicht identifiziert, was aber nach ICD-10 möglich ist und klinisch sinnvoll erscheint (vgl. Lahey & Waldman, 2012; Stadler et al., 2014).

Sechs Subtypen der Störungen des Sozialverhaltens nach ICD-10

F91.0: Auf den familiären Rahmen beschränkte Störung des Sozialverhaltens
F91.1: Störung des Sozialverhaltens bei fehlenden sozialen Bindungen
F91.2: Störung des Sozialverhaltens bei vorhandenen sozialen Bindungen
F91.3: Störung des Sozialverhaltens mit oppositionellem, aufsässigen Verhalten
F91.8: Sonstige Störungen des Sozialverhaltens
F91.9: Nicht näher bezeichnete Störung des Sozialverhaltens

Die im DSM-5 neu vorgenommene Aufteilung der Symptome der Störung mit oppositionellem Trotzverhalten in emotionale Symptome (ärgerliche/gereizte Stimmung; angry/irritable mood), oppositionelle Symptome (streitsüchtiges/trotziges Verhalten; argumentative/defiant behavior) und Rachsucht (vindictiveness) ist auch prognostisch von Bedeutung: Die Entwicklung einer späteren SSV hängt stärker mit dem Verhaltenscluster der oppositionellen Symptome zusammen, die späte Entwicklung einer affektiven Störung mit dem Cluster der emotionalen Symptome (Matthys & Lochman, 2011; Burke et al., 2005; Stringaris & Goodman, 2009; Nock et al., 2007).

1.3 Diagnostische Subtypen

Wunsch nach therapierelevanteren Diagnosekriterien führt zu diagnostischen Subtypen

Die SSV stellt ein sehr heterogenes Störungsbild dar, weshalb an vielen Stellen Verbesserungsvorschläge für eine handlungsorientiertere Klassifikation dieser Symptome formuliert wurden (vgl. Moffitt et al., 2008; Stadler et al., 2012). Es ist bei der Diagnosestellung und Behandlungsplanung von großer Bedeutung, die wichtigsten Risikofaktoren für den Verlauf einer SSV adäquat zu berücksichtigen und die Intensität sowie die Notwendigkeit einer Intervention und die Bedeutung einer nachgehenden Behandlung daraus ableiten zu können.

1.3.1 Differenzierung nach Störungsbeginn

Die bedeutsamste Unterscheidung ist die Differenzierung nach dem Beginn der Erkrankung. Hier wird zwischen einem Beginn der Erkrankung in der Kindheit und einem Beginn im Jugendalter unterschieden. In vielen Längsschnittuntersuchungen konnten diese beiden Subgruppen identifiziert werden und es wurde festgestellt, dass sich diese beiden Typen bezüglich der Ätiologie und Prognose unterscheiden. Aus diesem Grund wird im DSM (sowohl DSM-IV-TR, Saß et al., 2003, als auch DSM-5) zwischen Jugendlichen, die bereits im Kindesalter durch aggressives dissoziales Verhalten aufgefallen sind und einer größeren Anzahl von Betroffenen, bei denen sich das dissoziale Verhalten erst im Jugendalter und zumeist nur vorübergehend entwickelt, unterschieden. Die beiden Gruppen werden ausschließlich dahingehend differenziert, ob die Symptomatik erstmalig vor dem 10. Lebensjahr (childhood-onset subtype) oder nach dem 10. Lebensjahr (adolescent-onset subtype) auftritt. Bei der weiteren Subgruppe mit nicht näher bezeichnetem Beginn kann der Beginn der Störung nicht eindeutig bestimmt werden (unspecified-onset subtype).

Die Arbeitsgruppe von Moffitt et al. (1996) zeigte in einer ihrer wegweisenden Studien, dass sich früh beginnende Störungen insbesondere durch eine höhere Hyperaktivität und einen geringeren verbalen IQ der Patienten sowie einen geringeren sozioökonomischen Hintergrund ihrer Familien charakterisieren lassen und sich im Verlauf von der spätbeginnenden SSV unterscheiden. Weitere Studien belegen, dass ein früher Beginn und chronischer Verlauf häufig mit einer Vielzahl biologischer, familiärer und allgemeiner psychosozialer Risikofaktoren verbunden sind und mit mehr komorbiden internalisierenden, nicht nur externalisierenden psychischen Erkrankungen einhergehen (Moffitt, 2006). Diese Unterscheidung ist vom Geschlecht unabhängig, sowohl bei Mädchen als auch bei Jungen besteht bei einem frühen Beginn ein höheres Risiko einer persistierenden Symptomatik (Javdani et al., 2011).

Früher Beginn bedeutet höheres Risiko einer persistierenden Symptomatik

1.3.2 Differenzierung nach Einschränkung der prosozialen Emotionalität

In der aktuellen Fassung des amerikanischen Klassifikationssystems DSM-5 wird ebenfalls eine von vielen Autoren geforderte (Frick et al., 2014; Kahn et al., 2012; Moffitt et al., 2008) und für die Behandlungsplanung und forensische Begutachtung sehr relevante Differenzierung nun auch offiziell eingeführt: Bei der SSV kann nun zusätzlich spezifiziert werden, ob betroffene Kinder und Jugendliche eine reduzierte prosoziale Emotionalität aufweisen. Von Jugendlichen mit reduzierter prosozialer Emotionalität spricht man, wenn mindestens zwei von vier Eigenschaften über einen Zeitraum von 12 Monaten in verschiedenen sozialen Kontexten zu beobachten sind oder von Bezugspersonen, die den Heranwachsenden gut kennen, berichtet werden. Die vier Eigenschaften sind:

Betroffene mit und ohne limitierte prosoziale emotionale Fertigkeiten

1. Mangel an Reue oder Schuldbewusstsein,
2. Gefühlskälte – Mangel an Empathie,
3. Gleichgültigkeit gegenüber eigener Leistung,
4. oberflächlicher oder mangelnder Affekt.

Diese Unterscheidung versucht, die gesamte Forschung zum Psychopathiekonzept bzw. zu den kaltherzig-unemotionalen (engl.: callous-unemotional, CU) Persönlichkeitsmerkmalen im Jugendalter in die Klassifikation mit einzubeziehen, um diese Erkenntnisse bei der Diagnosestellung, Hilfe- und Therapieplanung und der weiteren Forschung berücksichtigen zu können.

Außerdem differenziert man mit dieser Unterscheidung auch zwischen instrumenteller und impulsiv-reaktiver Aggression. Diese zwei zu unterscheidenden Formen der Aggression wurden schon lange in die Kinder- und Jugendpsychiatrie eingeführt, lassen sich auch empirisch gut belegen (Vitiello & Stoff, 1997) und werden inzwischen in vielen psychosozialen Bereichen angewendet. Die „kalte“ oder instrumentelle Aggression zeichnet sich dadurch aus, dass bewusst aggressives Verhalten ohne emotionale Beteiligung eingesetzt wird, um ein Ziel zu erreichen. Die „heiße“ oder impulsiv-reaktive Aggression resultiert eher aus einer nicht ausreichend ausgeprägten Selbststeuerungsfähigkeit und unzureichenden Hemmung von aggressiven Impulsen, wobei es natürlich auch Mischformen bei Jugendlichen gibt, die sowohl instrumentelles als auch impulsiv-aggressives Verhalten zeigen.

„Heiße“ impulsive vs. „kalte“ instrumentelle Aggression

Die Datenlage zum Zusammenhang zwischen CU-Persönlichkeitsmerkmalen und der Schwere und Stabilität von SSV ist beträchtlich: 93 Studien wurden von der DSM-5-Arbeitsgruppe begutachtet, wovon 38 Studien einen längsschnittlichen Ansatz verfolgten. Bei 73% der Studien wurde dabei ein spezifisches Verfahren zur Messung von CU-Eigenschaften eingesetzt, während beim Rest ein breiteres Konstrukt wie Psychopathie mit unterschiedlichen Methoden erfasst wurde. 91% (N=85) der Studien erbrachten einen klaren Beleg dafür, dass CU-Eigenschaften sowohl mit der Schwere als auch der Persistenz der Symptomatik assoziiert sind (z. B. Frick & Dickens, 2006; Frick & Viding, 2009; Frick & White, 2008; McMahon et al., 2010; siehe zusammenfassend auch Herpers et al., 2012; Frick, 2012; Stadler et al., 2014). Eine Vielzahl vorliegender Untersuchungen weist zudem darauf hin, dass sich dieser Subtyp durch spezifische Defizite hinsichtlich der Ansprechbarkeit auf emotionale Reize charakterisieren lässt und diese Auffälligkeiten sowohl mit spezifischen verhaltensbezogenen als auch endokrinologischen und physiologischen Korrelaten assoziiert sind (siehe zusammenfassend Herpers et al., 2012; Frick et al., 2014).

CU-Eigenschaften sind für beide Geschlechter ein Risikofaktor für einen ungünstigen Verlauf (z. B. McMahon et al., 2010; Kroneman et al., 2011; Keenan et al., 2010; Pardini et al., 2012, 2013). Ein psychopathischer Persönlichkeitsstil im Kindes- und Jugendalter geht neben einer höheren Delinquenzrate im Langzeitverlauf mit einem deutlich höheren Risiko für die Entwicklung einer antisozialen Persönlichkeitsstörung einher (Gretton et al., 2004; Lynam et al., 2007; Loeber et al., 2002).

CU-Eigenschaften sind ein Risikofaktor für einen ungünstigen Verlauf

Von Bedeutung ist auch die Tatsache, dass 22 Studien belegen konnten, dass der Zusammenhang zwischen CU-Eigenschaften und antisozialem Verhalten auch nach der statistischen Kontrolle von SSV-Symptomen gleichermaßen nachzuweisen ist (z. B. Byrd et al., 2012). Diese Kinder scheinen sich von ihren pädagogischen Bezugspersonen weniger gut steuern zu lassen und von unspezifischen psychosozialen Interventionsprogrammen kaum zu profitieren (Hipwell et al., 2007).

Jugendliche mit stark ausgeprägten psychopathischen Persönlichkeitseigenschaften erreichen in stationären Jugendhilfemaßnahmen ihre pädagogischen Ziele seltener, außerdem haben sie ein deutlich höheres Risiko für den Abbruch dieser Maßnahmen (Schmid et al., 2013a, b, 2014). Dabei ist zu bedenken, dass das rücksichtlose manipulative Verhalten nicht nur den Jugendlichen selbst schadet, sondern auch eine wirkungsvolle Milieutherapie sehr belasten kann und Mitbewohner oder Mitpatienten unter diesen Jugendlichen nicht selten leiden. Deshalb ist durchaus kritisch zu hinterfragen, ob Jugendliche mit ausgeprägten psychopathischen Persönlichkeitseigenschaften in unspezifischen Wohngruppen wirksam behandelt und betreut werden können oder ob diese nicht eher von intensiven ambulanten aufsuchenden Behandlungen wie der MST oder ganz spezifischen Therapieprogrammen profitieren könnten.

1.3.3 Dimensionale Diagnostik und Beurteilung des Schweregrades der Störung

Eine sorgfältige Spezifikation der SSV nach ihrem dimensionalem Ausmaß und ihrem Schweregrad ist für die genauere Indikation der Therapiemaßnahmen sehr sinnvoll. Um den Schweregrad einzuschätzen, ist zu differenzieren, ob die Regelübertretungen sich auf den familiären und schulischen Rahmen beschränken. Falls Delikte vorliegen, ist es wichtig zu wissen, ob bzw. wie viele von diesen den Strafverfolgungsbehörden bekannt sind, ob es Gewalttaten gab und ob die Delikte in Gruppen oder alleine verübt wurden. Prognostisch entscheidend ist, ob ein Gefühl der Reue und der Empathie beim Jugendlichen bereits vorhanden ist oder zumindest induziert werden kann.

1.3.4 Geschlechtsspezifische Diagnostik

Männliche Jugendliche sind häufiger betroffen als weibliche Jugendliche

Sowohl die SSV als auch die Störung mit oppositionellem Trotzverhalten treten bei Jungen deutlich häufiger auf als bei Mädchen, weshalb auch diskutiert wird, geschlechtsspezifische Diagnosekriterien einzuführen (Moffitt et al., 2008). Die Prävalenz der SSV steigt im Jugendalter an (Petermann & Petermann, 2012).

Im Vorfeld des Erscheinens des DSM-5 wurde auch darüber diskutiert, ob die aggressiven und externalisierenden Verhaltensprobleme von weiblichen Jugendlichen mit der Diagnose einer SSV adäquat erfasst werden können (Levene et al., 2004; Moffitt et al., 2008; Stadler et al., 2014). Eine solche geschlechtsspezifische Diagnostik widerspricht aber der Logik der Klassifikationssysteme und wurde daher nicht in die Diagnosesysteme aufgenommen, obwohl aus wissenschaftlicher und klinischer Perspektive einiges dafür spricht (Stadler et al., 2014; Moffitt et al., 2008).

Junge Frauen, die unter einer SSV leiden, sind in vieler Hinsicht besonders gefährdet. Zwar sind diese Störungen bei weiblichen Jugendlichen seltener; wenn diese betroffen sind, leiden sie aber oft unter vielen komorbiden Problemen und weisen besonders viele Risikofaktoren auf. Insbesondere die Traumabelastung ist deutlich ausgeprägt (Moffitt et al., 2008; Stadler et al., 2014).

Mädchen mit einer Störung des Sozialverhaltens sind in vieler Hinsicht besonders gefährdet

Mädchen mit SSV haben in der Regel noch mehr traumatische Erfahrungen gemacht als ihre männlichen Leidensgenossen. Sie haben häufiger medizinische Probleme und einen schlechteren gesundheitlichen Zustand wie Untergewicht und/oder Abhängigkeit von Alkohol, THC und Tabak. Außerdem haben sie ein erhebliches Risiko für frühe, ungeplante Schwangerschaften und sexuelle Erkrankungen (Pedersen & Mastekaasa, 2011). Auch wenn bei Mädchen durchgängig noch ein geringerer Schweregrad hinsichtlich der Verhaltenssymptomatik zu beobachten ist, scheint sich dieser Unterschied im Alter von 15 Jahren zu verlieren (Odgers et al., 2008). Wegen der hohen Komorbidität verursachen Mädchen mit einer SSV auch höhere Behandlungskosten für die Krankenkassen (Ewest et al., 2013) und zeigen oft schlechtere Verläufe (Olsson et al., 2006).

1.3.5 Soziale Einbindung

In der ICD-10 wird immer noch danach unterschieden, ob der Jugendliche seine Delikte alleine oder in einer Gruppe mit Gleichaltrigen begeht bzw. wie gut seine soziale Integration im Allgemeinen ist und ob die dissozialen Handlungen ausschließlich auf die Familie beschränkt sind. In der ICD-10 werden daher die SSV mit und ohne soziale Bindungen als Diagnose unterschieden. Außerdem gibt es die Möglichkeit zu codieren, ob die Störung nur innerhalb der Familie oder auch in anderen Lebensbereichen zu beobachten ist.

1.4 Prävalenz

Die Angaben zur Prävalenz der SSV variieren sehr stark. Canino et al. (2010) konnten zeigen, dass diese Unterschiede vor allem auf methodische Unterschiede in den Studien zurückzuführen sind. In ihrer Metaanalyse berichten sie eine durchschnittliche Prävalenz der Störung mit oppositionellem Trotzverhalten von 3,3 % und von 3,2 % für die SSV. Petermann und Petermann (2013) haben ähnlich hohe Prävalenzdaten aus den bedeutsamsten epidemiologischen Studien in ausreichend großen repräsentativen Stichproben aus der Allgemeinbevölkerung zusammengetragen (vgl. Tab. 1), wobei die Prävalenzrate je nach Studie zwischen 1,5 und bis zu 7 % schwankt. Auf jeden Fall sind die Störung mit oppositionellem Trotzverhalten und die SSV die mit am weitesten verbreiteten psychischen Erkrankungen im Kindes- und Jugendalter.

3 bis 4 % der Jugendlichen leiden unter einer SSV

Tabelle 1:
Prävalenz für die SSV in epidemiologischen Studien (vgl. Petermann & Petermann, 2013, von den Autoren ergänzt)

Autorengruppe	Land	Prävalenz
Fleitlich-Bilyk & Goodman (2004)	Brasilien	2,2% gesamt
Ford et al. (2003), Meltzer et al. (2003)	Groß- britannien	1,5% gesamt 2,13% Jungen 0,8% Mädchen
Costello et al. (2003)	USA	2,7% gesamt 4,2% Jungen 1,2% Mädchen
Graetz et al. (2005)	Australien	3,4% gesamt (1,3% ohne ADHS) 1,5% Jungen 1,1% Mädchen
Lecendreux et al. (2011)	Frankreich	7,1% gesamt 7,0% Jungen 7,2% Mädchen
Leung et al. (2008)	China	1,7% gesamt 1,9% Jungen 1,4% Mädchen
Merikangas et al. (2010)	USA	2,1% gesamt 2,3% Jungen 1,9% Mädchen

Bei Untersuchungen mit kinder- und jugendpsychiatrischen Screening-Fragebögen unterhalb der Diagnoseschwelle zeigen über 17 % der Heranwachsenden in der Allgemeinbevölkerung externalisierende Verhaltensauffälligkeiten (Kuschel et al., 2004; Hölling et al., 2007). Bei Heranwachsenden in der stationären Jugendhilfe leidet fast die Hälfte unter einer Störung mit oppositionellem Trotzverhalten oder einer SSV (Schmid, 2007; Schmid et al., 2013a, b). Bei Stichproben von Jugendlichen, die aufgrund ihrer Delikte Kontakt zur Polizei und zu Strafverfolgungsbehörden haben, steigen die Prävalenzraten erheblich; es werden Prävalenzraten zwischen 36 und 90% berichtet. Folglich gewinnt die frühzeitige Erkennung und wirksame Behandlung einer SSV an großer Bedeutung.

Vermeiren et al. (2002) diagnostizierten bei 75% der Jugendlichen in niederländischen Jugenduntersuchungsgefängnissen und -heimen eine SSV, oft in Kombination mit anderen psychischen Störungen. Schmid et al. (2013a, b) berichten im Rahmen einer Untersuchung in sozialpädagogischen Institutionen in der Schweiz ebenfalls von Prävalenzraten von 74% insgesamt, bei auf strafrechtlicher Rechtsgrundlage Fremdplatzierten sogar von 90 %. Davon leiden weit über 40 % der zivilrechtlich und über 75 % der strafrechtlich Platzierten unter einer SSV (Schmid et al., 2014).

Die meisten epidemiologischen Untersuchungen bei inhaftierten Jugendlichen unter dem Einsatz von klinischen standardisierten Interviews oder klinischen Fragebögen berichten ebenfalls von Prävalenzraten zwischen 60 und 90 % für eine psychische Störung. Bei Jugendlichen in Gefängnissen ist dies zumeist eine SSV mit komorbiden psychischen Erkrankungen (Überblick bei Grisso et al., 2005; Fazel et al., 2008).

Sehr hohe Prävalenzrate für SSV bei inhaftierten Jugendlichen

Bei Jugendlichen mit schulvermeidendem und schulängstlichem Verhalten, die in einer kinder- und jugendpsychiatrischen Spezialsprechstunde vorstellig wurden, litten 34 % unter einer SSV. Das zeigt, wie wichtig niederschwellige Zuweisungswege aus dem Bereich der Strafverfolgung und den Schulen sind, um diese Jugendlichen zu erreichen. Bei unausgelesenen Stichproben von „Schulschwänzern", die man an Schultagen in der Stadt aufgreift, sind die Prävalenzraten vermutlich noch deutlich höher (Knollmann et al., 2009, 2010; Schmid, Fegert & Opp, 2012).

Niederschwellige Zuweisungswege sind für eine frühe Erkennung und Behandlung der SSV wichtig

1.5 Komorbidität

Ein ganz zentrales Element zum klinischen Verständnis der SSV ist die hohe Komorbidität der SSV mit anderen psychischen Erkrankungen. Die Tatsache, dass eine SSV meistens in Verbindung mit anderen psychiatrischen Erkrankungen auftritt, macht deutlich, wie wichtig der Einbezug der Kinder- und Jugendpsychiatrie in die Erfassung und Behandlung ist. Erfahren delinquente Kinder und Jugendliche rein sozialpädagogische oder strafrechtliche Konsequenzen, wird die internalisierende Komponente ihrer Problematik gerne übersehen (Grisso, 2004; Schmid, 2007). Die hohe Komorbidität der delinquenten Jugendlichen unterstreicht, dass es sich bei ihnen um eine schwer zu behandelnde Klientel handelt, welche entsprechend intensiv mit einem individuellen Behandlungsplan behandelt werden muss (Schmid et al., 2013a, b; Dölitzsch et al., 2014).

50 bis 70 % der Heranwachsenden, die unter einer SSV leiden, erfüllen die Diagnosekriterien für noch mindestens eine weitere psychische Erkrankung (Angold et al., 1999; Meltzer, 2003; Merikangas et al., 2010). Besonders häufig ist die Komorbidität mit Aufmerksamkeitsdefizitstörungen, Substanzabhängigkeit, Angststörungen und Depressionen sowie Persönlichkeitsstörungen.

Bis zu 70 % leiden unter weiteren psychischen Erkrankungen

Als ein Erklärungsmodell für die hohe Komorbidität mit psychischen Störungen wird von einigen Autoren angeführt, dass Defizite in der Selbststeuerung, Emotionsregulation und sozialen Informationsverarbeitung teils auch sinnvolle Erklärungsmodelle für die Entwicklung anderer psychischer Störungen darstellen. Grimmer et al. (2010) gehen von einem Mischbild von Aufmerksamkeitsdefizit-/Hyperaktivitätsstörung und emotionaler Dysregulation aus, welches eine breite Palette an psychopathologischen Symptomen, sowohl im Bereich der internalisierenden als auch der externalisierende Störungen, verursachen kann. Frühe Schwierigkeiten in der Emotionsregulation und sozialen Interaktion sind besonders problematisch, da diese oft bereits in der frühen Kindheit zu sozialer Isolation führen und somit die Möglichkeiten, soziale Fertigkeiten zu erlernen und positives Feedback zu bekommen, massiv einschränken (Eisenberg et al., 2010; In-Albon, 2013) und dadurch die Basis für die Entwicklung von unterschiedlichen psychopathologischen Auffälligkeiten legen.

Frühe eingeschränkte Emotionsregulation und schwierige soziale Interaktion erschweren das Erlernen von sozio-emotionalen Fertigkeiten

Farrington und Welsh (1999) und Farrington (1997, 2000) erklären die hohe Komorbidität daher vor allem mit gemeinsamen Risikofaktoren und sozio-emotionalen Fertigkeiten, die die Heranwachsenden in ihren Familien nicht adäquat entwickeln konnten. Schlack et al. (2010) zeigten ebenfalls, wie die psychische Erkrankungen eines Elternteils und die Akkumulation der damit einhergehenden Risikofaktoren sowohl depressives als auch aggressives Verhalten des Kindes begünstigen kann und dass diese oft gemeinsam entstehen.

Selbststeuerungsprobleme als Traumafolgestörung können zu Regelübertretungen führen

Die vergleichsweise große Zahl der delinquenten Jugendlichen mit Misshandlungs- und Vernachlässigungserfahrungen in ihrer Kindheit legt natürlich auch eine Verbindung mit dem Konzept der Traumaentwicklungsstörung nahe. Dieses begreift Regelübertretungen und Gesetzesverstöße als Traumafolgestörung (vgl. Schmid, Fegert & Petermann, 2010; van der Kolk, 2009). Die hohe Komorbidität zwischen Angst, Depression, impulsiver Aggression und SSV lässt sich folglich vielleicht auch mit traumatischen Erfahrungen erklären, über welche viele der Heranwachsenden mit einer SSV berichten. Die unterschiedlichen Wege der Emotionsverarbeitung im Rahmen von traumatischen Erfahrungen könnten heterogene Ergebnisse und unterschiedliche Symptome erklären (Schmid, 2013b). Im Folgenden werden nur die wichtigsten und häufigsten Komorbiditäten behandelt. Insgesamt ist die Delinquenzrate bei psychisch belasteten Jugendlichen in einer kinder- und jugendpsychiatrischen Inanspruchnahmepopulation erhöht, und fast alle psychischen Erkrankungen können gemeinsam mit einer SSV vorkommen (Remschmidt & Walter, 2009).

1.5.1 Störung des Sozialverhaltens und Aufmerksamkeitsdefizit-Hyperaktivitätsstörung

Viele Heranwachsende mit einer SSV leiden gleichzeitig unter einer Aufmerksamkeitsdefizit-/Hyperaktivitätsstörung (ADHS). Witthöft, Koglin und Petermann (2010) haben in ihrer Metaanalyse acht Studien zur Komorbidität der beiden Störungen systematisch analysiert. Bei 14 bis 93 % der Jugendlichen, die unter einer Aufmerksamkeitsstörung leiden, ist auch eine SSV zu diagnostizieren. Vice versa beobachtet man bei 3 bis 41 % der heranwachsenden Patienten, die eine SSV entwickelt haben, auch eine ADHS (Angold et al., 1999; Abikoff & Klein, 1992; Fergusson et al., 1993; Meltzer et al., 2003). Das relative Risiko, dass beide Störungsbilder miteinander auftreten, ist um das 21-fache höher als das Risiko, dass nur *ein* Störungsbild auftritt (Witthöft et al., 2010). Die Komorbidität ist so stark ausgeprägt, dass es sogar schwer ist, Jugendliche mit einer SSV zu finden, bei denen man ADHS-Symptome eindeutig ausschließen kann (Abikoff & Klein, 1992; Klein et al., 1997), was sich auch darin ausdrückt, dass in der ICD-10 eine eigene Diagnose Hyperkinetische Störung des Sozialverhaltens (F 91.0) aufgenommen wurde, die diese Komorbidität bereits abbildet.

Hohe Komorbidität von SSV und ADHS

Der Anteil der Delinquenten, die unter ADHS leiden, schwankt je nach Studie und der gewählten Methodik extrem – es werden aber durchgehend Prävalenzraten, die mit 14 bis 75 % sehr weit über denen in der Allgemeinbevölkerung liegen, berichtet (Überblick bei Vermeiren et al., 2002). Rösler et al. (2004) fanden bei 45 % der erwachsenen männlichen Gefängnisinsassen Anhaltspunkte für ADHS-Symptome in deren Kindheit. Von den Kindern, die zwischen 8 bis 10 Jahren unter einer Hyperkinetischen Störung und einer SSV litten, beging fast die Hälfte im Jugendalter Delikte (Farrington et al., 1990).

Mehrere Autorengruppen haben einen Entwicklungsweg von einem schwierigen Temperament als Baby und Kleinkind über eine ADHS im Kindesalter zu einer SSV im Jugendalter, oft mit begleitendem Substanzkonsum, anhand ihrer Längsschnittstudien nachweisen können (Mannuzza et al., 2008; Loeber et al., 2002; Abramowitz et al., 2004). Loeber et al. (2002) gehen davon aus, dass ein Kind mit einer ausgeprägten ADHS im Kindesalter ein fünfmal höheres relatives Risiko hat, im Jugendalter eine SSV zu entwickeln als ein Kind ohne ADHS-Erkrankung. In der Mannheimer Längsschnittstudie entwickelten 40 % der Kinder mit einer ADHS im Kindesalter eine SSV im Jugendalter (Laucht et al., 1999). Der Schweregrad der Ausprägung der ADHS spielt dabei eine erhebliche Rolle. Bei den Probanden mit starker Symptomausprägung lag die Delinquenzrate bei 38 %, bei denen mit niedrigerer Ausprägung der ADHS nur bei 15,3 % (Farrington et al., 1990). Zentral ist dabei vermutlich weniger die hohe Verhaltensaktivierung, sondern dass wichtige Aspekte der Selbststeuerung und Selbstkontrolle nicht adäquat ausgeprägt sind und dadurch aggressive und dissoziale Verhaltensimpulse nicht ausreichend gehemmt werden können. Insbesondere gilt dies, wenn keine ausreichenden sozio-emotionalen Kompetenzen und ein stabiles soziales Wertesystem in der Familie, aber auch in der Gleichaltrigengruppe, vermittelt werden.

Schweregrad der ADHS, insbesondere Defizite in der Verhaltenshemmung, hängt mit einer delinquenten Entwicklung zusammen

Costello et al. (2003) schlussfolgern nach ihren umfassenden Analysen, dass das oppositionelle Verhalten den Zusammenhang zwischen ADHS und späterer Delinquenz moderiert, da es die sozialen Beziehungen sehr früh negativ prägt sowie die Beziehungen zu Erwachsenen und das Erlernen von Empathiefähigkeit und sozialem Lernen erschwert.

Erfreulicherweise entwickeln ja nicht alle Kinder mit einer ADHS im Kindesalter eine SSV. Die genaue Analyse der individuellen, familiären und sozialen Schutzfaktoren zur Entwicklung von effektiven Präventionsmodellen ist eine wichtige Aufgabe für die zukünftige Forschung (vgl. Petermann & Lehmkuhl, 2011; Remschmidt & Walter, 2009).

1.5.2 Störung des Sozialverhaltens und internalisierende Störungen

Angststörungen und depressive Erkrankungen treten häufig in Verbindung mit einer SSV auf. Zwischen 5 und 55 % der Jugendlichen leiden zusätzlich unter einer Angststörung (Angold et al., 1999). Die Prävalenz von Angststörungen liegt bei delinquenten Jugendlichen im Strafvollzug oder Jugendheimen stets über 20 %. Andererseits zeigen Untersuchungen von Frick et al. (1999), dass antisoziale Verhaltensweisen mit weniger Ängsten einhergehen. Hier macht es vermutlich Sinn, zwischen Kindern und Jugendlichen mit und ohne reduzierter prosozialer Emotionalität bzw. heißer (impulsiv reaktiver) und kalter (instrumenteller) Aggression zu differenzieren. Internalisierende Störungen treten komorbid wesentlich häufiger bei Kindern mit impulsiv-aggressivem Verhalten als bei instrumentell-aggressiven Kindern auf (Maughan et al., 2004).

Komorbide depressive Erkrankungen sind häufig

Extrem häufig treten depressive Symptome gleichzeitig mit SSV auf. Dieser Zusammenhang zeigt sich in den meisten epidemiologischen Studien in der Allgemeinbevölkerung und den Hochrisikogruppen immer wieder (Angold et al., 1999; Meltzer et al., 2003). Groen und Petermann (2011) berichten, dass das relative Risiko der Jugendlichen, die neben einer depressiven Erkrankung auch unter einer SSV leiden, um das 6,6-fache erhöht ist im Vergleich zu Jugendlichen ohne komorbiden Erkrankungen. Die Prävalenzraten in einer Metaanalyse zeigen, dass je nach Studie zwischen 4,4 und über 80 % auch unter einer depressiven Erkrankung leiden. Die Mehrzahl der Studien pendelt sich zwischen 20 und 40 % ein (Maughan et al., 2004).

Als mögliche Ursache für den engen Zusammenhang zwischen einer SSV und einer depressiven Entwicklung wird vermutet, dass eine zunehmende Perspektivlosigkeit, permanente Kritik am Verhalten der Heranwachsenden, die Zurückweisung durch Gleichaltrige und Autoritätspersonen sowie vielfältige Misserfolgserlebnisse in schulischen bzw. beruflichen Feldern zu depressiven Symptomen wie Insuffizienzgefühlen und sozialem Rückzug führen können (Remschmidt & Walter, 2009), zumal der Zusammenhang zwischen niedrigem Selbstwert und aggressivem, dissozialem und delinquentem Verhalten gut belegt ist (Donnellan et al., 2005).

1.5.3 Störung des Sozialverhaltens und Missbrauch und Abhängigkeit von psychotropen Substanzen

Ein besonderes Problem ist das häufige gemeinsame Auftreten einer SSV mit dem Missbrauch und der beginnenden Abhängigkeit von psychotropen Substanzen. 30 bis 50 % der Jugendlichen, die Drogen konsumieren, erfüllen auch die Diagnosekriterien für eine SSV (Disney et al., 1999). 50 bis 80 % der Jugendlichen, die unter einer SSV leiden, konsumieren auch psychotrope Substanzen, insbesondere Alkohol und Cannabinoide (Remschmidt & Walter, 2009). Das relative Risiko für einen komorbiden Substanzmissbrauch ist für Jugendliche mit einer Störung des Sozialverhalten 8- (weibliche) bzw. 10-mal (männliche) höher zu Jugendlichen ohne SSV (Shrier et al., 2003). Schmid et al. (2013a, b) berichten von einer weiten Verbreitung von Substanzmissbrauch bei Jugendlichen in sozialpädagogischen Einrichtungen. Mehr als 20 % der Heimjugendlichen zeigen ein klinisch auffälliges Konsummuster, zumeist werden Cannabis und Alkohol missbräuchlich konsumiert. Dies ist insofern problematisch, da ein früher und ausgeprägter Drogenkonsum nachweislich mit einem schlechten Verlauf und höherem Chronifizierungsrisiko der SSV einhergeht (Loeber et al., 1999, 2002).

Vor der Behandlungsplanung den Substanzkonsum genau erheben und berücksichtigen

Deshalb ist es wichtig, den Substanzkonsum genau zu erheben und bei der Behandlungsplanung zu berücksichtigen. Odgers et al. (2008) betonen nach der Analyse einer 30-jährigen Längsschnittuntersuchung, dass der frühe Substanzkonsum ein gravierender Risikofaktor für die unterschiedlichsten Störungen und Probleme (körperliche Erkrankungen, Sucht, Haftstrafen) ist und diesem Umstand daher bei der Therapieplanung die notwendige Beachtung geschenkt werden soll, weshalb die MST hierfür zusätzliche Behandlungsmodule entwickelt hat. Mehrere Studien zeigen, dass normalerweise aggressives, dissoziales und regelübertretendes Verhalten dem Substanzkonsum vorangehen (Bukstein, 2000; Loeber et al., 1999), die Delinquenz aber infolge des Substanzkonsums zunimmt (Loeber et al., 1999). Die frühe und ausreichend intensive Behandlung der SSV ist somit auch ein wichtiger Beitrag zur tertiären Suchtprävention. Die hohe Bereitschaft zum Konsum von Drogen und illegalen Substanzen speist sich einerseits aus dem Temperament, hohem Neugierverhalten und der Komorbidität zu einer ADHS sowie andererseits aus der Bindung an konsumierende Peergruppen, in welchen Substanzen unabhängig von Verboten besorgt, angeboten und deren Konsum verstärkt wird. Nicht zu unterschätzen ist in Anbetracht des

Frühe und intensive Behandlung der SSV ist wesentlich

breiten Spektrums an Komorbiditäten auch die Frage, inwiefern der Konsum von Drogen nicht auch eine Form der Selbstmedikation gegen Hyperarousal oder depressive Verstimmung darstellen könnte.

1.5.4 Störung des Sozialverhaltens und Persönlichkeitsstörungen

Eine SSV ist die Voraussetzung für die Diagnose einer antisozialen Persönlichkeitsstörung nach ICD-10. Insgesamt gibt es eine große Nähe zu sämtlichen Cluster-B-Persönlichkeitsstörungen. Auch in Gefängnispopulationen sind Persönlichkeitsstörungen weit verbreitet (Frädrich & Pfäfflin, 2000). Viele delinquente Jugendliche in strafrechtlichen Maßnahmen zeigen eine ausgeprägte Persönlichkeitspathologie oft in Form einer kombinierten oder gemischten Persönlichkeitsstörung mit Aspekten der antisozialen, narzisstischen, paranoiden, histrionischen und Borderline-Persönlichkeitsstörung (Schmid et al., 2013a, b), welche auch eine gewisse Nähe zum Konzept der psychopathischen Persönlichkeitsstruktur aufweist. Von den Jugendlichen, die unter einer SSV leiden, entwickeln ca. 20 % eine antisoziale Persönlichkeitsstörung (Abramowitz et al., 2004; Loeber et al., 2002). In der ICD-10 werden daher SSV mit ihren Komorbiditäten berücksichtigt und immer dann vergeben, wenn beide primären Störungen zu diagnostizieren sind.

Störungen des Sozialverhaltens mit komorbiden Störungen nach ICD-10	
F90.1	Hyperkinetische Störung des Sozialverhaltens
F92.0	Störung des Sozialverhaltens mit depressiver Störung
F92.8	Störung des Sozialverhaltens und der Emotionen
F92.9	Störung des Sozialverhalten und der Emotionen, nicht näher bezeichnet
F43	Störung des Sozialverhaltens und Anpassungsstörung

1.6 Langfristiger Verlauf

SSV ist ein großer Risikofaktor für eine kriminelle Entwicklung und für andere psychische Störungen und Abhängigkeitserkrankungen

Bei den SSV handelt es sich nicht selten um schwerwiegende Störungen, die sich negativ auf den weiteren Lebensweg auswirken. SSV im Jugendalter sind nicht nur ein großer Risikofaktor für eine kriminelle Entwicklung, sondern auch für andere psychische Störungen, für Abhängigkeitserkrankungen und insbesondere bei Frauen auch für internalisierende psychische Störungen im Erwachsenenalter (Kim-Cohen et al., 2003; Copeland et al., 2007).

SSV führen langfristig zu einer Exklusion aus der Gesellschaft, welche ihrerseits dann wiederum ein Risikofaktor für die Entstehung von psychischen Erkrankungen ist. Die zunehmende Zahl der Längsschnittstudien belegt durchgehend, dass einerseits zu beobachten ist, dass die Mehrzahl der Menschen, die im Erwachsenenalter wiederholt Straftaten verüben, bereits in ihrer Kindheit durch aggressives und dissoziales Verhalten auffallen. Andererseits zeigen diese Untersuchungen auch, dass sehr viele delinquente Jugendliche nur im Jugendalter Delikte verüben und sich danach unauffällig und gut in die Gesellschaft integrieren (Remschmidt & Walter, 2009). 25 bis 60 % der Betroffenen, die in der Kindheit und im Jugendalter unter einer SSV leiden, zeigen auch im Erwachsenenalter noch psychische Erkrankungen, soziale Probleme oder gar eine chronische delinquente Entwicklung (Kim-Cohen et al., 2003), weshalb die SSV als eine der Krankheiten mit dem höchsten Chronifizierungsrisiko gilt. Der Verlauf wird von mehreren individuellen, familiären und Umweltfaktoren beeinflusst (vgl. Tab. 2).

SSV gilt als eine der Krankheiten mit dem höchsten Chronifizierungsrisiko

Tabelle 2:
Protektive und maladaptive Faktoren für die Entwicklung einer Dissozialität im Erwachsenenalter (Remschmidt & Walter, 2009)

	Risikofaktoren	Protektive Faktoren
Familiäre Faktoren	– desorganisierte Familie – geringer Bildungsgrad der Eltern – Unterschichtzugehörigkeit – Arbeitslosigkeit und Armut – ungünstige Wohnverhältnisse – hochemotionales Familienklima – andauernde Partnerkonflikte – körperliche und sexuelle Misshandlung – Trennung/Scheidung der Eltern – psychische Störung der Eltern (Alkohol- und Drogenabhängigkeit, Depression, Persönlichkeitsstörung) – Kriminalität der Eltern – deviante Rollenmodelle in der Familie – Erziehungsdefizite – Gewalt in der Familie – Tod naher Familienangehöriger	– guter familiärer Zusammenhalt – hoher Bildungsgrad der Eltern – positive Rollenmodelle in der Familie – auf Selbstständigkeit ausgerichtetes Familienklima – elterliche Zuwendung und Anteilnahme – Fehlen familiärer Belastungen durch Alkohol- und Drogenkonsum sowie psychische Erkrankungen – kompetentes Erziehungsverhalten – stabile und belastbare elterliche Partnerschaft – positive Eltern-Kind-Interaktionen – gemeinsame Familienaktivitäten – gute Kontakte zur erweiterten Familie – positive Wertorientierung der Familie (z. B. religiöse Bindung)

Tabelle 2:
Fortsetzung

	Risikofaktoren	Protektive Faktoren
Umfeldfaktoren	– ungünstiges Wohnumfeld (Gewalt, Kriminalität, Drogen) – Unterschichtzugehörigkeit – geringes Einkommen – Minderheitenstatus – soziale Diskriminierung – Migrantenstatus – soziale Isolierung (keine außerfamiliären Kontakte) – Kontakt zu delinquenten Cliquen und zu Alkohol- und Drogenkonsumenten – ungünstige Schulsituation (Aufsichtsmängel, Mobbing, Gewalt, Drogenkonsum) – Exposition gegenüber gewaltverherrlichenden Medien (Gewaltvideos, Pornos) – fehlende Freizeitangebote	– gewaltfreie Wohnumgebung – ausreichendes Einkommen – gute soziale Integration – Kontakt zu Interessengruppen (Religion, Sport, Musik, Gemeinde) – vertrauensvolle Beziehung zu einem Erwachsenen außerhalb der Familie – freundschaftliche Kontakte zu Gleichaltrigen – keine Kontakte zu delinquenten Gruppen – gute Schulsituation mit Pflege außerschulischer Aktivitäten – gute Freizeitangebote – keine Exposition gegenüber gewaltverherrlichenden Medien

Zusammenfassung

Bei der Störung des Sozialverhaltens (SSV) handelt es sich um eine psychische Erkrankung im Jugendalter, die sich durch grundlegende Regelverletzungen und aggressives Verhalten im Umgang mit anderen Personen charakterisieren lässt. Das Störungsbild wirkt sich auf alle Lebensbereiche des Betroffenen aus, da es zu Konflikten mit Erwachsenen und Gleichaltrigen kommt. Für den weiteren Lebensweg stellt die Erkrankung ein großes Risiko dar, da sich das aggressive und regelübertretende Verhalten in Schulabbrüchen, delinquentem Verhalten (mit folgenden Haftstrafen) und Drogenkonsum intensivieren kann. Bei der SSV handelt es sich um ein sehr heterogenes Störungsbild, das nach unterschiedlichen Aspekten differenziert werden kann. Komorbide Erkrankungen sind häufig, insbesondere ADHS, Angststörungen und depressive Erkrankungen sowie Substanzmissbrauch. Die SSV hat langfristig eine schlechte Prognose und ein hohes Chronifizierungsrisiko, weshalb eine frühe Erkennung und Behandlung wichtig sind.

2 Ätiologie[2]

Wie bei allen psychischen Störungen kann von einem komplexen Zusammenspiel von biologischen, familiären und gesellschaftlichen Risikofaktoren im Rahmen eines biopsychosozialen Störungsmodells ausgegangen werden. Insgesamt gilt insbesonders eine früh beginnende *Störung des Sozialverhaltens (SSV)* als eine psychische Erkrankung, die relativ stark von Milieubedingungen und der individuellen psychosozialen Lerngeschichte abhängt, da die zentralen Grundlagen einer SSV auf nicht entwickelte Fertigkeiten und Probleme bei der Selbst-, Emotions- und Beziehungsregulation zurückgeführt werden können. So vermag ein feinfühliges, unterstützendes und bei Regelübertretungen präsentes Elternhaus genetische Dispositionen zu kompensieren. Einerseits sind Erziehungsbedingungen und familiäre Belastung bei der Entstehung und Aufrechterhaltung der Erkrankung bedeutsam; so lag es nahe, daraus milieutherapeutische, familientherapeutische und multisystemische Therapieansätze abzuleiten. Andererseits zeigt die familiäre Häufung natürlich auch, dass genetische und neurobiologische Faktoren eine nicht unerhebliche Rolle spielen.

Die Entwicklung einer SSV ist stark von der individuellen psychosozialen Lerngeschichte abhängig

Immer mehr Forschungsergebnisse zeigen, dass sich das Erbgut und neurobiologische Faktoren unter belastenden Milieubedingungen gegenseitig beeinflussen. Für das Verständnis der Entwicklung einer SSV sind die Erkenntnisse aus der epigenetischen Forschung und der Fokus auf die Interaktion von chronisch belastenden Umweltbedingungen und biologischen Variablen von besonderem Interesse (Caspi et al., 2002, 2006). Gerade die Zusammenhänge zwischen der Aktivierung von Stresshormonen, Stresserleben und Selbststeuerungsfähigkeit (Edelmann et al., 2012; Schmidt et al., 2012) sind zur Erklärung von delinquentem und aggressivem Verhalten sehr beachtenswert (Schmidt, 2010; Schmidt et al., 2012).

Erziehungsbedingungen und familiäre Belastung sind bei der Entstehung und Aufrechterhaltung der Erkrankung bedeutsam

2.1 Genetische und biologische Faktoren

Selbstverständlich gibt es nicht ein einzelnes Gen, welches einen Menschen regelübertretend, aufbrausend und aggressiv macht. Der Zusammenhang mit biologischen Aspekten und genetischer Vorbelastung ist beim Subtyp der SSV mit Beginn in der Kindheit ausgeprägter. Andererseits zeigen Studien bei diesem Subtyp häufig auch eine Akkumulation psychosozialer Risikofaktoren (vgl. Tab. 2 auf S. 27–28), welche oft schon über Generationen hinweg bestehen, so dass sich bei der besonders schweren Ausprägung der Störung vermutlich (epi-)genetische und biologische Risikofaktoren besonders ungünstig addieren (Caspi et al., 2006; Klengel et al., 2013).

Transgenerationale epigenetische Studien belegen engen Zusammenhang zwischen biologischen und psychosozialen Risikofaktoren

2 Wir danken Christina Stadler für die Mitarbeit an diesem Kapitel.

Beachte

Familiäre Häufungen können auch auf (epi-)genetische Risikofaktoren zurückgeführt werden. Neuere epigenetische Untersuchungen zeigen aber, dass transgenerationale Exposition gegenüber psychosozialen Risikofaktoren auch das Erbgut verändert und eine strikte Trennung von biologischen und psychosozialen Risikofaktoren aufgrund deren intensiven Interaktion nur bedingt sinnvoll ist.

Die Heritabilitätsschätzungen in Metaanalysen von Zwillings- und Adoptionsstudien liegen zumeist zwischen 0,40 und 0,60, teilweise aber auch bei bis zu 0,80, wobei zu beachten ist, dass genetische Faktoren mit Umweltfaktoren interagieren (Hicks et al., 2004; differenzierter Überblick zur Genetik der SSV bei Moffitt, 2005a, 2005b). Weitere Studien belegen, dass es sehr enge Zusammenhänge zwischen Vätern und Söhnen mit externalisierenden Störungen in neurobiologischen Experimenten gibt, die das Verhalten moderieren können (Herpertz et al., 2010).

Die Ergebnisse zu neurobiologischen Auffälligkeiten zeigen natürlich eine große Abhängigkeit von der untersuchten Population und der gewählten Forschungsmethodik. Es gibt aber kaum ein Störungsbild, das diesbezüglich breiter und tiefer erforscht wurde. Ein großes Problem bei biologischen Studien ist die Heterogenität des Störungsbildes und die oft zu unspezifische Beschreibung der Stichprobe, welche differierende Ergebnisse erklären können. Beispielsweise werden biologische Einflüsse durch traumatische Lebenserfahrung oft nicht adäquat kontrolliert (Murray-Close & Crick, 2007). Zudem bleibt fraglich, ob die Erkenntnisse aus dem Erwachsenenalter auf Jugendliche und ob Untersuchungen an männlichen Jugendlichen auf weibliche Jugendliche übertragen werden können (Beauchaine et al., 2008; Murray-Close & Crick, 2007; Murray-Close et al., 2008).

Kaum eine psychische Erkrankung ist ähnlich intensiv wie die SSV bezüglich neurobiologischen, neuroanatomischen und physiologischen Methoden untersucht worden. Die Zahl der neurobiologischen Befunde ist in den letzten Jahren stark angestiegen, dass man hier nur die wesentlichsten Aspekte aufzählen und kurz kommentieren kann (Überblick bei Schmid & Kölch, 2010). Die Vielzahl der Befunde lässt sich nach den untersuchten biologischen Systemen gruppieren:

- neuroanatomische Befunde und Studien zur strukturellen und funktionellen Bildgebung,
- Untersuchungen zur physiologischen Reaktibilität (EEG, Hautleitfähigkeit, Herzrate),
- endokrinologische Befunde (Testosteron und Oxytocin) und der Einfluss von anderen Neurotransmittern (insbesondere Serotonin).

2.1.1 Neuroanatomische Befunde

Für das Erwachsenenalter gibt es mittlerweile eine relativ breite Befundlage mit bildgebenden Verfahren (Überblick bei Hoptman, 2003), die zeigen, dass gerade kaltherzig-unemotionale Menschen oft kleinere Volumina in gewissen Hirnarealen wie z. B. der Amygdala aufweisen. Für das Kindes- und Jugendalter wurden in den letzten Jahren erste Untersuchungen publiziert. Auch bei Kindern mit einer SSV zeigten bildgebende Verfahren geringere Volumina der Amygdala und der Areale im Bereich der anterioren Inseln. Das geringe Volumen in diesen Gehirnarealen korreliert dabei mit dem Ausmaß der SSV (Sterzer et al., 2005, 2007; Finger et al., 2008) und des Empathiedefizits. Eine Untersuchung von Huebner et al. (2008) berichtet ebenfalls über ein reduziertes Volumen der grauen Substanz in den Temporallappen, der linksseitigen Amygdala und dem Hippokampus. Das Ausmaß der SSV korrelierte dabei mit dem Grad der Reduktion der grauen Substanz. Gerade bei den bildgebenden Verfahren mit kleinen Stichproben kommt der genauen Beschreibung und sorgfältigen Rekrutierung der Stichproben eine besondere Bedeutung zu.

Kleinere Amygdala und anteriore Inseln bei Kindern mit SSV

2.1.2 Untersuchungen zur physiologischen Reaktivität

Die These, dass Menschen mit einer geringeren physiologischen Reaktivität zu dissozialem Verhalten neigen, geht auf die Furchtlosigkeitstheorie von Lykken (1957) zurück. Diese Theorie besagt, dass mangelnde Furcht vor den aversiven sozialen Konsequenzen einer Tat delinquentes und antisoziales Verhalten begünstigt. Auch wenn diese Theorie zur Erklärung von delinquentem Verhalten nicht ausreicht und inzwischen mehrere Studien gezeigt haben, dass es durchaus Untergruppen von delinquenten Jugendlichen gibt, die viel Angst empfinden, wurde diese Theorie in vielen Untersuchungen überprüft. Durch die Aufnahme der Subtypen mit und ohne limitierte prosoziale emotionale Fertigkeiten (vgl. Kapitel 1.3.2) in die psychiatrischen Klassifikationssysteme werden psychometrische, neurophysiologische, neurobiologische und neuropsychologische Verfahren und Methoden zur Differenzierung dieser Subtypen für Forschung und klinische Praxis zunehmend an Bedeutung gewinnen.

Mehrere Metaanalysen bestätigen immer wieder, dass die Reaktivität delinquenter Menschen in allen Altersgruppen geringer ausgeprägt ist und dass insbesondere die Reaktivität auf neue emotional belastende Reize niedriger ist (Scarpa & Raine, 2004; Raine, 2002a, 2002b). Inzwischen wurde vielfach bestätigt (Überblick bei Scarpa & Raine, 2004; Metaanalyse bei Ortiz & Raine, 2004), dass ein erniedrigter Ruhepuls sowie eine geringere Reaktivität der Herzrate auf neue, potenziell Angst oder Stress auslösende Reize eng mit aggressivem und delinquentem Verhalten zusammenhängen, wobei die Effektstärke für die geringe Aktivierung des Pulses unter Stress höher

Zusammenhang zwischen niedrigem Ruhepuls, geringer Reaktivität der Herzrate, reduzierter Hautleitfähigkeit und Delinquenz

ausfällt (Lorber, 2004). Eine bekannte Längsschnittuntersuchung hat ergeben, dass eine geringere Herzfrequenz und eine reduzierte Hautleitfähigkeit im Alter von 11 Jahren mit einer erhöhten Delinquenzausprägung mit 25 Jahren einhergingen (Raine et al., 1990; Raine et al., 1995). Stadler et al. (2008) haben gezeigt, dass sich Kinder, die auf ein verhaltenstherapeutisches Intensivprogramm schlechter reagierten, von den Kindern, die sich deutlich verbesserten, durch eine erniedrigte Herzrate unterschieden.

Das größte Problem an den Parametern der Herzrate und des Hautleitwiderstandes ist allerdings, dass bisher keine physiologischen und neurobiologischen Schwellenwerte [die mit aggressivem oder dissozialem Verhalten assoziiert sind] definiert werden konnten, sodass keine diagnostischen Rückschlüsse auf den Einzelfall gezogen werden können. Zudem ist der Ruhepuls sehr stark vom individuellen Trainingszustand, der Ernährung und dem Alter der Probanden abhängig. Auch eine stärkere Dissoziationsneigung und ein erhöhter Substanzkonsum können diese Parameter beeinflussen.

2.1.3 Einfluss von Hormonen und Neurotransmittern

Die naheliegende Annahme, dass das im Vergleich zu Frauen häufigere aggressive Verhalten von Männern etwas mit dem männlichen Geschlechtshormon Testosteron zu tun habe, ließ sich bei Männern, insbesondere Jugendlichen, nicht direkt nachweisen. Erhöhte Testosteronwerte finden sich vor allem bei Jungen, die soziale Führungspositionen innerhalb ihrer Peergruppe innehaben. Dies gilt aber sowohl für sozial angepasste Gruppen als auch in Gruppen von delinquenten Jugendlichen (Rowe et al., 2004; Carré & McCormick, 2008). Aufgrund der Bedeutung der frühen Eltern-Kind-Beziehung auf die Bindungsfähigkeit und Empathie-Entwicklung wird auch vermutet, dass Oxytocin, einem Hormon, das bei Müttern in großen Mengen nach der Geburt, aber auch beim Sex, beim Erleben von Geborgenheit und dem Austausch von Zärtlichkeiten ausgeschüttet wird, eine entscheidende Bedeutung bei der Entstehung und Nichtentstehung von aggressivem und dissozialem Verhalten zukommt. Zu diesem Hormon intensivieren sich derzeit die Forschungsaktivitäten sowohl im Tierversuch als auch beim Menschen. Es besteht die Hoffnung, dass die Erkenntnisse über Oxytocin zum Verständnis der Entstehung von SSV beitragen können, zumal dieses Hormon durchaus langfristig vielleicht auch das Potenzial für psychopharmakologische Interventionen hätte (einen Überblick geben Heinrichs & Domes, 2008).

Oxytocin könnte eine Rolle bei der Entstehung von aggressivem Verhalten spielen

Inzwischen gibt es vielfache Belege für die Beteiligung der unterschiedlichsten Neurotransmitter bei der SSV. Die Befunde sind teilweise sehr eindrücklich, aber nicht selten auch sehr heterogen. Ein vielfach bestätigter Befund ist eine negative Korrelation zwischen 5-HIAA im Liquor und aggressivem, insbesondere impulsiv-aggressivem, Verhalten (vgl. die Metaanalyse von Moore et al., 2002). Beitchman et al. (2006) identifizierten in einer Stichprobe von 77 aggressiven Kindern einen Serotonintransporter-Polymorphismus (5 HTTLPR-Gen) wesentlich häufiger als in einer Kontrollgruppe. Stadler et al. (2006) konnten den Einfluss des Serotonins auf die Modulation des aggressiven Verhaltens in experimentellen Studien nachweisen.

2.1.4 Prä- und perinatale Faktoren

Geburtskomplikationen und Substanzkonsum der Mutter während der Schwangerschaft

Inzwischen gibt es viele Studien, die belegen, dass Geburtskomplikationen und insbesondere auch ein Substanzkonsum der Mutter während der Schwangerschaft einen bedeutenden Einfluss auf die Entwicklung von externalisierenden Störungen haben (Überblick bei Scheithauer & Petermann, 2010). Wakschlag und Hans (2002) konnten beispielsweise zeigen, dass das relative Risiko einer SSV um das 4,4-fache erhöht ist, wenn die Mutter während der Schwangerschaft raucht. Bei anderen Substanzen, die konsumiert werden, ist das Risiko noch höher. Das Rauchen während der Schwangerschaft stellte sich auch in der Mannheimer Längsschnittstudie als ein erhebliches Risiko für Jugenddelinquenz heraus (Laucht & Schmidt, 2004). Zudem berichten viele Studien von häufigeren Geburtskomplikationen, niedrigeren Apgar-Werten (Kalland et al., 2006) nach der Geburt und einem niedrigeren Geburtsgewicht (Latimer et al., 2012).

2.1.5 Neuropsychologische Auffälligkeiten

Ein Großteil der Jugendlichen mit SSV hat massive Probleme in der Schule. Diese manifestieren sich in Fehlzeiten, Konflikten mit Lehrpersonen und Mitschülern, massiven Motivationsproblemen und zumeist erheblichen Rückständen im Schulstoff (Pajer et al., 2008).

Zusammenhang zwischen schlechten Schulleistungen und höherem Risiko für eine Delinquenzentwicklung

Der Zusammenhang zwischen schlechten Schulleistungen und einem höheren Risiko für eine Delinquenzentwicklung kann als gesichert angesehen werden. Im Schnitt liegen Jugendliche in ihren schulischen und akademischen Grundfertigkeiten mindestens ein bis zwei Jahre unter dem zu erwartenden durchschnittlichen Niveau der Alterskohorte (Remschmidt & Walter, 2009). Diese enormen Defizite sind häufig auch auf Teilleistungsstörungen zurückzuführen. So leiden beispielsweise 20 % der Jugendlichen mit einer SSV unter einer Legasthenie (Remschmidt & Walter, 2009). Insbesondere eine höhere Lesekompetenz scheint in Längsschnittstudien ein protektiver Faktor zu sein (Williams & McGee, 1994; McGee et al., 2001).

95 % der Jugendlichen mit einer SSV geben an, die Schule schon geschwänzt zu haben. In der Allgemeinbevölkerung sind dies nach dieser Definition nur 11 % (Remschmidt & Walter, 2009).

Es gibt auch Hinweise auf neuropsychologische Defizite (Närhi et al., 2010). Einige Autoren vertreten die Auffassung, dass Defizite in den exekutiven Funktionen vor allem auf eine Komorbidität mit ADHS zurückgehen (z. B.

Clark, Prior & Kinsella, 2000), andere konnten solche Defizite auch unabhängig von ADHS-Symptomen nachweisen (z. B. Toupin et al., 2000). Nicht selten führen unbehandelte Teilleistungsprobleme in einen Teufelskreis aus Misserfolgen, zunehmendem Motivationsverlust und noch größeren Misserfolgen, die schließlich in absoluter Schulunlust und Schulvermeidung enden. Dieses Verhalten dient jedoch oft auch dazu, den Selbstwert zu schützen und die Konfrontation mit Misserfolgen und Schulversagen zu vermeiden (Schmid, Fegert & Opp, 2012; Strehlow, 1994). Eine gute Diagnostik und wertschätzende Psychoedukation über die Teilleistungsschwächen können deshalb sehr wertvolle Interventionen darstellen.

Umfassende Intelligenzdiagnostik ist für die Hilfeplanung unabdingbar

Eine fundierte psychometrische Untersuchung, inklusive einer Intelligenzdiagnostik, ist für eine umfassende Abklärung einer SSV daher unabdingbar, um einschätzen zu können, ob die Schulprobleme eher auf ein Nichtkönnen oder ein Motivationsproblem zurückzuführen sind. So können die wichtigsten Teilleistungsschwächen ausgeschlossen und die entsprechenden Interventionen eingeleitet werden. Wenn es gelingt, das schulisch-akademische Selbstkonzept zu verändern und die Selbstwirksamkeit im Umgang mit schulischen Themen zu fördern, verbessert das die Prognose ganz erheblich (Pisecco et al., 2001).

Verbale Defizite und Sprachentwicklungsverzögerungen erschweren eine nicht aggressive soziale Problemlösung

Für die Therapieplanung ist die Klärung der Frage, ob eine ADHS vorliegt, von besonderem Interesse. Außerdem ist eine Einschätzung des Entwicklungsstandes eines Kindes in den zentralen Entwicklungsbereichen wichtig, um gegebenenfalls weitere neuropsychologische Abklärungen einleiten zu können. Kinder mit SSV haben z. B. häufig verbale Defizite und Sprachentwicklungsverzögerungen (Speltz et al., 1999), welche eine nicht aggressive soziale Problemlösung erschweren. Auch motorische Entwicklungsstörungen sind bei Kindern und Jugendlichen mit einer SSV sehr viel häufiger zu beobachten als bei Kindern ohne SSV (Remschmidt & Walter, 2009).

2.2 Umweltfaktoren

2.2.1 Gesellschaftliche, familiäre und psychosoziale Risikofaktoren

Zu den wichtigsten Faktoren, die einen Einfluss auf die Entwicklung einer SSV haben, gehören das elterliche Erziehungsverhalten, das soziale Milieu, Nachbarschaftsbedingungen und die gesellschaftliche Teilhabe der Familie. Aus historischer Perspektive mit Blick auf familientherapeutisch-systemische Theorien ist interessant, dass Salvador Minuchin (1967) in seinem Buch *Families of the Slums* viele strukturelle Probleme von Familien in relativer Armut sehr gut beobachtet hat. Soziale Risiken des Umfelds, wie eine starke Konzentration von Problemfamilien und eine verwahrloste, gewalttätige Nachbarschaft, stellen wichtige Risikofaktoren dar, da ein solches Umfeld die Wahrscheinlichkeit erhöht, dass ein Kind selbst Zeuge oder Opfer von gewalttätigen Konflikten wird (Silver et al., 2005).

Häufig ungünstiges Erziehungsverhalten in Familien mit psychosozial problematischen Verhältnissen

Eltern in psychosozialen Problemlagen geben häufiger an, mit der Erziehung ihrer Kinder überfordert zu sein und eher ungünstige Erziehungspraktiken bis hin zu gewalttätigen und erniedrigenden Methoden anzuwenden (Shalev et al., 2013; Sedlak et al., 2010). Viele funktionale, aber leider eben auch sehr dysfunktionale Verhaltensmuster werden in Familien dabei von Generation zu Generation weitergegeben. Einer der größten Risikofaktoren für einen chronisch delinquenten Verlauf ist, wenn auch Eltern und Geschwister bereits mit dem Gesetz in Konflikt gekommen sind (Remschmidt & Walter, 2009). Dabei geht eine Haftstrafe des Vaters mit vielen Risikofaktoren einher, einerseits dadurch, dass die Stigmatisierung und soziale Exklusion negative Auswirkungen für die Kinder hat, andererseits zeigen diese Väter aber auch häufiger dysfunktionales Erziehungsverhalten und beeinflussen die Familienatmosphäre negativ (Jaffee et al., 2003, 2006).

In vielen Studien wurde der Einfluss des Elternverhaltens auf die Entwicklung von Aggression und Delinquenz untersucht. Ein unsicherer, desorganisierter Bindungsstil und frühe Beziehungstraumata gehen häufig mit einer disruptiven Störung in der Kindheit und einer dissozialen Entwicklung einher (Guttmann-Steinmetz & Crowell, 2006). Sehr viele Kinder und Jugendliche, die durch aggressives Verhalten auffallen, berichten von eigenen Vernachlässigungs- und Misshandlungserfahrungen (Odgers et al., 2007a, 2007b; Broidy et al., 2003), insbesondere in Familien mit Suchtproblemen der Eltern. Besonders hoch sind die Zusammenhänge zwischen Delinquenz und Traumatisierung, wenn man delinquente Jugendliche und Erwachsene retrospektiv nach den von ihnen erlebten Erziehungspraktiken befragt. In sozialpädagogischen Wohngruppen und Heimeinrichtungen berichten 81 % der Jugendlichen von mindestens einem traumatischen Erlebnis, die Hälfte von mehr als drei Ereignissen (Schmid et al., 2013a, b).

Bieneck und Pfeiffer (2012) fanden in einer Stichprobe von über 6.000 inhaftierten Männern und Frauen heraus, dass jeder Zweite in der Kindheit (bis 16 Jahre) selten bis manchmal Opfer von körperlichen Strafen als Erziehungsmethode durch die unmittelbaren Erziehungspersonen geworden war, 14 % der Männer und 17 % der Frauen sogar häufig. Schwere Gewalterfahrungen in der Kindheit (z. B. schlagen mit der Faust oder mit einem Gegenstand, treten, würgen, verbrennen) wurden von 41 % der Frauen und 44 % der Männer berichtet. Aber auch in den prospektiven Längsschnittstudien zeigen sich deutliche Zusammenhänge zwischen selbst erlebter Misshandlung und ausgeführter körperlicher Misshandlung.

Deutliche Zusammenhänge zwischen selbst erlebter Misshandlung und ausgeführter körperlicher Misshandlung

Diese „Weitergabe“ von Gewalt an die nächste Generation wird in der Literatur häufig beschrieben, wobei zu bedenken ist, dass die Eltern oft bereits selbst schon von ihren Eltern misshandelt wurden und Traumatisierungen und gewaltvolle Erziehungspraktiken erlebten (Pears & Capaldi, 2001).

Beispielsweise haben Personen, die im Kindesalter Gewalt in ihren Familien erfuhren, ein 10-mal höheres relatives Risiko, in ihren eigenen Familien wieder Gewalt als Täter oder Opfer zu erleben (Bensley et al., 2003).

Neuere Auswertungen der bekannten ACE-Studie (Adverse Childhood Experiences, d. h. belastende Kindheitserfahrungen; Felitti et al., 1998) zeigen, dass bei Jugendlichen, die in ihrer Kindheit wiederholt Misshandlung und traumatische Erlebnisse durchleben mussten, das Risiko für externalisierende Störungen fast noch höher als für internalisierende Probleme ist (Greeson et al., 2014), neben einem Risiko für die Entwicklung von Suchterkrankungen und für Haftstrafen im Erwachsenenalter. Neuere Untersuchungen zum Psychopathie-Konzept legen die Vermutung nahe, dass es auch in dieser Hinsicht eine Gruppe gibt, bei der diese Persönlichkeitsausprägung aus massiven Vernachlässigungs- und Gewalterfahrungen resultiert (Skeem et al., 2007; Hicks et al., 2004). Darüber hinaus führt körperliche Misshandlung dazu, dass sich die soziale Wahrnehmung von Kindern verändert, sie Situationen früher als potenziell gefährlich wahrnehmen und selbst eher aggressiv auf solche Situationen reagieren (Pollak, & Tolley-Schell, 2003). Kinder und Jugendliche haben unter diesen Sozialisationsbedingungen oft wenig Gelegenheit, positive Konfliktlösestrategien zu entwickeln, weil ihnen die Modelle dafür fehlen.

Merkmale des Erziehungsstiles von Eltern mit SSV-Kindern

Der Erziehungsstil von Eltern mit Kindern, die unter einer SSV oder einer Störung mit oppositionellem Trotzverhalten leiden, weist häufig folgende Charakteristika auf (in Anlehnung an Petermann et al., 2007):
- Die Eltern üben wenig Aufsicht und Steuerung aus, verbringen wenig positiv erlebte, gemeinsame Zeit mit ihren Kindern.
- Sie sind emotional invalidierend, d. h. sie beachten und wertschätzen die Emotionen des Kindes zu wenig.
- Sie sind selbst keine guten Modelle für adäquates soziales Problemlösen.
- Eltern aggressiver Kinder stellen zu viele oder zu wenig soziale Regeln auf.
- Sie achten nicht konsequent auf die Einhaltung der Regeln.
- Sie liefern selbst ein Modell für aggressives und/oder dissoziales Verhalten.
- Sie dulden stillschweigend aggressives, dissoziales Verhalten, positionieren sich nicht und vermitteln wenig moralische Standards.
- Sie verstärken ungünstiges Verhalten indirekt durch Beachtung oder Duldung.
- Sie beachten die Ressourcen ihrer Kinder zu wenig und bieten wenig oder inadäquate Unterstützung für soziale und schulische Probleme.
- Sie haben einen strafenden Erziehungsstil, zeigen häufig Drohgebärden oder gar körperliche Misshandlung der Kinder.

Diese maladaptiven Erziehungsmethoden erhöhen das relative Risiko, dass ein Kind eine SSV entwickelt, wie viele methodisch gute Längsschnittstudien zeigen. Insbesondere die elterliche Aufsicht und Steuerung sind ganz zentrale Aspekte, um Delinquenz zu vermeiden. Je weniger Eltern wissen, was ihre Kinder tun, desto höher ist das Risiko für delinquente Handlungen (Jang & Smith, 1997). Trotzdem muss man berücksichtigen, dass die Eltern oft einen „guten Grund" haben, wieso es ihnen schwerfällt, ein effektiveres Erziehungsverhalten zu zeigen, und dass es sich beim Erziehungsverhalten um eine komplexe Interaktion handelt. Deshalb ist zu bedenken, dass sich ein Erziehungsstil immer aus einem Zusammenspiel zwischen den Erziehungsfertigkeiten der Eltern und den Temperamentseigenschaften eines Kindes entwickelt: Kinder mit einer Prädisposition zu externalisierenden Verhaltensstörungen fordern ihre Eltern wesentlich stärker, was wiederum die Wahrscheinlichkeit des Einsatzes von ungünstigen Erziehungspraktiken erhöht.

Geringe elterliche Präsenz und Aufsicht erhöhen das Risiko für Delinquenz

Beachte

Eltern von Kindern und Jugendlichen, die eine SSV haben, hatten in ihren eigenen Familien in der Regel selbst wenig Modelle für gelingende Elternschaft und sind auch deshalb in ihrem Erziehungsverhalten sehr verunsichert.

Ein Kind mit schwierigem Temperament, einer Emotionsregulationsstörung oder einer ADHS stellt für Eltern und pädagogische Bezugspersonen eine besondere Herausforderung dar (Fruzzetti et al., 2005; Schmid & Di Bella, 2012). Eltern geben einerseits gegenüber oppositionellem, aggressivem Verhalten eher nach und bekräftigen dieses dadurch (Lösel & Bender, 2003) oder aber lernen andererseits, dass sie sich nur mit drastischen Strafandrohungen oder gar körperlicher Gewalt gegen ihre Kinder durchsetzen können, weshalb die Frequenz von Bedrohung und negativen Eltern-Kind-Interaktionen stetig ansteigt. Ein Kind mit einem schwierigen Temperament fordert von seinen Eltern eine weit höhere Präsenz, Konsequenz und Erziehungsfertigkeiten, was das Risiko für ungünstige Eltern-Kind-Interaktion und Misshandlung, aber auch für Überforderung und depressive Kapitulation der Eltern erhöht. Dies passiert insbesondere dann, wenn die Eltern in ihren Herkunftssystemen selbst inadäquate Erziehungsmethoden erlebt und daher kein Modell für adäquates Erziehungsverhalten haben oder gar selbst unter einer psychischen Erkrankung leiden und es ihnen deshalb schwerfällt, die nötige Energie für die Erziehungsaufgaben aufzubringen (Vostanis et al., 2006; Schlack et al., 2010; Stadelmann et al., 2010).

Schwieriges Temperament ist eine besondere Herausforderung in der Erziehung

2.2.2 Soziologische Einflüsse

Die Darstellung von Aggression und Delinquenz in den Medien scheint einen wesentlich größeren Einfluss auf die Entstehung von aggressivem Verhalten zu haben, als man lange Zeit annahm (Anderson & Bushman, 2001). Allerdings beziehen sich Forschungsergebnisse zu den Zusammenhängen zwischen Medienkonsum und Delinquenz meist auf aktuelle korrelative Zusammenhänge, so dass aus ihnen keine Kausalität abgeleitet werden kann (einen Überblick geben Kunczik & Zipfel, 2004), zumal oft andere Risikofaktoren diesen Zusammenhang moderieren (elterliche Präsenz, Isolation). Erste Längsschnittstudien unterstützen jedoch die Hypothese, dass übermäßiger Medienkonsum in der Kindheit (bei dieser Studie TV-Konsum) eine aggressionsfördernde Wirkung im Jugendalter haben kann (Johnson et al., 2002; Robertson et al., 2013). Probanden, die unter experimentellen Bedingungen Computerspiele mit aggressiven Inhalten spielten, waren bereit, den Verlierern des Spiels wesentlich höhere Schmerzen (durch ein lautes Geräusch) zuzufügen als die Probanden, die ein Spiel mit nicht aggressivem Inhalt spielten (Konijn et al., 2007).

Kaum eine andere psychische Störung oder ein anderes soziales Problem ist derart von der sozialen Schicht und dem Bildungsniveau abhängig wie die SSV

Kaum eine andere psychische Störung oder ein anderes soziales Problem ist derart von der sozialen Schicht und dem Bildungsniveau abhängig wie die SSV und die Entwicklung von Kriminalität. Selbstverständlich muss beachtet werden, dass viele psychosoziale Risikofaktoren mit der sozialen Schicht korrelieren (Larson et al., 2008). Der Einfluss von solchen sozialen Risiken ist allerdings methodisch nur schwer vom Einfluss von familiären Merkmalen zu trennen, da in der Regel familiäre Belastungen (Bildungsstand, psychische Erkrankungen der Eltern, Trennungen, Gefängnisaufenthalte) auch mit finanziellen Problemen einhergehen (Lösel & Bender, 2003). Viele soziale Risiken kumulieren im sozialen Status, beeinflussen ihrerseits aber wiederum die Erziehungsbedingungen, die Unterstützungsmöglichkeiten und die Entwicklungschancen der Kinder (Melchior et al., 2007). Es ist auch eine Tatsache, dass das Vernachlässigungs- und Misshandlungsrisiko mit der Randständigkeit der Familie ansteigt, auch wenn Misshandlungen und Vernachlässigung in allen Schichten vorkommen (Sedlak et al., 2010; Euser et al., 2011).

Im Kinder- und Jugendsurvey des Robert Koch-Institutes (KiGGS; Schlack & Hölling, 2007) wird beschrieben, dass Jugendliche aus der untersten sozialen Schicht doppelt so häufig Gewalttaten verüben wie Jugendliche aus der obersten sozialen Schicht. Soziologische Theorien gehen davon aus, dass soziale Ungleichheit und geringe Aufstiegschancen zu Frustration führen, die sich in Gewalttaten entladen kann. Gleichzeitig sind die relativen Chancen, über Delinquenz einen materiellen Aufstieg zu erreichen, für Jugendliche mit niedrigerem sozialem Status höher und das Risiko, über delinquentes Verhalten und deren Folge, ihre soziale Position zu verlieren, wesentlich geringer (vgl. Schmid & Kölch, 2010).

Interessant ist, dass mehrere Studien sehr eindrücklich belegen können, dass eine Verbesserung der prekären sozialen und finanziellen Situation von Familien einen deutlichen Effekt auf die Reduktion der psychischen Probleme der ganzen Familie, insbesondere das aggressiv-dissoziale Verhalten der Kinder und Jugendlichen, hatte (Costello et al., 2003). Eine epidemiologi-

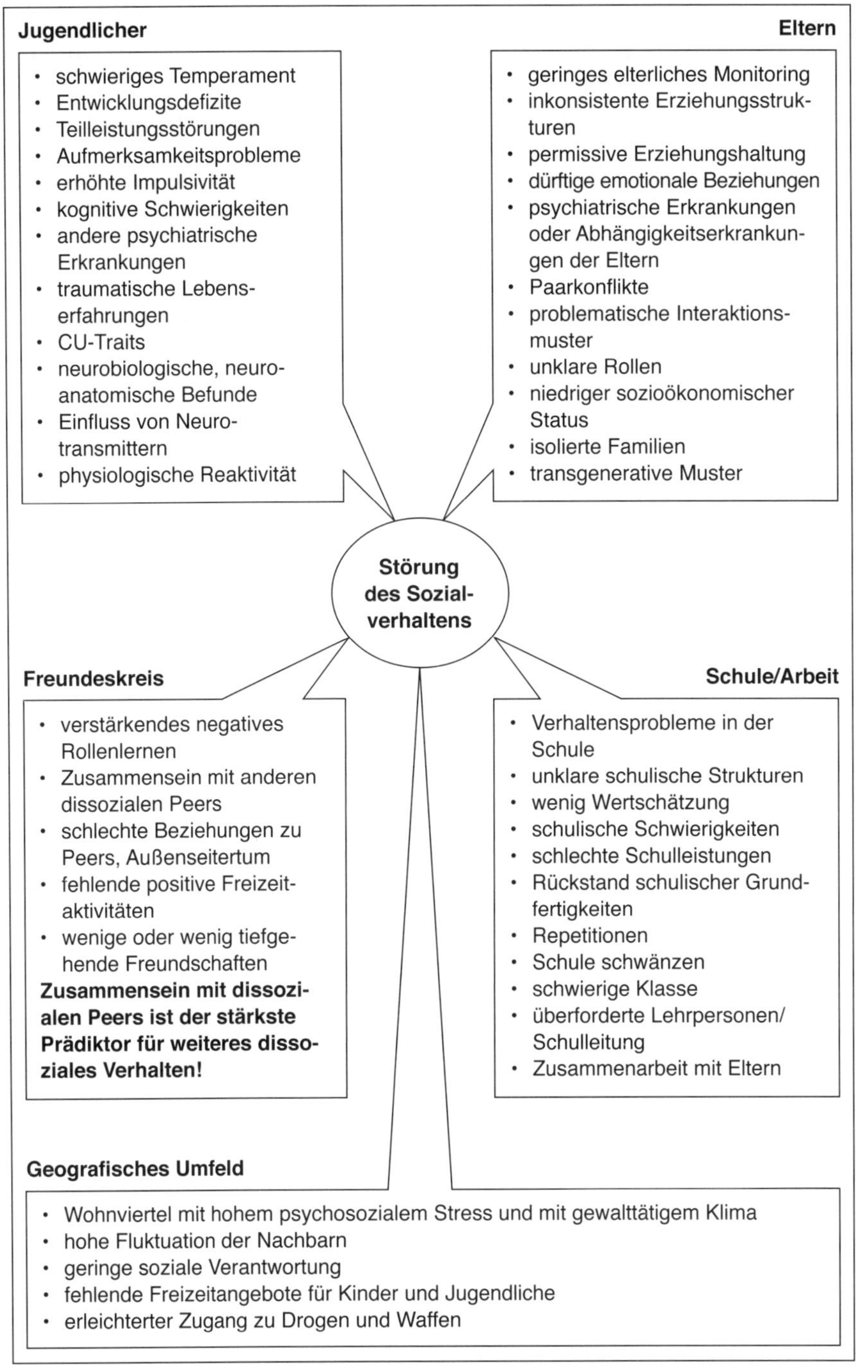

Abbildung 1:
Multisystemische und multifaktorielle Determinanten der Entstehung einer SSV

sche, quasi-experimentelle Studie konnte zeigen, dass sich die Prävalenz von psychopathologischen Symptomen bei Kindern und Jugendlichen aus einem Indianerreservat deutlich reduzierte, als deren Familien finanziell von einer Eröffnung eines Casinos mit einer damit einhergehenden verbesserten Infrastruktur und den damit verbundenen Impulsen für den Arbeitsmarkt in ihrem Reservat profitierten (Costello et al., 2003).

Wenn wir diese verschiedenen Einflussfaktoren, die zur Entstehung einer SSV führen, den verschiedenen Systemen einer Fit-Analyse zuordnen (vgl. Abb. 1.), erklärt sich der multisystemische Ansatz der MST schon fast von selbst. Bei der Fit-Analyse handelt es sich um ein zentrales Werkzeug in der MST, das zur Abklärung von problematischen und positiven Verhaltensweisen angewendet wird. Die Fit-Analyse wird in Kapitel 6 ausführlicher erläutert. In Abbildung 1 wird jedoch bereits deutlich, dass für die Entstehung von problematischen Verhaltensweisen die verschiedenen Systeme, in denen sich der Jugendliche bewegt, eine Rolle spielen, und dass aus diesem Grund diese Systeme in eine Therapie mit einbezogen werden müssen.

Zusammenfassung

Bei der Entstehung einer SSV spielen genetische, andere biologische und Umweltfaktoren eine Rolle. Studien weisen dabei auf veränderte neuroanatomische Areale, eine geringere physiologische Reaktivität und den Einfluss von Hormonen hin. Bekannt ist zudem, dass bestimmte prä- und perinatale Faktoren einen Risikofaktor darstellen. Betroffene mit einer SSV weisen häufig neuropsychologische Auffälligkeiten und Teilleistungsstörungen auf, weshalb eine umfassende und sorgfältige Diagnostik wichtig ist. Das Erziehungsverhalten der Eltern spielt ebenfalls eine wichtige Rolle bei der Entwicklung von dissozialem Verhalten. Insgesamt zeigen immer mehr Forschungsergebnisse, dass sich das Erbgut und neurobiologische Faktoren unter belastenden Milieubedingungen gegenseitig beeinflussen.

3 Behandlungsstrategien bei der Störung des Sozialverhaltens[3]

Die Störung des Sozialverhaltens (SSV) gilt als ein sehr schwer zu behandelndes Störungsbild mit hohem Chronifizierungsrisiko. Ein Problem bei der Beurteilung vieler Studien und Metaanalysen ist die sehr große Heterogenität des Störungsbildes mit unterschiedlichen Schweregraden. Die hohe Komorbidität, Altersabhängigkeit sowie die stark differierenden Wege des Zugangs zu Hilfen und unterschiedliche Interventionszeitpunkte erschweren es, vorhandene Studien zu vergleichen. Es ist weder seriös noch sinnvoll, Studien zu Gruppentherapieangeboten im Jugendstrafvollzug mit präventiven Elterntrainings in einer Erziehungsberatungsstelle zu vergleichen, auch wenn beide Therapiemodelle auf die Reduktion von aggressivem Verhalten abzielen. Ein großes Problem bei der Behandlung der SSV stellt die immens hohe Rate der Therapieabbrecher von bis zu 60 % dar (Scheithauer & Petermann, 2000; Kazdin, 2000a, 2000b). Eine Untersuchung an britischen Heimjugendlichen hat ergeben, dass nur 9 % psychotherapeutische Gespräche als hilfreich und entlastend einschätzten, obwohl 90 % unter psychischen Erkrankungen litten und Bezugspersonen sowie zuweisende Sozialarbeiter eine Therapie als indiziert erachteten (Mount et al., 2004). Dies wird auch dadurch unterstrichen, dass sich im Vergleich zur hohen Prävalenz vergleichsweise wenig Jugendliche mit einer SSV in ambulanten Psychotherapien befinden (Sinzig et al., 2006). Deshalb drängt sich gerade im Bereich der aggressiv-dissozialen Verhaltensstörungen die Frage auf, ob man die Ergebnisse aus randomisierten kontrollierten Studien eins zu eins auf die klinische Praxis übertragen kann (Kazdin, 2000a; Heekerens, 2006). Selbst bei kritischer Betrachtung der Forschungslagen kann aber festgehalten werden, dass es sehr viele Interventionen und Wirksamkeitsnachweise für psychotherapeutische und psychosoziale Interventionen bei SSV für alle Altersstufen und die unterschiedlichen Schweregrade gibt (Fonagy et al., 2002; Esser & Ballaschk, 2005).

Hohe Therapieabbruchrate von 60 %

Eine systematische Übersicht hinsichtlich der Evidenz vorliegender Behandlungsprogramme weist darauf hin, dass sowohl Elterntrainings und kognitiv-verhaltenstherapeutische Gruppentrainings zur Verbesserung der Problemlösestrategien als auch multisystemische und familientherapeutische Ansätze vielversprechende Ansätze sind (NICE Guidelines, 2012). Aber es gilt gleichermaßen als evidenzbasiert, dass die Effektivität der einzelnen Ansätze entscheidend sowohl vom Entwicklungsalter der Betroffenen als auch vom familiären und sozialen Kontext, in dem die Intervention angewendet wird, abhängt (Kazdin, 2000, 2011; Weisz & Kazdin, 2010). So sind Elternprogramme, die bei Kindern im Alter von 3 bis 11 Jahren als Methode der Wahl anzusehen sind (NICE, 2012), bei Jugendlichen mit SSV

Einflüsse des Entwicklungsalters und des familiären und sozialen Kontexts auf die Behandlungseffektivität

3 Wir danken Christina Stadler für die Mitarbeit an diesem Kapitel.

wenig wirksam (Kazdin, 2000b). Gerade für das Jugendalter fehlt eine systematische Überprüfung von Behandlungsprogrammen; das gilt im Besonderen für Mädchen mit SSV (Stadler et al., 2012).

Im Jugendalter überwiegen oft sozialpädagogische Interventionen und intensive, sehr strukturierte Formen der Familientherapie, zumindest in wissenschaftlichen Untersuchungen. In der klinischen Praxis werden Jugendliche auch häufig einzeltherapeutisch behandelt, und es wurden Konzepte der deliktorientierten Psychotherapie für Kinder und Jugendliche adaptiert. Gerade bei schweren Verlaufsformen, schweren Delikten und chronifizierten Familienproblemen spielt die Heimerziehung, und bei schwereren Delikten auch der Jugendstrafvollzug, nach wie vor eine bedeutsame Rolle.

3.1 Stationäre und teilstationäre Jugendhilfemaßnahmen und Jugendstrafvollzug

Es besteht eine lange Tradition, delinquente Jugendliche im Rahmen der Heimerziehung nachzuerziehen und ihnen in einem solchen Milieu eine schulische und berufliche Perspektive zu ermöglichen. Die Beschreibungen von Adler und Furtmüller (1922), Aichhorn (2005) und Redl (1971) sind auch aus heutiger Perspektive noch gut lesbare Beschreibungen der inneren Konflikte von dissozialen, verwahrlosten Jugendlichen und deren pädagogischen Bedürfnissen. Schwer dissoziale Jugendliche stellen aber auch für die an und für sich sehr erfolgreiche Heimerziehung (Schmidt et al., 2002) eine besondere Herausforderung dar. Vor allem besteht natürlich die Gefahr von ungünstigen Verstärkungsbedingungen innerhalb der Gruppe der Betreuten, weshalb es wichtig ist, das Zusammenspiel der Jugendlichen untereinander pädagogisch zu beeinflussen, prosoziales Verhalten zu fördern und dafür zu sorgen, dass die Jugendlichen dieses Verhalten untereinander verstärken (Dodge et al., 2006; Opp & Unger, 2006).

Positive Wirkung von Heimerziehung bei stark delinquenten Jugendlichen

Bei stark delinquenten Jugendlichen ist die positive Wirkung der Heimerziehung deutlich geringer als bei Kindern und Jugendlichen mit weniger stark ausgeprägter Delinquenz (Hebborn-Brass, 1991). Metaanalysen über die Heimerziehung und den Jugendstrafvollzug von schwer delinquenten Jugendlichen berichten von vergleichsweise geringen Effektstärken für diese milieutherapeutischen Maßnahmen, insbesondere wenn man die Legalbewährung als alleiniges Zielkriterium heranzieht (Hellinckx & Grietens, 2003). Die Heimerziehung erzielt aber auch bei sehr delinquenten Jugendlichen häufig hoch signifikante Verbesserungen. Diese scheinen jedoch eher in einer Verbesserung des psychosozialen Funktionsniveaus (Ausbildung, Schule) zu liegen als in einer Vermeidung von zukünftigem delinquentem Verhalten (van Engeland & Matthys, 1998).

Die Jugendhilfe-Effekte-Studie (Schmidt et al., 2002) konnte zeigen, dass Heranwachsende in der Heimerziehung sowohl Ressourcen aufbauen als auch psychosoziale Belastungen und Verhaltensdefizite deutlich reduzieren können (vgl. Macsenaere & Knab, 2004; Macsenaere & Esser, 2012). Auch Tagesgruppen erzielen bei ähnlich hoch belastetem Klientel (Schmid, Nützel, Fegert & Goldbeck, 2006) gute Erfolge (Rücker et al., 2010). Von Heimerziehung profitieren vor allem die fremdplatzierten Kinder und Jugendlichen, bei ihren Familien werden relativ geringe Veränderungen erzielt. Es zeigt sich aber, dass sich eine intensive Zusammenarbeit mit dem Herkunftssystem positiv auf den Verlauf der Kinder auswirkt (Macsenaere & Esser, 2012; Wolf et al., 2007; Gabriel, 2013). Dies macht deutlich, wie wichtig es ist, die Loyalitätsbindungen der Kinder bei der Platzierung zu beachten sowie die Eltern im Platzierungsprozess wertzuschätzen und zu beteiligen (Conen, 2007; Schmid, 2013a; Friedrich & Schmid, 2014). Dies zeigt auch, dass es gerade bei hoch ambivalenten Familien sinnvoll sein kann, intensive ambulante Maßnahmen vorzuschalten, um entweder eine deutliche Stabilisierung zu erreichen oder zumindest eine Motivation für eine stationäre Jugendhilfemaßnahme aufzubauen.

Loyalität in der Familie bei der Platzierung berücksichtigen

Heimerziehung wirkt auch über die Dauer und ihre Beziehungskontinuität und zeigt nach mehreren Jahren noch deutliche Effekte bezüglich des Aufbaus von Kompetenzen (Schmid et al., 2013a, b; Macsenaere & Esser, 2012). Problematisch sind insbesondere die vielen abgebrochenen Maßnahmen im Vorfeld der aktuellen Hilfe (Schmid, 2013a, 2013c). Als Ultima Ratio zeigt auch die Heimerziehung unter geschlossenen Bedingungen gute Effekte (Macsenaere & Schittler, 2011), insbesondere wenn es gelingt, mit den Jugendlichen für die Notwendigkeit der geschlossenen Maßnahme eine gemeinsame Erklärung zu entwickeln und eine tragende sozialpädagogische Beziehung aufzubauen (Stadler, 2005).

Eine Untersuchung von 592 Jugendlichen aus der ganzen Schweiz zeigte, dass über 85 % der Jugendlichen ihre mit ihren Bezugspersonen vereinbarten Ziele in der Heimerziehung erreichten und sich die psychische Belastung der Jugendlichen im Beobachtungszeitraum, sowohl im Selbsturteil als auch in der Einschätzung der pädagogischen Bezugspersonen, innerhalb eines Jahres hoch signifikant reduzierte (Schmid et al., 2013a, b).

Selbst die vergleichsweise kostenintensive Heimerziehung stellt daher in Anbetracht ihrer guten Wirkung auf die gesellschaftliche Teilhabe der Jugendlichen eine sehr gute gesellschaftliche Investition dar. Erste Hochrechnungen zum volkswirtschaftlichen Nutzen der stationären Jugendhilfe liegen bereits vor (Roos & Petermann, 2006). Zinkl et al. (2004) berechneten z. B. auf Grundlage der Ergebnisse der Jugendhilfe-Effekte-Studie, dass für jeden in die Heimerziehung investierten Euro im Prinzip 2,32 € (Männer) bzw. 2,79 € (Frauen) im Bereich der Sozialleistungen, Aufwendungen der Krankenkassen und im Strafvollzug eingespart werden könnten. Internationale Studien zeigen ebenfalls, dass die Kosten für die Kinder- und Jugendhilfe, die für psychisch und psychosozial schwer belasteten Kinder und Jugendliche mit externalisierenden Verhaltensstörungen eingesetzt werden,

Hochrechnungen zum volkswirtschaftlichen Nutzen der stationären Jugendhilfe zeigen positive Effekte

im Vergleich zu den gesellschaftlichen Folgekosten in einem sehr günstigen Verhältnis zum möglichen Einsparpotenzial stehen (Scott et al., 2001). Die absolut höchsten Kosten entstehen für den Strafvollzug und die langfristige Abhängigkeit von staatlichen Transferleistungen. Im Vergleich dazu sind die Kosten für therapeutische und sozialpädagogische Interventionen vergleichsweise minimal (Scott et al., 2001).

In einer Untersuchung von jungen, erwachsenen Straftätern, die in schweizerischen Maßnahmezentren (ehemals Arbeitserziehungsanstalten) pädagogisch betreut und behandelt wurden, wird von Rückfallraten von ca. 60 % berichtet (Urbaniok et al., 2007). Die Autoren fordern daher eine noch spezifischere therapeutische und pädagogische Ausrichtung der Behandlungsangebote auf die psychopathologischen Symptome der in diesen Institutionen betreuten delinquenten Jugendlichen und jungen Erwachsenen. In Anbetracht der Tatsache, dass die Mehrzahl der Jugendlichen, die in den sozial-pädagogischen Institutionen leben unter psychischen Erkrankungen leiden, ist eine enge Vernetzung von sozialpädagogischen und kinder- und jugendpsychiatrischen/-psychotherapeutischen Interventionen indiziert, um Abbrüche und „Verschiebebahnhöfe" zwischen sozialpädagogischen und kinder- und jugendpsychiatrischen Angeboten zu vermeiden (Schmid, 2013a, 2013c).

Eine neuere Untersuchung zeigt (Müller & Rossi, 2009), dass von den jungen Straftätern weniger als 50 % rückfällig werden, die eine solche strafrechtliche Maßnahme erfolgreich durchlaufen haben. Bezüglich des deutschen Jugendstrafvollzuges geht man allgemein von einer Rückfallquote von 78 % aus (Jehle et al., 2003). Die deutliche Diskrepanz der Rückfallraten zwischen dem Maßnahmevollzug in der Schweiz und dem klassischen Jugendstrafvollzug spricht sehr für eine stärkere psychotherapeutische und milieutherapeutische Ausrichtung des Jugendstrafvollzuges (Nickolai & Reindl, 2001).

3.2 Medikamentöse Behandlung

Impulsiv-aggressive Störungen lassen sich auch medikamentös gut behandeln

Impulsiv-aggressive Störungen lassen sich medikamentös gut behandeln. Bei einer komorbiden ADHS ist Methylphenidat das Medikament erster Wahl (NICE, 2012). In einigen Studien zeigte sich auch ein positiver Effekt bei Kindern ohne hyperkinetische Störung (Klein et al., 1997). Interessanterweise fanden sich zudem Hinweise darauf, dass Kinder beim Vorhandensein kühl-unemotionaler (psychopathischer) Persönlichkeitszüge von einer intensivtherapeutischen Behandlung nur dann profitierten, wenn sie gleichzeitig – trotz Nichtvorliegen einer ADHS-Diagnose – mit Methylphenidat behandelt wurden (Waschbusch et al., 2007). Diese vorliegenden Ergebnisse finden in den 2013 veröffentlichten holländischen Leitlinien zu SSV ihren Niederschlag in der Empfehlung, Kinder mit SSV (auch ohne ADHS-Diagnose) mit Stimulanzien zu behandeln (Matthys & van de Glind, 2013).

Die Zielsymptomatik der Impulsivität und Aggressivität sowie ausgeprägten Schwierigkeiten in der Emotionsregulation ist mit atypischen Neuroleptika behandelbar. Für Kinder ab sechs Jahre hat hier Risperidon eine Zulassung und ist in der Wirksamkeit mehrfach belegt (Überblick bei Findling et al., 2008). Die Dosierung in dieser Indikation wird niedrig gewählt, deutlich niedriger als bei der Indikation schizophrener Störungen. Allerdings führt Risperidon oft zu einer starken Gewichtszunahme, was Behandlungsalternativen wünschenswert macht. Mit Quetiapin oder Aripiprazol werden momentan ebenfalls Studien für diese Indikation durchgeführt. Auch stimmungsstabilisierende Arzneimittel können einen Effekt auf aggressive Störungen haben (Überblick bei Kölch et al., 2012). Durch die Einbettung der MST in die kinder- und jugendpsychiatrischen/-psychotherapeutische Dienste besteht die Möglichkeit, relativ niederschwellig medikamentöse Behandlungsoptionen zu prüfen, und, falls diese indiziert sind, auch einzuleiten, umzustellen oder nach einer Stabilisierung der Situation auch zu reduzieren oder ganz abzusetzen.

3.3 Psychotherapeutische Interventionen

Familienzentrierte und familientherapeutische Interventionen sind bei SSV sinnvoll

Die oben beschriebenen engen Zusammenhänge zwischen maladaptiven Familienbedingungen und Delinquenz sowie die Tatsache, dass die Eltern oft einen höheren Leidensdruck als die Kinder haben, legen familienzentrierte und familientherapeutische Interventionen nahe. Man benötigt die familienzentrierte Perspektive und die Arbeit mit den Eltern, um die Kinder und Jugendlichen überhaupt zu erreichen und zu Veränderungen zu motivieren. Es muss leider auch festgehalten werden, dass es für die Mehrzahl der psychotherapeutischen Interventionen, die bei Jugendlichen mit einer SSV in der Alltagsversorgung angewendet werden, keine gesicherten Wirkungsnachweise gibt. Fehlende Untersuchungen dürfen nicht dahingehend interpretiert werden, dass diese Interventionen prinzipiell und wissenschaftlich gesichert keine Wirkung entfalten. Dennoch muss man sich in Anbetracht dessen, dass es nachgewiesenermaßen hochwirksame Interventionen für die SSV gibt, fragen, wieso diese nicht gezielter eingesetzt und deren Verbreitung fachpolitisch stärker gefördert werden, sondern stattdessen viele Ressourcen und finanzielle Mittel in Interventionen fließen, von denen man nicht genau weiß, wie gut sie wirken.

3.3.1 Elterntrainings

Mit Hinweis auf die eindrücklichen Einflussfaktoren, die die Forschung der Familie zuspricht (vgl. Kapitel 2), lassen sich wichtige therapeutische Ansatzpunkte auf der Elternebene ableiten. Neben einer emotionalen Validierung und zwischenmenschlichem Support geht es hierbei vor allem um eine konkrete Unterstützung bei der Kommunikation mit den Jugendlichen, das eindeutige Formulieren von Erwartungen, Verhandeln mit den Jugendlichen und den Umgang mit positiver Verstärkung, um den Aufbau von prosozialem Verhalten zu unterstützen. Von zentraler Bedeutung ist es, die Eltern zu ermutigen und möglichst konkret zu unterstützen sowie gerade auch bei Jugendlichen wieder mehr elterliche Präsenz zu zeigen, ein Monitoring und Interesse beim Kind aufzubauen und auch positive Interaktionen zwischen Eltern und Kindern zu initiieren. Bei jüngeren Kindern kann dies durch gemeinsame Spiel- und Spaßzeiten erreicht werden. Im Jugendalter ist es oft schwieriger, aber ebenso wertvoll, wenn man gemeinsame Aktivitäten zwischen Eltern und Kindern, die von beiden positiv besetzt sind, identifizieren und fördern kann. Je mehr durch positive gemeinsame Aktivitäten und gemeinsame Problemlösungen auf ein „Beziehungskonto" eingezahlt werden kann, desto unwahrscheinlicher werden negative Interaktionen und desto belastbarer ist die Beziehung in Krisen.

Elterliche Präsenz, enges Monitoring, Interesse sowie positive Interaktionen sind zentrale Elemente der Elternarbeit

Themen für die Arbeit mit den Eltern

- Sorgen der Eltern ernstnehmen/emotionale Entlastung bieten
- Eltern anleiten, eigene Bedürfnisse und Grenzen wahrzunehmen, zu versorgen und zu schützen
- über die Symptome der Kinder und ihre Entstehung aufklären, Erklärungen für Fehlverhalten der Kinder entwickeln
- Eltern sollen die positiven Seiten der Kinder wieder wahrnehmen können
- konkrete Unterstützung bei Gesprächen und Verhandlungen mit ihren Kindern bieten
- die Eltern sollen lernen, effektive Aufforderungen zu geben
- Aufbau von elterlicher Präsenz/Verantwortungsübernahme
- Förderung des Monitorings
- keine Duldung von Fehlverhalten – konsequente Konfrontation mit Fehlverhalten
- Verstärkung von prosozialem und erwünschtem Verhalten beim Jugendlichen – konsequenter Einsatz von Lob
- gezielter Einsatz von Verstärkerplänen
- Aufbau gemeinsamer Aktivitäten/Spiel- und Spaßzeiten
- aktive Rolle im Helfersystem einnehmen und Kontakte zu Lehrern, Sozialarbeitern etc., Hilfen aktiv nutzen

Es wurden verschiedene Elterntrainings entwickelt, die sich inhaltlich meist recht ähnlich sind, sich aber oft in der Organisationsform unterscheiden. Meistens werden sie in Form von Elternabenden dargeboten. Die meisten verhaltenstherapeutischen Elterntrainings orientieren sich an den von Patterson (1982) beschriebenen Verstärkungsbedingungen und arbeiten daran, dass Eltern Aufforderungen konsequent klar und durchführbar formulieren und ihre Kinder mit begleitendem Lob oder Belohnungssystem kontinuierlich positiv verstärken. Zudem verbindet diese Interventionskonzepte, dass es eine umfassende Psychoedukation gibt und auch die unspezifischen Gruppeneffekte (Universalität des Leids etc.) genutzt werden. Im ressourcenorientierten Gruppentraining für Eltern von Kindern mit hyperkinetischen und oppositionellen Verhaltensauffälligkeiten von Schmid und Puk (2005) wird darüber hinaus besonderer Wert auf eine Beschreibung der Ressourcen der Kinder durch die Eltern und auf einen Transfer der erarbeiteten Ressourcen zu den Kindern gelegt. Zudem wurde bei der Entwicklung darauf geachtet, dass das Elterntraining in Selbsthilfegruppen überführt werden kann. Elterntrainings schneiden bei jüngeren Kindern sehr gut ab (Woolfenden et al., 2002; Furlong et al., 2012). Die verhaltenstherapeutischen Elterntrainings erreichen in Metaanalysen zur Wirkung von psychotherapeutischen Interventionen im Kindes- und Jugendalter stets die besten Wirkungswerte aller Interventionen (Esser & Sell, 2003; Esser & Ballaschk, 2005; Fonagy et al., 2002; Bachmann et al., 2010). Esser und Ballaschk (2005) gehen von einer für psychosoziale Interventionen außergewöhnlich hohen Effektstärke aus.

Konsequent klare und durchführbare Aufforderungen geben und begleitend loben oder kontinuierlich positiv verstärken

Erfreulich ist, dass sich Elterntrainings zunehmend auch als Ergänzung zu Jugendhilfemaßnahmen etablieren und bewähren (Rücker et al., 2010, 2013). Insbesondere die Kombination aus einer Tagesgruppe und gezieltem Elterntraining scheint eine sehr sinnvolle Unterstützungsmöglichkeit zu sein, da man sowohl die Selbstwirksamkeit der Eltern als auch die gesellschaftliche Teilhabe der Heranwachsenden durch milieutherapeutische und schulische Interventionen gezielt fördern kann (Schmid et al., 2006; Rücker et al., 2013).

Leider zeigt sich aber, dass die hohen Effekte von Elterntrainings nicht auf alle Populationen übertragen werden können; hochbelastete und bildungsferne Eltern aus Multiproblemfamilien profitieren in geringerem Maße von Elterntrainings. Selbst schwer belastete Eltern benötigen eine stärkere Beachtung ihrer individuellen Situation und scheinen von Einzeltrainings mehr zu profitieren als von Gruppenangeboten (Lundahl et al., 2006). Viele der zentralen Prinzipien von Elterntrainings wurden in der MST aufgegriffen. Durch die hohe Intensität der Multisystemischen Therapie (MST) können die Eltern bei der Anwendung dieser Interventionen besonders intensiv unterstützt und die Umsetzung direkt vor Ort begleitet und kontinuierlich optimiert werden.

Sehr bewährt haben sich Elterntrainings für jüngere Kinder mit ADHS und oppositionellem Trotzverhalten, die videobasierte Interventionen beinhalten. Insbesondere die Parent Child Interaction Therapy von Zisser und Eyberg für 2- bis 6-Jährige mit SSV (Zisser & Eyberg, 2010) und das Elterntraining von Webster-Stratton und Kollegen (Webster-Stratton, 2005; Webster-Stratton et al., 2004) für 2- bis 10-jährige Kinder erwiesen sich in mehreren randomisierten und kontrollierten Studien (d.h. Studien, bei denen die gleich stark belasteten Patienten zufällig einer Interventions- oder Kontrollgruppe zugeteilt werden) als besonders wirkungsvoll und waren anderen Elterntrainings teilweise deutlich überlegen.

Parent Child Interaction Therapy: Eltern werden angeleitet, spieltherapeutische Techniken im Spiel mit ihrem Kind anzuwenden

Die *Parent Child Interaction Therapy* (PCIT), die durch Briegel im deutschen Sprachraum eingeführt wurde (Briegel et al. 2015; Schimek et al. 2014), fokussiert auf die Interaktion zwischen Hauptbezugsperson und Kind, wobei es zwei Behandlungsphasen gibt. In der ersten Phase, die im Original Child Directed Interaction (CDI) genannt wird und auf Deutsch mit „Spieltraining" (ST) übersetzt wurde, werden die Eltern angeleitet, spieltherapeutische Techniken im Spiel mit ihrem Kind anzuwenden bzw. sich von ihrem Kind im Spiel führen zu lassen. Auf diese Weise soll sich eine angenehme Interaktion mit dem Kind entwickeln. Dies dient dem Aufbau und der Konsolidierung einer positiven Beziehung. In dieser vom Kind geleiteten Interaktion lernen die Eltern, Anweisungen, Fragen und Kritik zu vermeiden. Sie üben vielmehr positive Strategien, zeigen echte Begeisterung, beschreiben und imitieren, spiegeln das kindliche Verhalten und loben wenn möglich spezifisch. Gleichzeitig lernen die Eltern, leichtere Formen von unangemessenem Verhalten, die das Kind eventuell zeigt, konsequent zu ignorieren. Gravierende Formen unangemessenen Verhaltens (z.B. Schlagen, Treten, Zerstörung von Spielsachen) werden mit der Beendigung der als „Besondere Zeit" bezeichneten Spielzeit beantwortet.

Erst wenn diese oben beschriebenen Techniken von den Eltern beherrscht werden, folgt die zweite Phase der Therapie, im Englischen Parent Directed Interaction (PDI) genannt, im Deutschen mit „Erziehungstraining" (ET) übersetzt. Im Erziehungstraining lernen die Eltern, ihren Kindern auf effektive Weise dann Anweisungen zu geben, wenn diese im erzieherischen Alltag wirklich notwendig sind. Die Interaktion wird in dieser Therapiephase von den Eltern bestimmt. Eltern und Kind wird hierbei eine klare Abfolge von logischen Konsequenzen auf die Reaktion des Kindes nach einer elterlichen Anweisung vermittelt: Das Befolgen einer Anweisung soll von den Eltern mit einem beschreibenden Lob honoriert werden. Kommt das Kind der Anweisung der Eltern nicht nach, so folgt eine Warnung und bei weiterem Nichtbefolgen die Durchführung einer genau festgelegten Time-Out-Prozedur. Diese wird so lange durchgeführt, bis das Kind die Anweisung des Elternteils befolgt hat. Die Eltern lernen dabei, sich – wenn nötig – gegenüber ihrem Kind durchzusetzen.

Eine Besonderheit von PCIT ist das Training der Eltern-Kind-Interaktion mittels Live-Coaching während der Therapiestunden. Diese finden in einem Spieltherapieraum statt, der durch eine Einwegscheibe aus dem Nebenraum einsehbar ist. Der Therapeut beobachtet das Eltern-Kind-Spiel und unterstützt die Eltern, indem er mit diesen über ein Mikrofon und einen kleinen

Knopflautsprecher im Ohr der Eltern im Kontakt steht. Er lobt sie für alles, was sie richtig machen, ignoriert Dinge, die nicht unbedingt richtig sind und gibt den Eltern kleine Hinweise, wenn sie ratlos erscheinen. Insofern fungiert er auch als Modell für die Eltern.

Elterntraining von Webster-Stratton

Für das *Elterntraining von Webster-Stratton* ist charakteristisch, dass es drei Bausteine beinhaltet. Es beginnt mit einem videobasierten Aufbau von positiven Eltern-Kind-Interaktionen und dem Lösen von schwierigen Erziehungssituationen. Dann werden sehr spezifisch die Problemlagen der Eltern vertieft (Kontrolle von Depressionen, Ärgerkontrolltraining, soziale Unterstützung initiieren). Als dritten Baustein sieht das Training sehr strukturierte verhaltenstherapeutische Interventionen in der Schule vor und unterstützt Eltern darin, ihren Kindern bei der Bewältigung von schulischen Anforderungen zu helfen (Webster-Stratton, 2005; Briegel et al., 2015). Eine niederländische Studie hat gezeigt, dass die erlernten positiven Interaktionsmuster auch nach zwei Jahren noch zu beobachten und Therapieerfolge somit stabil sind (Posthumus et al., 2012). Ein Hauptvorteil von videogestützter Arbeit bei Eltern, die oft selbst wenig Modelle für positives Erziehungsverhalten erlebt und davon keine genaue Vorstellung haben, ist, dass die Übertragung auf die Verhaltensebene leichter fällt, die Interventionen dadurch eher in den Alltag zu übertragen und dort leichter zu realisieren sind. Zudem helfen videobasierte Interventionen dabei, die sprachliche Hürde zu überwinden, die sich leicht zwischen psychotherapeutischen Fachkräften und bildungsfernen Familien auftun kann.

3.3.2 Antiaggressionstrainings (AAT)

Bei Jugendlichen, die wegen Körperverletzungen verurteilt wurden, wird als strafrechtliche Maßnahme relativ häufig ein Antiaggressionstraining angeordnet. Diese Maßnahme ist aus der konfrontativen Pädagogik abgeleitet (Weidner & Kilb, 2011).

Vermutlich hat die weite Verbreitung von Antiaggressionstrainings viel damit zu tun, dass diese Interventionen aus strafrechtlichen Kontexten hervorgegangen sind und dort auch oft von den Fachkräften angeboten werden, so dass der konfrontative Aspekt der Intervention, der Wunsch nach Strafe, den die Öffentlichkeit nach Gewalttaten sehen möchte, befriedigt wird. Obendrein hofft man, dass die Jugendlichen durch die Nähe zu anderen strafrechtlichen Maßnahmen eine deutliche Warnung erhalten. Aus wissenschaftlicher Sicht überrascht die große Beliebtheit dieser Programme etwas. Auch wenn erste qualitative (Bongartz, 2011) und quantitative Studien (Rau, 2006; Ohlemacher et al., 2001) gezeigt haben, dass die Absolventen und ihre Familien und Zuweiser diese Methode als wirkungsvoll betrachten, kann die Effektivität noch nicht als gesichert angesehen werden (Denz, 2012; Rau, 2006; Fegert, 2001). Um die Wirksamkeit von Antiaggressionstrainings empirisch nachzuweisen, benötigt man eine prospektive Untersuchung mit echten ran-

Antiaggressionstrainings fehlt Effektivitätsnachweis

domisierten Kontrollgruppendesigns. Bei bisherigen Untersuchungen ist nicht auszuschließen, dass viele methodische Artefakte nicht ausreichend kontrolliert wurden. Sicherlich ist die Indikation sehr kritisch zu prüfen, da bestimmte Methoden, wie der „heiße Stuhl", bei der alle Gruppenmitglieder den in der Mitte Sitzenden mit seinen Gewalttaten und seinem Fehlverhalten konfrontieren, oder das Einnehmen einer Opferperspektive bei Jugendlichen, die selbst traumatische Erfahrungen durchlebt haben, durchaus belastende Wiedererinnerungen auslösen können (Walkenhorst, 2004; Fegert 2001; Steinlin & Schmid, 2014). Herz (2005) gab sogar zu bedenken, ob die konfrontative Pädagogik mit der Menschen- und Kinderrechtskonvention in Einklang zu bringen sei und zählt mehrere Punkte auf, in denen die konfrontative Pädagogik diese ihrer Meinung nach missachtet.

3.3.3 Verhaltenstherapeutische Intensivprogramme zur Reduktion von Aggression – Summercamps

Pelham und Hoza (1996) schlussfolgerten aus den hohen Abbruchraten und den zu optimierenden Therapieeffekten von ambulanten Therapien, dass es einerseits wichtig wäre, die Intensität der therapeutischen Intervention zu erhöhen, andererseits aber auch ein Milieu zu schaffen, in dem aggressive Kinder positive Erfahrung mit Gleichaltrigen machen können, positives Sozialverhalten konsequent verstärkt und aggressives-dissoziales Verhalten gelöscht werden kann. Sie gingen davon aus, dass es nur durch eine intensive therapeutische Intervention möglich sei, die komplexen Verstärkungsbedingungen zu durchbrechen. Die ersten Ergebnisse waren sehr ermutigend (Chronis et al., 2004; Pelham & Hoza, 1996; Pelham et al., 2002; O'Connor et al., 2014). Grasmann und Stadler (2008) haben dieses Konzept aufgegriffen und ein Manual für das „Verhaltenstherapeutische Intensivtraining zum Abbau von Aggression" erarbeitet, was in einem Zeitraum von zwei Wochen in einem tagesklinischen Setting in Kombination mit einem dreimonatigen ambulanten Elterntraining realisiert werden kann. Das Programm ist sehr intensiv, hochstrukturiert und umfasst neben genauen Verstärkungsplänen im Alltag viele Übungen zur sozialen Kompetenz (Umgang mit Hänseln, eigenen Bedürfnissen), Emotionsregulation und Ärgerkontrolle, aber auch Aufmerksamkeits- und Entspannungs-/Achtsamkeitsübungen sowie erlebnispädagogische Interventionen. Sowohl Prä-Post-Untersuchungen als auch eine Untersuchung unter Verwendung eines Wartelisten-Kontrollgruppen-Designs zeigen eine deutliche Reduktion externaler und auch komorbider internaler Symptome über alle Patienten hinweg (Stadler et al., 2006, 2012). Interessant ist aber auch, dass Patienten mit reduzierter prosozialer Emotionalität bzw. einer erniedrigten Herzfrequenz in einem geringeren Maße von der Intervention profitierten, weshalb zusätzliche spezifische Interventionen für diese Patientengruppe zu entwickeln sind (Stadler et al., 2006, 2012).

Behandlungsprogramm für verhaltenstherapeutisches Intensivtraining zur Reduktion von Aggression von Grasmann und Stadler

3.3.4 Kognitiv-verhaltenstherapeutisch orientierte Einzel- und Gruppentherapie

Kinder- und jugendlichenzentrierte Ansätze versuchen in der Regel die Impulskontrolle, die soziale Wahrnehmung, soziale Kompetenz und den Selbstwert zu verbessern. Eines der bekanntesten und am weitesten verbreiteten Therapieprogramme ist das „Training mit aggressiven Kindern" von Petermann und Petermann (2012), welches sich an 6 bis ca. 12 Jahre alte Kinder richtet und 14 bis 16 Sitzungen umfasst. Das Manual gilt als gut untersucht, sowohl was die kurz- als auch die langfristigen Effekte angeht, welche zumeist in Form von Reduktion der aggressiven Verhaltensweisen im psychometrischen Eltern- und Lehrerurteil erfasst wurden. Erfreulich ist, dass diese Interventionsform nun auch vermehrt niederschwellig und erfolgreich in Kombination mit Jugendhilfeleistungen angeboten werden kann (Nitkowski et al., 2009; Büttner et al., 2011).

Training mit aggressiven Kindern von Petermann und Petermann

Interventionen des Trainings mit aggressiven Kindern (nach Petermann & Petermann, 2013)

1. *Modulspezifische Ziele des Einzeltrainings:*
- auseinandersetzen mit aggressivem Verhalten,
- Selbstverbalisationstechniken erlernen,
- Konsequenzen vorhersehen,
- Bildergeschichten verstehen und Wege der Problemlösung erarbeiten und
- sich selbst im Rahmen von Problemlösungen kritisch einschätzen.

2. *Modulspezifische Ziele des Gruppentrainings:*
- Gruppenregeln erstellen,
- Einfühlungsvermögen einüben,
- mit Wut besser fertig werden,
- Lob, Nichtbeachtungen und Tadel erfahren und
- angemessenes Verhalten stabilisieren und gegenüber Rückschlägen immunisieren.

3. *Modulspezifische Ziele der Elternberatung:*
- vermitteln eines Störungskonzeptes,
- vertraut machen mit Verhaltensbeobachtung,
- wirkungsvoll Aufforderungen stellen,
- Einsatz von Punkteplänen,
- Bearbeiten von Kommunikations- und Erziehungsproblemen,
- umstrukturieren des Familienlebens,
- stabilisieren positiver Veränderungen in der Familie und
- immunisieren gegenüber Rückschlägen.

3.3.5 Dialektisch-behaviorale Therapieansätze

Dialektisch-therapeutische Therapieansätze wurden für den forensischen Bereich adaptiert

In den letzten Jahren wurden zudem dialektisch-therapeutische Therapieansätze, die ursprünglich für die Behandlung von Borderline-Persönlichkeitsstörungen entwickelt wurden (DBT, Linehan, 1993), auch bei forensischen Behandlungsgruppen eingesetzt (Berzins & Trestman, 2004; Oermann, Brück & Bohus, 2008; Quinn & Shera, 2009). Neben den basalen DBT-Strategien zur Verbesserung der Emotions- und Stresstoleranz umfassen Modifizierungen Module, die darüber hinaus die emotionale Bezogenheit verstärken und Achtsamkeit und Empathie gegenüber anderen fördern sollen (McCann, Ball & Ivanoff, 2000). Von Trestmann und Kollegen wurde ein integratives Behandlungsprogramm für Jugendliche mit impulsiven und aggressiven Verhaltensstörungen im Strafvollzug entwickelt, das neben dialektisch-behavioralen auch Aspekte einer traumapädagogischen Haltung (vgl. Schmid, 2010, 2013a, 2013c) enthält. Es liegen erste Hinweise vor, dass der Einsatz dialektisch-behavioraler Therapieansätze sowohl bei Jugendlichen mit einer primär oppositionell-aggressiven als auch bei Vorliegen einer dissozial-aggressiven Verhaltensstörung einen vielversprechenden Behandlungsansatz darstellt (Nelson-Gray et al., 2006; Turpin et al., 2002; Shelton et al., 2011).

3.3.6 Deliktorientierte Therapie

Den Tathergang verstehen und die Perspektive des Opfers übernehmen

Für Jugendliche mit einzelnen schweren Gewalt- oder Sexualdelikten wurde von vielen Seiten eine deliktorientierte Therapie gefordert und gefördert. Für Jugendliche wurden zum Teil Konzepte aus dem Erwachsenenalter adaptiert. Deliktorientierte Therapien verfolgen das Ziel, den Tathergang zu verstehen, die Perspektive des Opfers zu übernehmen sowie Selbstmanagementmethoden und Handlungsalternativen für ähnliche Situation zu erarbeiten (Überblick bei Nedopil, 2012). Lösel (2005) geht davon aus, dass sich die Rückfallrate mit einer evidenzbasierten Psychotherapie um 10 bis 15 % reduzieren lässt.

3.3.7 Traumatherapeutische Verfahren

Traumatherapeutische Verfahren bei Jugendlichen mit SSV können sinnvoll sein

Wegen der Vielzahl von Jugendlichen, die unter einer SSV leiden und traumatische Erlebnisse durchlebt haben (Moffitt et al., 2013; Ford et al., 2012; Greeson et al., 2014), sowie aufgrund des engen Zusammenhangs zwischen traumatischen Erlebnissen und aggressivem Verhalten liegt es nahe, dass auch traumatherapeutische Verfahren bei Jugendlichen mit einer SSV eingesetzt werden (Schmid, 2012a; Hensel, 2007b; Ford et al., 2012). Insbesondere bei Jugendlichen, die zusätzlich unter einzelnen Symptomen einer Posttraumatischen Belastungsstörung (PTSD) leiden oder gar das Vollbild einer

PTSD erfüllen, können leicht traumatische Wiedererinnerungen, Kampf- und Fluchtreflexe ausgelöst werden. Hier kann eine Traumatherapie mit der Erarbeitung eines Traumanarrativs und einer gezielten Expositionsbehandlung zur Neubewertung und Habituation ein sinnvoller Zugang sein. Gerade bei weiblichen Jugendlichen besteht die Komorbidität zwischen SSV und PTSD häufig (Cauffman et al., 1998; Chamberlain & Moore, 2002). Deshalb haben mehrere Studien die Wirkung von verschiedenen Formen der Traumatherapie untersucht bezüglich einer Reduktion des aggressiven Verhaltens bei Patienten, die neben ihren Traumaerfahrungen zumeist hochsignifikante Effekte im Vergleich zu Kontrollgruppen berichteten (Greenwald, 2000, 2009; Soberman et al., 2002). Bereits vor 10 Jahren plädierten Mahoney und Kollegen (Mahoney et al., 2004) für mehr traumafokussierte Interventionen im Justizsystem. Eine systematische Übersichtsarbeit zur Traumatherapie bei Jugendlichen mit Misshandlungserfahrungen in der Kindheit postulierte ebenfalls deutliche Effekte auf die Symptome einer SSV (Leenarts et al., 2013). Genauere Studien zu den Wirkungsmechanismen von Traumatherapie bei Patienten mit SSV in Abhängigkeit von der Traumasymptomatik stehen aber noch aus. Vielleicht vermittelt ein Traumanarrativ den Jugendlichen auch eine kohärente Erklärung für ihr sozial geächtetes Verhalten, was zu einer Ressourcenaktivierung führt (Chapman, 2014).

3.3.8 Familientherapeutische Therapieverfahren

In mehreren Übersichtsarbeiten und auch in der Vorlage zur Wirksamkeit der Familientherapie für den wissenschaftlichen Beirat „Psychotherapie in Deutschland" wurde betont, wie wirksam die verschiedenen Ansätze der systemischen Familientherapie bei der Behandlung von delinquentem und regelübertretendem Verhalten sind (Sydow et al., 2006, 2007). Auch in neueren Analysen bescheinigen Autoren (siehe unten) insbesondere den folgenden vier manualisierten systemischen Therapieansätzen eine wissenschaftlich erwiesene Wirksamkeit und bestätigen damit die Überblicksarbeiten von anderen Arbeitsgruppen (Henggeler & Sheidow, 2012; Fonagy et al., 2002):

1. Multidimensional Treatment Foster Care (Chamberlain, 2003),
2. Funktionale Familientherapie (Alexander & Parsons, 1982; Sexton & Alexander, 2006),
3. Kurze Strategische Familientherapie (Brief Strategic Family Therapy; Szapocznik et al., 2003),
4. Multisystemische Therapie (Henggeler et al., 1997).

Die ersten drei Ansätze werden im Folgenden kurz vorgestellt. Da das Vorgehen bei der Multisystemischen Therapie ausführlich in Teil 2 des Buches beschrieben wird, werden in diesem Kapitel die Ergebnisse aus Metaanalysen berichtet.

Multidimensional Treatment Foster Care

Multidimensional Treatment Foster Care (Chamberlain, 2002) ist eigentlich viel mehr als eine familientherapeutische Intervention, da der delinquente Jugendliche für den Zeitraum der Behandlung in eine speziell trainierte und kontinuierlich supervidierte Gastfamilie platziert wird. In diesem Milieu werden die Verstärkerbedingungen für prosoziales und oppositionelles, aggressives Verhalten genau kontrolliert. Dieser Schritt hat sich sehr bewährt, da viele Autoren davon ausgehen, dass es schwer ist, eingespielte Verhaltensmuster in der Herkunftsfamilie zu verändern. Eine Fremdplatzierung, ein Summercamp oder aufsuchende Programme (wie MST) sind hier notwendig, um die eingeschliffenen Interaktionsmuster durchbrechen zu können.

Fremdplatzierung in einer Pflegefamilie und intensive familientherapeutische Arbeit mit dem Herkunftssystem

Neben der Fremdplatzierung in Pflegefamilien mit gut geschulten und in das Therapieprogramm einbezogenen Pflegeeltern beinhaltet Multidimensional Treatment Foster Care intensive familientherapeutische Arbeit mit dem Herkunftssystem. Kernelemente sind verhaltenstherapeutische Elterntrainings, verhaltenstherapeutische Interventionen für die Pflegefamilien sowie die systematische Einbeziehung der Schule und anderer psychosozialer Hilfesysteme (Fisher & Chamberlain, 2000). Alle Studien, die die Wirkung der Multidimensional Treatment Foster Care untersuchten, berichten von einer deutlichen Reduktion des aggressiven Verhaltens, einer Verbesserung der Erziehungskompetenzen der Eltern und geringeren Raten an Fremdplatzierungen. Eine solche Form der Behandlung von Jugendlichen mit einer SSV in Gastfamilien hilft, Beziehungsabbrüche im Jugendhilfesystem zu vermeiden und mittelfristig Kosten zu sparen (Price et al. 2008; DeGarmo et al., 2009). In einer Langzeitstudie konnte eine bessere soziale Integration gezeigt werden, zudem wurden die weiblichen Jugendlichen auch seltener schwanger (Kerr, Leve & Chamberlain, 2009). Außerdem konnten Fisher und Stoolmiller (2008) neurobiologische Effekte nachweisen und zeigen, dass sich die Cortisolausschüttung im Therapieverlauf reduziert. Im deutschsprachigen Raum konnte sich die Multidimensional Treatment Foster Care trotz der vielfachen und sehr überzeugenden Wirksamkeitsnachweise nicht durchsetzen. Ähnlich wie bei der MST stellt für eine Verbreitung die Frage der Finanzierung eine wesentliche Hürde dar. Die Möglichkeit eines einheitlichen Finanzierungsmodells und die geringere Sprachbarriere bei der Umsetzung des ursprünglich amerikanischen Konzeptes führten lediglich zu einer Verbreitung in Großbritannien und den skandinavischen Ländern. Neben das Finanzierungsproblem tritt aber noch ein weiteres Problem, das sich auch in anderen europäischen Ländern zeigt, nämlich dass es in Ballungsräumen nicht einfach ist, ausreichend geeignete Gastfamilien zu rekrutieren.

Funktionale Familientherapie

Die Funktionale Familientherapie wurde von Alexander und unterschiedlichen Mitarbeitern entwickelt und in mehreren Studien evaluiert. Die ersten Studien wurden bereits in den 1970ern publiziert (Parsons & Alexander, 1973). Das Modell wurde dann aber um die Jahrtausendwende nochmals überarbeitet und erneut einer empirischen Überprüfung unterzogen (Waldron et al., 2001; Gordon et al., 1995). Die Ergebnisse zeigten eine deutliche Reduktion der Delinquenz und des Cannabiskonsums. Bezüglich der externalisierenden Verhaltensprobleme in Fragebögen zeigten sich zwar Verbesserungen, aber kein Unterschied zu einer Kontrollgruppe, die eine unspezifische Behandlung erhielt. Eine Follow-up-Studie zeigte, dass auch die Geschwister von der Therapie profitierten, indem für diese weniger Verurteilungen registriert wurden als für eine ähnlich belastete Kontrollgruppe (Klein, Alexander & Parsons, 1977).

Initiale Motivationsphase, Veränderungsphase und Generalisierungsphase

Die Funktionale Familientherapie ist phasisch aufgebaut und besteht aus einer initialen Motivationsphase, einer Phase der Veränderung und einer Phase, in der die Ergebnisse auf andere Lebenswelten, insbesondere die Schule, generalisiert werden (vgl. Tab. 3). Es kursieren mehrere Beschreibungen der Funktionalen Familientherapie, wobei die Grundprinzipien meist in identischer Form ausgeführt sind. Die praktische Umsetzung und das Setting variieren teils aber nicht unerheblich, wobei diese meist den örtlichen Gegebenheiten und der Kontrollbedingung angepasst werden, was die Vergleichbarkeit von Studien aber dennoch beeinträchtigen kann. In den Studien von Gordon et al. (1995) sowie Sexton und Alexander (2006) wurden

Tabelle 3:
Phasen der Funktionalen Familientherapie (Heekerens, 2006)

	Frühe Phase: Engagement und Motivation	Mittlere Phase: Verhaltensänderung	Späte Phase: Generalisierung
Ziele der Phase	– (Arbeits-)Bündnis entwickeln – Negativismus/Widerstand reduzieren – Kommunikation verbessern – Hoffnungslosigkeit minimieren – Drop-out-Potenzial reduzieren – Familienfokus entwickeln – Veränderungsmotivation erhöhen	– individuelle Veränderungspläne entwickeln und implementieren – Präsentiersymptomatik (Delinquenz) ändern – Beziehungsfertigkeiten (z. B. bei Kommunikation und Erziehung) aufbauen	– Veränderung aufrechterhalten/generalisieren – für Ressourcen im Gemeinwesen sorgen, die notwendig sind, um Veränderung zu stützen

Effekte der Funktionalen Familientherapie bezüglich der Reduktion des Problemverhaltens des Jugendlichen und dessen Rückfälligkeit im Sinne von erneuten Delikten belegt. Die Manualtreue des Therapeuten hatte in der Studie von Sexton und Alexander (2006) ebenfalls einen Einfluss auf die Rückfälligkeit der behandelten Jugendlichen.

Kurze Strategische Familientherapie

Die Kurze Strategische Familientherapie (Brief Strategic Family Therapy; Szapocznik & Williams, 2000) baut auf die Konzepte von Jay Haley (1985, 1987) und Salvador Minuchin (1967, 1997) auf und besteht aus 14 Familiensitzungen, die, ähnlich wie die Funktionale Familientherapie, in Phasen eingeteilt wurden. Die Einhaltung des Therapiemanuals bzw. der -bedingungen der Funktionalen Familientherapie wird auch in Routinebehandlungen aufwendig über videobasierte Supervisionen kontrolliert und unterstützt. Es liegen inzwischen drei Wirksamkeitsnachweise durch methodisch gut konzipierte Studien (Santisteban et al., 1996, 2003; Szapocznik et al., 1989) vor. Eine bedeutsame Studie zur Kurzen Strategischen Familientherapie wurde mit Jugendlichen aus hispanischen Familien anhand eines randomisierten Studiendesigns durchgeführt (Santisteban et al., 1996, 2003). Die Experimentalgruppe, die mit der Kurzen Strategischen Familientherapie behandelt wurde, wurde mit einer Kontrollgruppe von Jugendlichen, welche die verschiedenen lokalen Therapieprogramme – zumeist Gruppentherapien – wahrnahmen, verglichen. Die Ergebnisse waren vielversprechend. Es zeigten sich eine Verbesserung der Familieninteraktion sowie eine deutliche Reduktion der Verhaltensauffälligkeiten und des Substanzkonsums der Jugendlichen. Zudem unterschieden sich die Abbruchraten hoch signifikant – im Vergleich zur Kontrollgruppe beendeten wesentlich mehr Jugendliche aus der Experimentalgruppe die Behandlung.

Positive Effekte, aber heterogene Ergebnisse

Diese Studien zur Kurzen Strategischen Familientherapie zeigen, wie Studien zur Funktionalen Familientherapie, durchaus hoffnungsvolle Effekte. Auch wenn teilweise eine Wirksamkeit nachgewiesen werden konnte, sind die Ergebnisse insgesamt aber noch recht heterogen. Überraschenderweise sind die Ergebnisse in Bezug auf den „harten“, oft aber schwer zu erhebenden Outcome-Daten besser als bei Befragungen mit psychometrischen Fragebögen. Längsschnittstudien hierfür stehen aber noch aus.

Beide hier genannten Verfahren sind deutlich weniger intensiv als die Multisystemische Therapie (MST) oder Multidimensional Treatment Foster Care und haben nicht zwingend einen aufsuchenden Charakter wie die MST. Sie sind deshalb nicht direkt mit der MST zu vergleichen, behandeln in der Regel aber auch weniger schwere Fälle. Für diese stellen sie eine wirksame und sinnvolle Intervention dar. Die Grundprinzipien der therapeutischen Techniken, die bei den hier genannten Ansätzen zum Einsatz kommen, unterscheiden sich eigentlich nur geringfügig. Die sehr effektive Kombination von verhaltensorientierten Interventionen mit systemischen Denken (Stärkung der Elternebene, Stärkung der Präsenz) und einer intensiven Motivationsarbeit sind wichtige Gemeinsamkeiten, die alle diese Programme teilen.

Multisystemische Therapie

Alle Autoren der aktuellen Metaanalysen gestehen der Multisystemischen Therapie (MST) den höchsten Evidenzgrad zu (Sydow et al., 2007, 2013; Henggeler & Sheidow, 2012; Schoenwald et al., 2009; Bachmann et al., 2010; Petermann & Petermann, 2013). Schmucker und Lösel (2012) listen MST als wirksamstes der von ihnen analysierten Therapieverfahren und psychosozialen Interventionen zur Vermeidung von Rückfällen auf. Sie geben in ihrer Metaanalyse nur eine durchschnittliche Effektstärke von $d=0,3$ für alle psychosozialen Interventionen an.

Für MST berichten inzwischen mehrere Metaanalysen über Effektstärken $d>0.6$ (Curtis et al., 2004; Schmucker & Lösel, 2012; van Strouwe et al., 2014). Insbesondere die Metaanalyse von Strouwe und Mitarbeitern (2014), die auch die Studien aus den verschiedenen internationalen MST-Netzwerken berücksichtigt, belegt die Wirkung von MST in verschiedenen Ländern mit ihren divergierenden rechtlichen und kulturellen Kontexten sehr eindrücklich. Bei den Ergebnissen ist interessant, dass sich die Streuung der Ergebnisse im Vergleich zur ersten Metaanalyse von Curtis et al. (2004) reduziert hat, was darauf hindeutet, dass die Qualitätssicherung von MST und das Netzwerksystem (vgl. hierzu auch Kapitel 4.6) nun etabliert sind und MST in der ganzen Welt mit ähnlichen Effekten umgesetzt werden kann. Dies unterstützt die Hypothese von Henggeler und Sheidow (2012), dass MST sehr von der korrekten Umsetzung abhängig ist und geringe Effekte vermutlich auf Schwierigkeiten bei der Umsetzung zurückzuführen sind. Die Investitionen in die Ausbildung der Mitarbeiter und die Qualitätssicherung lohnen sich also offensichtlich.

3.4 Warum ein multisystemisches Behandlungskonzept?

3.4.1 Aus dem Teufelskreis von Bindung und Ausstoßung ausbrechen

Selbst dem liebevollsten Erwachsenen geht irgendwann einmal die Geduld aus, wenn er mit Jugendlichen zu tun hat, die mit aggressivem und regelübertretendem Verhalten auffallen, die die Umgebung aufwiegeln und mit denen jede Interaktion mühsam ist und in Streit ausartet. Das Nichteinhalten der Absprachen, das Nichteingehen auf Beziehungs- und auf Unterstützungsangebote und das Nichtwertschätzen des emotionalen und professionellen Engagements, das für sie aufgebracht wurde, können jeden Erwachsenen ermüden und das letzte Mitgefühl erschöpfen. Wenn „das Fass voll ist", sind alle Erwachsenen aus dem Umkreis des Jugendlichen bestrebt, ihn „loszuwerden". Eine „Platzierung" oder „Einweisung in ein sonderpädagogisches Schulheim" ist für Lehrpersonen, andere betroffene Erwachsene und als Ultima Ratio letztlich auch für die Eltern eine naheliegende Lösung. Dies ist häufig verbunden mit Gedanken wie „Dort kann er nicht mehr weg, da muss er ja kooperieren", „Dort werden sie ihm schon seine Grenzen aufzeigen", „Dort begreift sie endlich, wie gut sie es bei uns hatte" oder „Dort wird ihm durch die Profis endlich geholfen".

Ambivalenz zwischen völliger Überforderung, Enttäuschung und Wut einerseits und elterlicher Liebe andererseits

Der Wunsch, die Jugendlichen „loszuwerden", resultiert schlussendlich bei den beteiligten Erwachsenen fast immer aus einem Gefühl der absoluten Selbstunwirksamkeit und Ohnmacht, vor allem natürlich bei den Eltern, die die intensivste Beziehung zu ihren Kindern haben und diese trotz allem Ärger lieben. Die Ambivalenz zwischen völliger Überforderung, Enttäuschung und Wut einerseits und elterlicher Liebe andererseits führt häufig zu einem Teufelskreis aus Bindung und Ausstoßung, wie ihn Schweitzer (1987, 2001) skizziert hat (vgl. Abb. 2).

Der Teufelskreis beschreibt, wie völlig überforderte Eltern oder Elternteile letztlich auf eine Fremdunterbringung drängen, da sie dem Verhalten ihres Sohnes oder ihrer Tochter und dem Druck, der sich auf das Familiensystem von Seiten der Schule, der Nachbarn, Polizei etc. herum aufbaut, nicht mehr Herr werden. Durch eine Platzierung sind die Eltern zunächst von den schwierigsten Erziehungsaufgaben entlastet und wünschen sich alsbald, dass

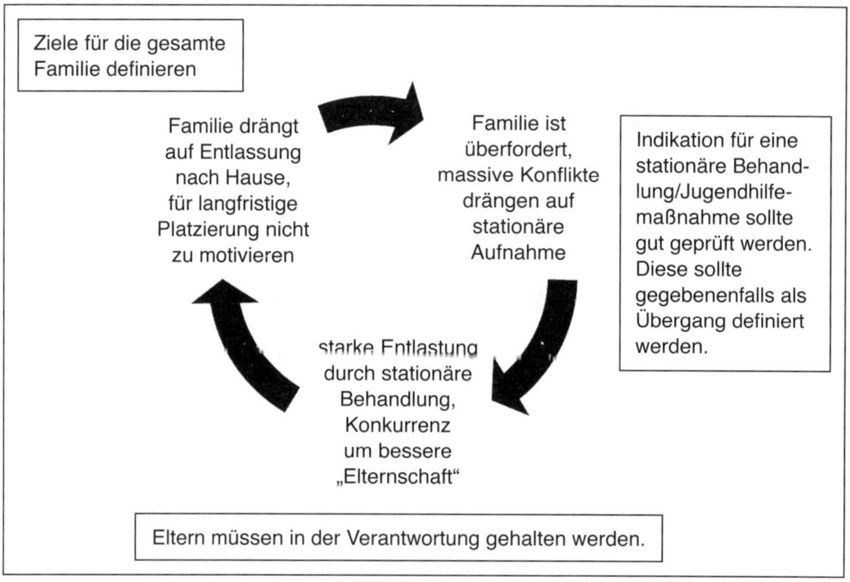

Abbildung 2:
Teufelskreis von Bindung und Ausstoßung nach Schweitzer (1987, 2001), adaptiert von Schmid (2010)

die Familie wieder zusammen ist, in der Erwartung, dass der Alltag dann auch so gut verläuft wie die Besuchswochenenden. Dabei wird von der Familie meistens übersehen, dass sich an der Interaktion und an den Erziehungskompetenzen der Eltern in der kurzen Zeit objektiv relativ wenig verändert hat. Zumeist wird auch nicht realisiert, wie intensiv die Betreuung durch die sozialpädagogischen Fachkräfte ist und wie sehr das Verhalten der Jugendlichen selbst die sozialpädagogischen „Profis" im Alltag herausfordert. Wird die Sehnsucht nach Wiedervereinigung der Familie groß, wird die stationäre Maßnahme oft vorschnell beendet. Dies endet rasch abermals in einer Überforderung, sodass alsbald wieder der vehemente Wunsch nach Entlastung entsteht und eine erneute stationäre Unterbringung unausweichlich erscheint – womit sich der Teufelskreis schließt bzw. erneut beginnt.

Ausstoßungstendenzen erlebt der Jugendliche nicht nur in der Familie, sondern in den meisten Systemen

Des Weiteren skizziert Schweitzer (1987, 2001), dass diese Ausstoßungstendenzen nicht nur die Familie betreffen, sondern dass dissoziale Jugendliche in der Regel in vielen Systemen Probleme machen und sich die verschiedenen Helfersysteme gegenseitig die Verantwortung zuschieben. Die Jugendlichen landen nicht selten auf einem „Verschiebebahnhof" zwischen Kinder- und Jugendpsychiatrie, Jugendhilfe und Justizsystem (Gintzel & Schone, 1990; Stolle, 2003), wo sie von einer Institution zur nächsten geschoben werden, und so stehen die Jugendlichen und ihre Eltern letztlich ohne adäquate Hilfen da. Schweitzer (1987, 2001) plädiert für ein gemeinsames Fallmanagement, in welchem in Helferrunden alle Beteiligten gemeinsam die Verantwortung für einen Jugendlichen übernehmen und sich solange für einen Fall verantwortlich fühlen, bis sie von den anderen beteiligten Helfersystemen daraus entlassen werden.

Wenn man die Ausstoßung von dissozialen Jugendlichen aus ihren Familien, ihren Schulen und vielen anderen Systemen, die mit ihnen zu tun haben, vermeiden möchte, ist es folglich notwendig, allen Personen, die mit diesen Jugendlichen konfrontiert werden, vor allem den oft schwer belasteten Eltern, die notwendige Hilfe zukommen zu lassen. Das heißt, diese Systeme so konkret fachlich und emotional zu unterstützen, dass sie die Jugendlichen nicht nur länger „aushalten", sondern ihnen gegenüber auch die notwendige persönliche Präsenz zeigen, sie mit ihrem Fehlverhalten konfrontieren und sie für positive Verhaltensansätze konsequent verstärken können.

Die MST fördert sehr gezielt und strukturiert die Selbstwirksamkeit aller Erwachsenen, die mit dem Jugendlichen zu tun haben. Die MST-Therapeuten übernehmen Verantwortung, koordinieren die beteiligten Erwachsenen und unterstützen jedes System sehr direkt, konkret und so intensiv wie nötig. Durch MST lassen sich Ausstoßungstendenzen reduzieren und die vormals belasteten Beziehungen wieder verbessern. Außerdem schafft es MST durch die Koordination aller beteiligten Helfersysteme die Verstärkerbedingungen im ganzen Lebensumfeld des Jugendlichen zu verändern. Die MST bietet aber mehr als die Koordination der Hilfesysteme, da sie auch ganz gezielt die Schwierigkeiten der Beziehungen analysiert und den Jugendlichen so nach und nach über eine Kooperation mit den Erwachsenen für die gemeinsame therapeutische Arbeit motiviert.

3.4.2 Die Lücke in der kinder- und jugendpsychiatrischen/ -psychotherapeutischen Versorgungskette schließen

Die klassische Kinder- und Jugendpsychiatrie arbeitet üblicherweise entweder mittels einer stationären Behandlung in der Klinik oder bietet eine ambulante Begleitung respektive psychotherapeutische Behandlung an. Die stationäre Behandlung von Jugendlichen mit SSV in einer jugendpsychiatrischen Klinik ist aus mehreren Gründen undankbar:

Nachteile einer stationären Behandlung von Jugendlichen mit SSV

1. Es gibt meistens keinen klaren Behandlungsauftrag für eine stationäre Therapie, da die Jugendlichen selbst anfangs nur einen geringen Leidensdruck haben und für ihre Probleme erst sensibilisiert und für eine Behandlung motiviert werden müssen.
2. Der Aufwand für Vernetzungsleistungen ist sehr hoch und bindet viele Ressourcen, die dann auf der Station fehlen.
3. Es gibt bisher keinen Nachweis für die langfristige Wirksamkeit von stationären kinder- und jugendpsychiatrischen Behandlungen bei einer SSV.
4. Die nachhaltige Stabilisierung und Ressourcenaktivierung des sozialen Umfelds ist kaum möglich, solange der Patient stationär behandelt wird, so dass sich bei stationären kinder- und jugendpsychiatrischen Behandlungen immer die Frage des Transfers in den Alltag stellt.
5. Die stationäre Behandlungsdauer in einer Klinik ist in der Regel zu kurz, um überdauernde Veränderungen der Verstärkerbedingungen zu erzielen.
6. Delinquente Jugendliche beeinflussen das therapeutische Milieu auf einer kinder- und jugendpsychiatrischen Station negativ im Zusammenleben mit Patienten, die an internalisierenden, schizophrenen oder anderen psychischen Erkrankungen leiden. Es ist schwierig, für die anderen Patienten, die nicht selten Opfer von Grenzverletzungen geworden sind, einen sicheren Ort zu gewährleisten.

Breiteres Verständnis der Lebenswelt eines Patienten bei aufsuchendem Therapieverfahren

Wenn weder die stationäre noch die ambulante Behandlung greifen, ergibt sich fast zwangsläufig die Notwendigkeit zu einem aufsuchenden Therapieangebot. Wie beim ärztlichen Hausbesuch bei einem Patienten erschließt sich dem aufsuchenden Therapeuten ein ganz anderes Verständnis der tatsächlichen Lebenssituation und völlig neue Interventionsmöglichkeiten. Wagen sich die Therapeuten zu den Kindern und deren Familien nach Hause, ist eine viel direktere Begegnung und Behandlung möglich. Das Problemverhalten der jungen Patientinnen und Patienten wird viel unmittelbarer verstanden. Die Verwicklungen im Familiensystem, im Freundeskreis, in der Schule und in der Umgebung können direkt angegangen werden.

Der Therapeut stützt sich nicht mehr nur auf das, was ihm die Patienten berichten, sondern macht sich selber ein Bild und ist „live dabei". Dabei verlässt er den sicheren Hafen des von ihm selber gestalteten Therapiezimmers, wo er sowohl die zeitliche als auch die räumliche Struktur der Sitzungen selber bestimmen konnte. Als aufsuchender Therapeut wird er zum Entdecker in unbekanntem Terrain. Die diagnostische und therapeutische Arbeit findet in den teilweise beengten und prekären Wohnverhältnissen mit bescheidenen Einrichtungen und manchmal „unheimlich anmutenden" nachbarschaftlichen Strukturen statt. Dort beginnt er besser zu verstehen und zu begreifen, was wirklich passiert, wie es dem Patienten in den verschiedenen Systemen tatsächlich ergeht. Hindernisse bei der Umsetzung von Interventionen, die sich dem Therapeuten in einem ambulanten Therapiegespräch nicht erschließen, werden sofort ersichtlich. Beispielsweise kann bei einem Besuch rasch klar werden, dass die Raumverhältnisse und die Geräuschkulisse derart hoch sind, dass es für einen Jugendlichen mit ohnehin beeinträchtigter Aufmerksamkeitsspanne unmöglich ist, unter solchen Bedingungen seine Hausaufgaben zu machen.

Mit einem aufsuchenden Angebot werden Kinder in Familien erreicht, denen wir mit einer klassischen kinder- und jugendpsychiatrischen Versorgung in einer „Komm"-Struktur nur selten begegnen. Der sozial auffällige Jugendliche hat selber wenig Leidensdruck und ist für einzeltherapeutische Unterstützung oder eine stationäre psychiatrische Behandlung nur schwer zu motivieren. Bei der aufsuchenden Arbeit sind zudem lebensnahe Interventionen möglich, die direkt im Lebensbereich des Jugendlichen verankert werden. Probleme können dort behandelt werden, wo sie entstehen. Die Interventionen setzen unmittelbar beim Patienten und bei den wichtigsten Bezugspersonen an und sind so nachhaltig wirksam.

Probleme werden dort behandelt, wo sie entstehen

Die MST stellt sozusagen eine Spezialform der aufsuchenden Therapie dar. Im Intensitätsgrad ist sie zwischen den ambulanten und stationären sozialpädagogischen und kinder- und jugendpsychiatrischen Maßnahmen anzusiedeln, die normalerweise bei Betroffenen mit einer SSV eingesetzt werden (vgl. Abb. 3), also Maßnahmen der Kinder- und Jugendhilfe oder im Strafvollzug. Aufgrund der parallelen Ressourcenaktivierung im sozialen Umfeld der Familie – bei gleichzeitiger intensiver psychotherapeutischer Behandlung der Kernsymptomatik – stellt sie auch ein prototypisches Beispiel für sozialpsychiatrische Versorgung von Jugendlichen dar.

In der Schweiz wird die MST von kinder- und jugendpsychiatrischen Kliniken angeboten. Dies hat, neben der Möglichkeit der vereinfachten Abklärung und Behandlung von komorbiden psychischen Erkrankungen, auch den Vorteil, dass die Finanzierung der MST als Mischfinanzierung aus öffentlichen Mitteln und dem Gesundheitswesen realisiert werden kann. In unserer Versorgungsregion ist die MST seit ihrer Einführung zu einem unverzichtbaren Teil der Versorgungskette geworden und hilft uns, den betroffenen Jugendlichen und ihren Familien gerechter zu werden und sie erfolgreicher zu behandeln. Letztlich haben auch wir als kinder- und jugendpsychiatri-

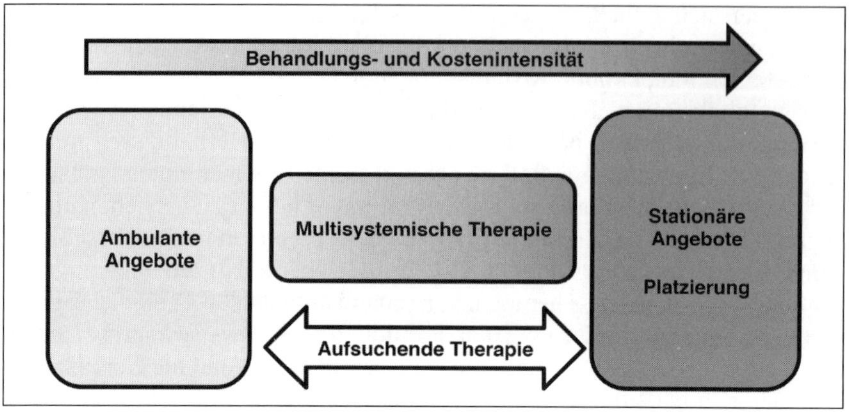

Abbildung 3:
Kontinuum der Therapieangebote

sche/-psychotherapeutische Behandler seit der Einführung der MST erstmals das Gefühl der Selbstwirksamkeit bei der Behandlung von Jugendlichen mit SSV und deren Familien, da wir mit dieser Therapieform ein Instrumentarium haben, mit dem wir sie ausreichend intensiv und sehr erfolgreich behandeln können. So müssen wir die Betroffenen nicht mehr mit einem schlechten Gewissen und dem Wissen, ihnen mit unseren bisherigen Mittel nicht ausreichend helfen zu können, anderen Professionen zuschieben.

Zusammenfassung

Die SSV gilt als ein sehr schwer zu behandelndes Störungsbild. Aufgrund der großen Heterogenität und der Vielzahl der Behandlungsangebote lassen sich Wirksamkeitsstudien nur schwer miteinander vergleichen. Häufig umgesetzte Interventionen bestehen aus der Unterbringung in Heimen („Platzierung“) oder in schweren Fällen im Jugendstrafvollzug, medikamentösen Behandlung und psychotherapeutischen Interventionen wie Eltern- und Antiaggressionstrainings oder kognitiv-verhaltenstherapeutischen Gruppen- oder Einzeltherapien. Es gibt unterschiedliche familientherapeutische Ansätze, für die durchaus eine Wirksamkeit nachgewiesen werden konnte. Ein häufig zu beobachtendes Problem bei einer Fremdplatzierung von Betroffenen mit SSV ist, dass der Jugendliche und die Eltern in einen Teufelskreis aus familiären Bindungs- und Ausstoßungstendenzen geraten. Mit einem aufsuchenden Therapieangebot, wie der Multisystemischen Therapie, das eine Platzierung umgeht und direkt in der Herkunftsfamilie und den verschiedenen Systemen, in denen sich der Jugendliche bewegt, ansetzt, lassen sich solche Tendenzen reduzieren. In der Intensität der Behandlung und der Kosten lässt sich ein solches Verfahren zwischen den üblichen Angeboten ambulanter und stationärer Hilfen einordnen.

Teil II: Das MST-Behandlungskonzept

4 Was ist die Multisystemische Therapie?

Alle wirksamen Interventionen, Manuale und Behandlungsleitlinien für die Störung des Sozialverhaltens (SSV) (vgl. Kapitel 3) gehen davon aus, dass es sich bei diesem Störungsbild um eine sehr ernsthafte und schwer zu behandelnde Störung handelt, die deshalb eine ausreichend hohe Behandlungsintensität verlangt. SSV führen zu schwerwiegenden Problemen in fast allen Lebensbereichen. Für gewöhnlich sind sowohl familiäre Interaktionen als auch die Beziehung zu Gleichaltrigen problembelastet. Zudem ist die schulische und berufliche Integration gefährdet, weshalb multimodale Behandlungsansätze, die in allen Lebensbereichen ihre Wirkung entfalten, am wirkungsvollsten sind. Grawe (2000, 2004) erläutert die vielen Hinweise, dass Psychotherapie immer dann besonders gut wirkt, wenn die Interventionen dort ansetzen, wo sich die Probleme/die Symptome aktualisieren.

Eine hohe Behandlungsintensität mit dem Einsatz von ausreichenden Ressourcen ist einerseits notwendig, um die komplexen und vielfältigen Verstärkerbedingungen durchbrechen zu können und andererseits, um an allen Problembereichen und Systemen anzusetzen. In Anbetracht der Folgekosten und des Einsparpotenzials durch eine erfolgreiche Behandlung sollten dieser hohe Ressourcenaufwand und eine intensive Therapie aber leicht zu rechtfertigen sein.

Entscheidend ist, dass bei den Betroffenen zumeist wenig Behandlungsmotivation vorhanden ist und deshalb ein ausreichend niederschwelliges und aufsuchendes Behandlungskonzept nötig ist, welches die Motivation des Jugendlichen nicht zwingend voraussetzt. Am wirkungsvollsten sind also Interventionen, die

1. eine hohe Intensität aufweisen und mit allen beteiligten Systemen arbeiten,
2. niederschwellig und aufsuchend sind,
3. die Eltern in ihrer Elternrolle, ihren Erziehungsfertigkeiten und ihrer elterlichen Präsenz stärken,
4. positives Verhalten der Jugendlichen kontinuierlich verstärken,
5. die Integration in Schule und eine Gruppe von prosozialen Gleichaltrigen fordert und Kontakt zu nicht förderlichen dissozialen Jugendlichen unterbindet,
6. komorbide psychische Störung beachtet und evidenzbasiert mitbehandelt.

Die oben genannte Empfehlung für Interventionen, direkt an Problemen und Symptomen anzusetzen, wo sie auftauchen, wird in der Multisystemischen Therapie (MST) wie in kaum einem anderen Verfahren zur Behandlung der SSV in die Praxis umsetzt. In der Therapie werden alle Systemen des betroffenen Jugendlichen eingebunden: die Eltern, der Freundeskreis und die Schule bzw. Ausbildungsstätte.

Auch die anderen Wirkfaktoren einer allgemeinen Psychotherapie, die in Grawes Metaanalysen zusammengetragen wurden (Ressourcenaktivierung, Klärung und Hilfe zur konkreten Problembewältigung), werden durch die MST hervorragend adressiert. Außerdem werden in der MST die nachgewiesenermaßen besonders wirksamen Methoden zur Verhaltensmodifikation (Esser & Ballaschk, 2005) aus den verhaltenstherapeutischen Elterntrainings und Verstärkerprogrammen übernommen. Durch die vielen Ressourcen, die für einen befristeten Zeitraum sehr gezielt eingesetzt werden können, ist es möglich, diese Prinzipien sehr konsequent umzusetzen und einzuhalten.

4.1 Kernelemente des MST-Ansatzes

Mit folgenden Kernelementen verfolgt die MST konsequent einen anderen Therapieansatz als klassische Therapiemodelle:

„Intensivstation" am Küchentisch

- *Das aufsuchende Setting:* Das „Wahrzeichen" der MST ist die Behandlung vor Ort. MST arbeitet nicht nur *an* den multiplen betroffenen Systemen, sondern *in* den betroffenen Systemen. Der Therapeut arbeitet dort, wo sich das Problemverhalten zeigt, sei es am Küchentisch, in der Schule im Unterricht, bei den Nachbarn oder am Bahnhof. Die psychotherapeutische Intensivstation wird sozusagen zu Hause am Küchentisch eingerichtet und wirkt von dort aus in die gesamte Lebenssituation des Jugendlichen hinein.

Pro Familie zwei bis drei Termine pro Woche

Zeitliche Begrenzung auf fünf Monate

- *Hohe Behandlungsintensität:* Durchschnittlich finden pro Familie zwei bis drei Termine pro Woche statt, welche häufig durch telefonische oder elektronische Kontakte in den Zwischenzeiten ergänzt werden. Die psychotherapeutische Intensität in Bezug auf die Familienarbeit ist damit wesentlich höher als bei einer ambulanten, teil- oder vollstationären Behandlung. Dies erlaubt es, Interventionen rasch zu entwickeln und umzusetzen sowie Hindernisse frühzeitig erkennen und bearbeiten zu können. Somit können in der relativ kurzen Behandlungszeit von drei bis fünf Monaten über zahlreiche kleine Schritte stabil die großen übergeordneten Behandlungsziele erreicht werden. Selbstverständlich können solche aufwendigen und damit auch kostenintensiven Therapien nicht endlos weitergeführt werden, sondern haben eine klare zeitliche Begrenzung. Die zeitliche Begrenzung von MST auf maximal fünf Monate zwingt zu einem raschen und effizienten Arbeiten. Auch die Supervison und Therapieplanung gemeinsam mit einem externen Experten führen dazu, dass der Therapeut seinen „kleinen inneren psychotherapeutischen Schweinehund" immer wieder überwinden muss, sodass es in der Therapie kaum Phasen des Leerlaufes gibt. Die zentralen Therapieziele werden alle konsequent abgearbeitet und man lässt sich einerseits nicht auf Nebengleise leiten, andererseits wird sämtliches Verhalten, das mit den zentralen Therapiezielen unvereinbar ist, konsequent angesprochen und geklärt. So wird nicht einfach hingenommen, dass ein Jugendlicher eine halbe Stunde zu spät kommt, selbst wenn es einen Therapiefortschritt darstellt, die Eltern eigentlich zufrieden sind und es für den Therapeut bequemer wäre, das Problemverhalten zu „übersehen" oder zu normalisieren. Mit einem absehbaren Therapieende ist die ganze Behandlung darauf ausgerichtet, die Ressourcen beim Patienten selbst und in dessen Familie und Umfeld zu fördern und zu unterstützen und diese optimal auf die Zeit nach der Therapie vorzubereiten, wenn die Familie wieder auf sich allein gestellt ist oder mit wesentlich weniger intensiven Hilfen auskommen muss.

- *Geringe Fallzahl:* Um die hohe Behandlungsintensität gewährleisten zu können, wird die durchschnittliche Fallzahl pro Therapeut auf vier bis fünf Familien beschränkt. Pro Therapeut und Therapeutin ergibt sich daraus eine Behandlungskapazität von acht bis zehn Familien pro Jahr.
- *Rund-um-die-Uhr-Erreichbarkeit des Teams:* Sämtliche Therapeuten arbeiten im 100%-Pensum, um eine tägliche Erreichbarkeit durch telefonische Konsultationen oder Kriseneinsätze vor Ort gewährleisten zu können. Um den Familien außerhalb der üblichen Arbeitszeiten und an Wochenenden zur Verfügung zu stehen, tauschen sich die Therapeuten innerhalb des Teams im jeweils einwöchigen Bereitschaftsdienst ab. Somit steht den Familien auch nachts und an Wochenenden ggf. Unterstützung zur Seite. Die Therapeuten bieten per Telefon sofort maßgeschneiderten fachlichen Rat an und leisten in Krisensituationen auch zu jeder Zeit vor Ort Unterstützung. Die ständige Erreichbarkeit ist für die betroffenen Familien in teilweise schwierigsten Situationen eine enorme Rückendeckung. Gerade zu Beginn der Therapie, in der sich die Eltern noch sehr selbstunwirksam fühlen, vom Behandlungskonzept aber zu einer höheren elterlichen Präsenz ermutigt werden, profitieren sie sehr von der konkreten fachlichen und emotionalen Unterstützung und den telefonischen Ermunterungen. In der Regel ist es so, dass alleine das Wissen (sowohl bei Eltern als auch beim Jugendlichen) darüber, dass man den Therapeuten anrufen könnte und er innerhalb kurzer Zeit im Haus sein könnte, bereits so viel Sicherheit gibt, dass es vergleichsweise selten zu Einsätzen kommt. Auch hier können wir den Vergleich mit einer psychotherapeutischen Intensivstation anbringen: MST arbeitet als spezialisiertes Behandlungsteam rund um die Uhr und hochintensiv, allerdings im aufsuchenden Setting.

Durchgängige Erreichbarkeit der Therapeuten per Telefon und Kriseneinsätze vor Ort

- *Hoch strukturierte Behandlungsplanung und -ablauf:* Anspruchsvolle und komplexe Fälle, wie sie im Bereich der SSV vorkommen, verführen einen einzelnen Therapeuten dazu, sich in den vielen Ansprüchen und Aufträgen zu verirren. Er verliert sich in einem Auftragskarussell oder verpasst den Blick auf das Wesentliche aufgrund der vielen parallelen Aufträge.

Zudem ist die Behandlung des Öfteren geprägt von Ablenkungen und Forderungen, Krisen und neuem Problemverhalten sowie Widerstand der Jugendlichen (z. T. auch der Eltern oder anderer Systeme). Die klare Behandlungsstruktur schützt vor Ablenkung und gewährleistet einen Fokus und ein zielgerichtetes Arbeiten. Trotz manualisiertem und eng strukturiertem Vorgehen ist dennoch jede Therapie an die Bedürfnisse der einzelnen Familie angepasst, also maßgeschneidert.

Behandlungsstruktur gewährleistet klaren Fokus und ein zielgerichtetes Arbeiten

- *Engmaschige und verbindliche Qualitätskontrolle auf jeder Ebene der Behandlung:* Die MST hat mit ihrem Behandlungskonzept einen äußerst wirksamen und nachhaltigen Ansatz zur Behandlung von SSV entwickelt (vgl. Abschnitt 4.3). Um die hervorragenden Behandlungserfolge in gleicher Qualität zu replizieren, wurde ein umfangreiches Qualitätssicherungssystem entwickelt. MST wird dadurch manualgetreu und in identischer Art und Weise angeboten, unabhängig von der Landessprache, dem geografischen Standort, der Anbieterorganisation und Erfahrung der Therapeuten. Die Treue zum Manual des Therapeuten und des Supervisors sowie die Qualität der Therapie werden auf verschiedenen Ebenen ständig überprüft. Durch dieses ausgeklügelte System zur Erfassung der Manualtreue erhält jeder Therapeut und die Teamleitung kontinuierlich Rückmeldung über deren therapeutischen Stärken und die Bereiche, die noch optimiert werden können, sodass Mitarbeiter sehr individuell gefördert und unterstützt werden können.

Qualitätssicherungssystem gewährleistet Manualtreue, Implementierung und Umsetzung

Rückmeldungen erlauben es den Therapeuten, sich weiterzuentwickeln

- *Kontinuierliche Unterstützung durch einen MST-Experten:* Der MST-Experte ist eine wichtige Instanz im System der Qualitätskontrolle des Therapieprogramms (vgl. hierzu auch Kapitel 6.5). Er bietet eine kontinuierliche Unterstützung und Begleitung der Therapeuten und der Teamleitung an. Der MST-Experte ist über alle laufenden Therapien informiert (diese werden wöchentlich dokumentiert), kann so die Arbeitsweise und die Strategien aller Therapeuten analysieren und in den wöchentlich stattfindenden Telefonkonsultationen gezielt Verbesserungsvorschläge machen. Er achtet speziell darauf, ob die grundlegenden Behandlungsprinzipien eingehalten werden.
- *Verwenden von Therapietechniken mit hoher Qualität und Evidenz:* Im Rahmen des MST-Programms werden evidenzbasierte Interventionen aus der Verhaltenstherapie und der systemischen Therapie auf hoch effiziente Weise miteinander kombiniert.
- *Kontinuierliche Weiterbildung:* Jeder Therapeut wird in einem 5-tägigen Einführungskurs durch den MST-Experten der MST Services detailliert in das Behandlungskonzept eingeführt. Des Weiteren wird das Therapeutenteam durch den Experten vierteljährlich in ein- bis zweitägigen Fortbildungsmodulen fortgebildet. Therapeuten werden zudem in wöchentlichen telefonischen Konsultationen in der therapeutischen Planung und Durchführung unterstützt (vgl. Kapitel 6.5). Durch die professionelle Einführung, den strukturierten Behandlungsverlauf und das ausführliche Qualitätssicherungssystem ist es möglich, selbst wenig er-

Fortlaufende Unterstützung und Fortbildung durch MST-Experten

fahrene Therapeuten innerhalb kürzester Zeit zu Arbeit auf ein sehr hohes Niveau zu befördern.

Bei der MST werden durch die zuständigen Therapeuten das Fallmanagement und die Vernetzung aller psychosozialen Helfer im Umfeld der Familie übernommen. Von der Intensität her ist die MST durchaus mit einer stationären psychotherapeutischen Behandlung zu vergleichen, in Bezug auf die Kontinuität und Häufigkeit der Kontakte mit der Familie, übertrifft sie diese sogar deutlich. Wenn die Behandlung, so wie wir sie praktizieren, in eine kinder- und jugendpsychiatrische Einrichtung eingebunden ist, schließt sie die Möglichkeiten einer guten psychiatrischen Diagnostik, psychopharmakologischen Behandlung und kinder- und jugendpsychiatrischer Krisenintervention mit ein. Auf diese Weise lassen sich medizinische, psychotherapeutische und sozialpädagogische Interventionen miteinander verbinden.

Vom Intensitätsgrad her vergleichbar mit einer stationären psychotherapeutischen Behandlung

Ein weiterer Vorteil ist, dass die zuweisende Behörde aufgrund der zeitlichen Begrenzung und der eindeutig formulierten Kernziele (vgl. Kapitel 6.2) der Therapie genau planen kann, wie lange diese Intervention dauert und welche Effekte man sich von ihr erhoffen kann. Dadurch unterscheidet sie sich von den meisten anderen ambulanten Hilfen sowohl im sozialpädagogischen als auch im psychotherapeutischen oder kinder- und jugendpsychiatrischen Bereich, bei denen die zuweisenden Behörden oft für jeden Einzelfall gesondert nachvollziehen müssen, wie in diesem Fall gearbeitet wird und welche Effekte zu erwarten sind. Das bedeutet, das MST immer dann als Hilfe in Betracht gezogen werden sollte, wenn ambulante psychotherapeutische oder familientherapeutische Behandlungen, auch in der Kombination mit einer sozialpädagogischen Familienhilfe, vermutlich nicht ausreichen, um die aufrechterhaltenden Bedingungen für Problemverhalten in allen Lebensbereichen des Jugendlichen nachhaltig zu verändern, eine Fremdunterbringung aber trotz der hohen Belastung des Familiensystems „noch“ nicht indiziert ist.

Insbesondere für schwer belastete Familien, die einer Fremdplatzierung ambivalent gegenüberstehen, kann diese Therapieform eine sinnvolle Alternative zu nicht ausreichend intensiven ambulanten Hilfen oder zu voreilig eingeleiteten stationären Jugendhilfemaßnahmen sein, die von der Familie schnell wieder hinterfragt werden.

4.2 Bedeutung der Manualtreue

MST wird in verschiedenen Ländern und Staaten von unterschiedlichen Anbieterorganisationen (z. B. kinder- und jugendpsychiatrische Einrichtungen) angeboten. Um die manualtreue und wirksame Umsetzung dieses Behandlungsangebotes zu gewährleisten, verpflichten sich die einzelnen lokalen Anbieter in einem Lizenzvertrag mit MST Services (Mount Pleasant, South

Carolina). Die Rolle von MST Services beinhaltet im Wesentlichen eine sorgfältige Prüfung der jeweiligen Anbieterorganisation und die Vergabe von Lizenzen wie auch die aktive Unterstützung der lokalen Teams durch einen von MST Services ausgebildeten MST-Experten mittels wöchentlicher telefonischer Konsultationen und vierteljährlichen Fortbildungen der Therapeuten und Supervisoren (vgl. Kapitel 6). Zudem werden sämtliche qualitätsrelevanten Daten zentral verwaltet und kontinuierlich überprüft.

Eine große Rolle bei der Durchführung der MST spielt die Manualtreue (vgl. Kapitel 4). Von MST Services wird daher nicht nur im Rahmen von eigenen Therapiestudien, sondern auch im therapeutischen Alltag mithilfe eines sehr arbeitsaufwendigen Systems überprüft, wie wahrnehmbar die Therapeuten und Supervisoren das Manual umsetzen. Dieser Schritt war notwendig geworden, nachdem sich gezeigt hat, dass die spezifische Wirksamkeit von MST in einer schwedischen (Sundell et al., 2008) und kanadischen Studie (Cunningham & Boyle, 2002) nicht in der gleichen Art und Weise belegt werden konnte. Eine Ursachensuche legte nahe, dass es an Manualtreue mangelte, woraufhin in mehreren Studien der Einfluss der Manualtreue auf die Therapieeffekte überprüft wurde (Schoenwald et al., 2003, 2008). Die Studien zeigten, dass umso höhere Effektstärken erzielt werden, je besser das Manual umgesetzt wurde. Eine hohe Manualtreue reduziert das Rückfallrisiko nach 2,3 Jahren wesentlich. Die Rückfallrate nach 4 Jahren war bei den Therapeuten mit der höchsten Manualtreue um 47 % geringer als bei den Therapeuten mit der geringsten Manualtreue (Schoenwald et al., 2009). Der Nachweis dieser spezifischen Therapieeffekte ist von großer Bedeutung, da der MST teilweise vorgeworfen wird, dass ihre guten Effekte vor allem durch die Intensität der Behandlung kämen und dass sie eine sehr große unspezifische Wirkung allein durch die Aktivierung der Ressourcen im Umfeld und die Präsenz in der Familie entfalte (Littell et al., 2005). Auch die Manualtreue des Supervisors und die spezifische Art, wie in der MST die Teamleitung ihre Mitarbeiter unterstützt, wirken sich unmittelbar auf die Fortschritte der Patienten und ihrer Familien aus (Schoenwald et al., 2004). Alle diese Daten belegen, wie durchdacht und effizient das Unterstützungssystem durch MST Services ist und wie gut es gelingt, dieses durch gezielte Begleitforschung kontinuierlich zu optimieren.

Je besser sich der Therapeut an das Manual hält, umso höher die erzielte Effektstärke

Schon die Vielzahl der Studien, die in unterschiedlichen Ländern mit ihren variierenden Sozialsystemen erfolgreich durchgeführt wurden und in welchen stets ähnlich große Effektstärken erzielt werden, spricht sehr für ganz spezifische Therapieeffekte, zumal eine Stärke der MST sicher auch darin liegt, dass die Beziehungsgestaltung der Therapeuten im Unterstützungsprozess durch MST Services ebenfalls kontinuierlich reflektiert und optimiert wird. Auch die Effekte der therapeutischen Beziehung wurden daher untersucht, um die Unterstützungsprozesse durch MST Services möglichst wirkungsvoll zu gestalten und stetig zu verbessern. Halliday-Boykins et al.

Übertragbarkeit auf viele Länder und Sozialsysteme spricht für spezifische Wirksamkeit

(2005) konnten beispielsweise zeigen, dass es in den USA einen positiven Effekt auf die therapeutische Beziehung, die Einhaltung des Manuals und auch das Therapieergebnis hatte, wenn die Therapeuten den gleichen Ethnien wie ihre Patienten angehörten. Dies könnte vielleicht auch in Europa in gewissen Regionen dafür sprechen, insbesondere Therapeuten mit Migrationshintergrund auszubilden.

Clingempeel, Britt und Henggeler (2008) berichten, dass eine komorbide Drogenproblematik den Erfolg der MST mindert, weshalb für MST spezielle Zusatzmodule entwickelt wurden, um Kindern und Jugendlichen mit komorbidem Substanzmissbrauch gerechter zu werden (vgl. Kapitel 13). Dies hat sich in der Praxis und wissenschaftlichen Untersuchungen bewährt (Henggeler et al., 2002).

Erste Hinweise, dass auch Jugendliche mit limitierten prosozial-emotionalen Fertigkeiten von MST profitieren

Es sei noch eine Studie erwähnt, die zeigen konnte, dass sich auch psychopathische Persönlichkeitszüge durch die MST reduzieren lassen (Butler et al., 2011). Dies ist insofern von großem Interesse, da Jugendliche mit limitierten sozialen Fertigkeiten schwerer zu behandeln sind (Hipwell et al., 2007; Frick et al., 2014), diese Heranwachsenden von der Heimerziehung weniger profitieren (Schmid et al., 2014) und Jugendliche mit ausgeprägten psychopathischen Persönlichkeitszügen das Milieu einer stationären Wohngruppe sehr negativ beeinflussen können, sodass vielfach die Forderung nach effektiven Behandlungsmodellen aufgestellt wurde (Koglin & Petermann, 2007, 2008; Schmid et al., 2013a, 2014).

4.3 Wirksamkeitsnachweise

Inzwischen wurden über 60 im Peer-Review-Verfahren begutachtete Artikel über MST publiziert, wobei die Zahl der Publikationen stetig weiter wächst. Kein anderes Therapieverfahren im Bereich der Behandlung von dissozialen Störungen ist derart gut mit methodisch exzellenten Studien evaluiert. Es wurden bereits mehr als 30 Wirksamkeitsstudien mit einer Kontrollgruppe zu MST-Standard[4] veröffentlicht. Davon waren acht klinische Studien randomisiert (vgl. Tab. 4 auf S. 73–74), wodurch sie die höchsten methodischen Anforderungen, die man an Wirksamkeitsstudien stellen kann, erfüllen (Schmid, 2012a). Die MST wurde auch in mehreren Metaanalysen als eine der wirkungsvollsten Interventionsformen bei delinquen-

4 Als MST-Standard wird das ursprünglich entwickelte Vorgehen zur Behandlung der SSV bezeichnet, auf dem der Schwerpunkt dieses Buches liegt. Inzwischen gibt es Weiterentwicklungen des Therapiekonzeptes für Drogenkonsum und Kindesmissbrauch und Vernachlässigung, auf die in diesem Buch jedoch nicht näher eingegangen werden soll, die aber in Kapitel 13 kurz beschrieben werden.

ten Jugendlichen empfohlen (Fonagy et al., 2002; Bachmann et al., 2010; Nice, 2012), weshalb MST momentan als eine der effektivsten Interventionen, wenn nicht sogar die effektivste, für Jugendliche, die unter einer SSV leiden, gilt. Lediglich der Nachweis von neurobiologischen Veränderungen steht als „Krönung" in der Hierarchie der Wirksamkeitsnachweise für die MST, wie jedoch auch für die meisten Psychotherapieverfahren, noch aus.

Von Beginn an kontinuierliche Begleitforschung und Untersuchung der langfristigen Effekte und Kosteneffizienz

Die MST ist sicherlich *das* familientherapeutische Verfahren, das sich von Beginn an am Intensivsten um eine kontinuierliche Begleitforschung sowie auch um eine Untersuchung der langfristigen Effekte und Kosteneffizienz bemühte. Die Motivation hierfür entsprang einerseits der Notwendigkeit, die Ressourcen für eine so intensive Behandlung immer wieder zu begründen und gegenüber den Kostenträgern rechtfertigen zu müssen, andererseits aber auch dem Wunsch, das MST-Programm kontinuierlich zu optimieren und an andere Länder und Versorgungssysteme zu adaptieren, ohne den Kern der Intervention zu verwässern. Wenn man die Ergebnisse aller Outcome- und Längsschnittstudien zusammenfasst, zeigen sich folgende Effekte der MST (MST Services, 2014):

- *Langfristige Wirkungen* bezüglich der zentralen Variablen (Fremdplatzierungen, Delikte, Schulbesuch/Ausbildung):
  - 39 % weniger Wiederverurteilungen,
  - 74 % weniger Wiederverurteilungen aufgrund von Gewaltdelikten,
  - 54 % weniger Fremdplatzierungen,
  - 37 % weniger Kontakte zu Familiengerichten,
  - 33 % weniger Tage in Haft.
- *Unmittelbare Wirkungen von MST:*
  - das Funktionsniveau der Familie verbesserte sich,
  - der Substanzkonsum der Jugendlichen reduzierte sich,
  - die psychische Belastung der Jugendlichen verringerte sich hoch signifikant,
  - hohe Zufriedenheit der Zuweiser und Klienten mit dem MST-Programm,
  - gesteigerte schulische und berufliche Integration/Leistungsfähigkeit und
  - weniger Suizidversuche.

Zentrale Zielvariablen der MST werden kontinuierlich untersucht

In fast allen Studien wurde MST mit einem anderen regionalen Programm für verhaltensauffällige und straffällige Jugendliche (treatment as usual, d. h. die im Feld verfügbare durchschnittliche Standardbehandlung) verglichen. Die primären Outcome-Variablen für die Längsschnittstudien bestehen aus Fragen, ob der Jugendliche delinquent geworden ist, er noch zu Hause wohnt oder fremdplatziert werden musste und ob er in eine schulische/berufliche Ausbildung integriert ist. Darüber hinaus wurden die Jugendlichen und ihre Eltern mit verschiedenen psychometrischen Fragebögen befragt, um auch Veränderungen im Bereich der psychischen Belastung und des familiären Zusammenhaltes etc. zu erfassen.

Die Auswahl in Tabelle 4 fasst die wichtigsten Studien zusammen. Teilweise wurden zu einer Studie mehrere Publikationen verfasst, sodass nicht alle Studien aufgezählt werden. Es konnte beispielsweise gezeigt werden, dass durch die Therapie die Delinquenz und die Wiederverhaftungsrate verringert werden (Butler et al., 2011; Henggeler et al., 1997; Timmons-Mitchell et al., 2006). Diese positiven Effekte konnten sogar noch nach mehreren Jahren nachgewiesen werden: Die Anzahl der Wiederverhaftungen war nach 13,7 Jahren im Vergleich zu einer Kontrollgruppe mit individueller Therapie um 54 % niedriger und die Anzahl der Tage in Haft sogar um 57 % (Schaeffer & Borduin, 2005). Selbst nach 21,9 Jahren blieb die Verhaftungsrate der MST-Gruppe aufgrund von schweren Straftaten um 36 % und die Verhaftungsrate aufgrund von Gewaltdelikten sogar um 75 % niedriger als die der Kontrollgruppe (Sawyer & Borduin, 2011). Henggeler, Melton und Smith (1992) zeigten als erste, dass es mit MST gelingt, Fremdplatzierungen zu vermeiden. Dieses Ergebnis wurde seither mehrmals in verschiedenen Ländern repliziert (Butler et al., 2011; Glisson et al., 2010; Ogden, Hagen & Anderson, 2007; Ogden & Halliday-Boykins, 2004).

Wirkung der Therapie bleibt lange Zeit sehr stabil

Tabelle 4:
Übersicht der Vergleichsstudien zu MST (QE = quasi-experimentell, RCT = randomized clinical trial [randomisiert-kontrollierte Studie], BM = Benchmarking)

Studie	Design	Zahl der Probanden	Zeitintervall	Ergebnisse
Henggeler et al. (1986)	QE	80	Nachbehandlung	verbesserte familiäre Beziehungen; weniger Problemverhalten; weniger Umgang mit devianten Peers
Henggeler, Melton & Smith (1992)	RCT	84	59 Wochen	verbesserte familiäre Beziehungen; verbesserte Peerbeziehungen; weniger Rückfälle (43 %); weniger Fremdplatzierungen (64 %)
Borduin et al. (1995)	RCT	176	4 Jahre	verbesserte familiäre Beziehungen; weniger psychische Belastung der Eltern; weniger Problemverhalten; weniger Rückfälle (63 %)

Tabelle 4:
Fortsetzung

Studie	Design	Zahl der Probanden	Zeitintervall	Ergebnisse
Henggeler et al. (1997)	RCT	155	1,7 Jahre	weniger psychische Belastung; weniger Inhaftierungen (53 %); weniger Rückfälle (26 %)
Ogden & Halliday-Boykins (2004)	RCT	100	6 Monate nach Rekrutierung	weniger psychische Belastung; weniger Fremdplatzierungen (78 %); verbesserte soziale Kompetenz
Timmons-Mitchell et al. (2006)	RCT	93	18 Monate	besseres Funktionsniveau; weniger Probleme wegen Substanzkonsum; verbessertes Schulfunktionsniveau; weniger Verhaftungen (37 %)
Ogden, Hagen & Anderson (2007)	BM	55	Nachbehandlung	Ergebnisse gleich oder besser als bei Ogden und Halliday-Boykins (2004)
Sundell et al. (2008)	RCT	156	7 Monate nach Rekrutierung	keine Unterschiede; niedrige Manualtreue; Manualtreue hing mit Verhaftungen zusammen
Curtis, Ronan, Heiblum & Crellin (2009)	BM	65	12 Monate	niedrigere Abbruchrate, Effektstärken äquivalent zu anderen MST-Studien
Glisson et al. (2010)	RCT	615	18 Monate nach Rekrutierung	weniger Fremdplatzierungen (53 %); weniger Symptome
Butler et al. (2011)	RCT	108	18 Monate	weniger Delikte (41 %) und Fremdplatzierungen (41 %); weniger selbstberichtete Delinquenz; weniger psychopathische Symptome; verbessertes Erziehungsverhalten

Wie in Tabelle 4 an einigen Studien zu sehen ist, und wie weitere Untersuchungen belegen, reduzierten sich die psychischen Belastungen der Jugendlichen, insbesondere externalisierende Symptome, und die primären Outcome-Variablen (siehe oben) deutlich und blieben sehr stabil (vgl. auch Henggeler et al., 1996; Ogden et al, 2007; Klietz et al., 2010; Sawyer & Borduin, 2011). Eine Studie konnte zeigen, dass der Cannabiskonsum noch nach vier Jahren deutlich unter dem der Kontrollgruppe lag (Henggeler et al., 2002).

Durch MST lassen sich nachweislich viele Ressourcen der Jugendlichen aktivieren. So konnte gezeigt werden, dass sich nicht nur die Familieninteraktion, sondern auch die Beziehungen zu Gleichaltrigen und Mitschülern signifikant verbesserten (Huey et al., 2000). Darüber hinaus wirkt sich MST unmittelbar auf den Schulbesuch und die schulische Leitungsfähigkeit aus (Brown et al., 1999).

Aus MST-Perspektive sehr erfreulich und wissenschaftlich bedeutsam ist zudem, dass die Ergebnisse von differierenden Forschergruppen in unterschiedlichen Ländern auch unabhängig von denen von MST Services nachgewiesen werden konnten (Henggeler & Sheidow, 2012). So konnten die Ergebnisse von Henggeler et al. (1996) von mehreren Forschungsgruppen außerhalbe der USA repliziert werden (Ogden et al., 2004, 2006; Schoenwald et al., 2003; Borduin et al., 1995, Curtis et al., 2009; Butler et al., 2011). Die Effektstärken für MST-Behandlungen liegen dabei für die Klientel der Jugendlichen mit SSV auf außergewöhnlich hohem Niveau. Rhiner et al. (2012) konnten für die MST-Adaption im deutschsprachigen Raum anhand des Strengths and Difficulties Questionnaire eine deutliche Symptomreduktion nachweisen.

Lediglich in zwei Studien erwies sich MST einem treatment as usual als nicht signifikant überlegen. Es zeigten sich aber auch in diesen Studien deutliche Effekte für die beiden untersuchten Interventionen. Einige Studien konnten belegen, dass mit MST nicht nur die primären Indikationsstellungen wie externalisierende Störungen und Substanzmissbrauch erreicht werden, sondern sich auch komorbide internalisierende Störungen verbesserten und sich im Vergleich zur Kontrollgruppe weniger Suizidversuche/-drohungen ereigneten (Huey et al., 2004; Schoenwald et al., 2003).

Sehr hoher Prozentsatz an Jugendlichen, die die Therapie beenden

Beachtenswert bei der Interpretation der Studien ist, dass sich die MST hinsichtlich der wichtigsten Outcome-Variablen (Jugendlicher lebt zu Hause, besucht Schule oder arbeitet, keine weiteren Strafanzeigen wirkungsvoll und überlegen zeigt, da diese Variablen nicht durch die Auswahl der Wissenschaftler beeinflusst werden können. Zudem ist es in Anbetracht der hohen Therapieabbruchraten bei Jugendlichen mit SSV sehr beeindruckend, wie viele der Jugendlichen, die einer MST-Behandlung zugewiesen werden, das Programm und die Studien der Begleitforschung beenden. Henggeler et al. (1996) berichten von einer Beendigungsrate von 98 % bei den zugewiesenen Jugendlichen.

4.4 Kosteneffektivität

Bei Berechnungen zur Kostenersparnis müssen langfristige Effekte mitberücksichtigt werden

Die in verschiedenen Studien untersuchte Kostenersparnis bezieht sich nur auf die MST-Behandlungsphase. Da eine Heimplatzierung und eine jugendstrafrechtliche Maßnahme in der Regel mehrere Jahre in Anspruch nehmen, die Dauer einer MST-Behandlung aber zwischen drei und maximal sechs Monaten beträgt, wird damit die eigentliche Kostenersparnis noch erheblich unterschätzt.

Das Kardinalziel der MST ist es, dem Jugendlichen zu ermöglichen, weiterhin zu Hause in seiner Familie zu leben, oder anders ausgedrückt, zu vermeiden, dass die Indikation für eine außerfamiliäre Platzierung gestellt werden muss, was natürlich Kosten erspart. Ein weiteres primäres Ziel ist, dass der Jugendliche die Schule besucht und eine Ausbildung macht, was die Wahrscheinlichkeit wesentlich erhöht, dass der junge Mensch später einmal Steuern und Sozialbeiträge zahlt und nicht von Sozialleistungen leben muss. Die höchsten Folgekosten entstehen aber, wenn schwere Delikte begangen und Haftstrafen notwendig werden, weil sich zu den Kosten für den Gefängnisaufenthalt oft noch langjährige Produktivitätsausfälle addieren. Diese drei Aspekte erklären, dass durch eine wirksame Therapie bei einer SSV immense gesellschaftliche Folgekosten eingespart werden können.

Eine Kosten-Nutzen-Analyse konnte zeigen, dass jeder in MST investierte Dollar eine Ersparnis von 7 Dollar einbringt. Wenn man die Opferkosten miteinbezieht, lassen sich sogar 28 Dollar einsparen (Aos et al., 2001). Bei Aos et al. (2006) ergab sich für jeden in MST investierten Dollar eine Ersparnis von 2 Dollar schon nur im Rechtssystem. Eine aktuelle Studie aus den USA (Dopp et al., 2014), die 176 delinquente Jugendliche und ihre Geschwister über 25 Jahre hinweg untersuchte, zeigte, dass der Staat im Schnitt pro delinquentem Jugendlichen 35,582 US-Dollar und pro Geschwister im Mittel 7,798 Dollar einspart – für jeden investierten Dollar kommen mehr als 5 Dollar zurück. Dabei ist zu bedenken, dass sich die Kostenersparnisse auf das nicht gerade komfortable soziale Netz der USA beziehen und in den deutschsprachigen Ländern sicherlich wesentlich höhere Kosten für Gesundheitsleistungen, Sozialhilfe und Unterstützung bei Arbeitslosigkeit anfallen würden. In der Kostenanalyse für die Durchführung von MST im Thurgau lagen die durchschnittlichen Fallkosten von MST 32 bis 62 % unter den Kosten für außerfamiliäre Platzierungen, die ohne diese Therapie angefallen wären (Rehberg, Fürstenau & Rhiner, 2011). Dieser Befund wurde für das Aargauer Team repliziert, wobei die Effektstärken des Aargauer Teams mit den internationalen Befunden vergleichbar waren oder diese sogar übertrafen (Pérez & Schmid, 2012). Zudem verringert sich nicht nur die Anzahl der Rückfälle, sondern auch die Schwere der Delikte und die Anzahl der Gewaltdelikte, wie Sawyer und Borduin (2011) in ihrer Katamnesestudie nach 22 Jahren (!) aufzeigen konnten (vgl. Abschnitt 4.3).

Kostenersparnisse auch im Gesundheitssystem und im Bildungsbereich

Auch das Gesundheitssystem profitiert durch geringere stationäre Hospitalisationen (Rehberg et al., 2011). Vernachlässigt werden in den Kosten-Nutzen-Analysen oft die Kosten im Bildungsbereich, die das Schuldepartement bzw. die Schulbehörde einspart, wenn Schüler in der Regelklasse integriert bleiben, dadurch keine spezielleren schulischen Maßnahmen eingeleitet werden müssen und die Jugendlichen auch ohne Sonderbeschulung Bildungsabschlüsse erreichen, die ihrem kognitiven Leistungsvermögen entsprechen. Durch den Einsatz von MST zur Behandlung einer SSV können also langfristig Kosten in allen Systemen eingespart werden.

Zusammenfassung

MST unterscheidet sich durch verschiedene Elemente von anderen therapeutischen Verfahren. Dazu gehören beispielsweise das aufsuchende Setting, die hohe Behandlungsintensität, die starke Strukturierung und die fortlaufende Qualitätskontrolle. Der Einhaltung der Manualtreue kommt eine große Bedeutung bei der Durchführung zu, weshalb diese fortlaufend und mit Unterstützung der Anbieterorganisation MST Services evaluiert wird. In einer großen Anzahl von Studien konnte die Wirksamkeit der MST auch langfristig nachgewiesen werden. Neben einer Verringerung der Delinquenz und Wiederverhaftungsrate, der Reduktion der psychischen Belastung und Aktivierung von Ressourcen können Kosten in verschiedenen Systemen eingespart werden.

5 Theoretische Grundlagen der Multisystemischen Therapie

In diesem Kapitel werden die theoretischen und therapeutischen Ansätze erläutert, welche das Behandlungskonzept der Multisystemischen Therapie (MST) maßgeblich untermauern, denn „die MST als solche ist keine Neuerfindung, sondern ein gut strukturiertes und eng kontrolliertes Behandlungskonzept, welches bereits etablierte, wissenschaftlich fundierte Erklärungsmodelle und Behandlungstechniken systematisch verbindet" (Eigenheer, 2013, S. 246; Henggeler et al., 1998). Da sich die MST in ihren Konzepten auf verhaltens-, kognitiv-behaviorale, familiensystemische und sozioökologische Theorien stützt, werden die wichtigsten dieser Konzepte und deren Anwendung in der MST auf den folgenden Seiten skizziert.

Auf der individuellen Ebene werden verhaltenstheoretische Mechanismen von Auslösern und verstärkenden und/oder vermindernden Konsequenzen betrachtet. Anhand der kognitiv-behavioralen Theorie wird zusätzlich die wichtige Rolle von Gedanken und Emotionen in problematischen Verhalten und Interaktionen beleuchtet. Das Verhalten des Jugendlichen wird als funktionale, d. h. grundsätzlich zweckmäßige und sinnvolle Handlung verstanden; und es wird versucht, die Frage „Wie macht das Verhalten des Jugendlichen Sinn *für den Jugendlichen*? Was ist der ‚gute Grund' für ein objektiv wenig förderliches Verhalten?" zu beantworten. Unter Einbezug familiensystemtheoretischer Konzepte wird das Verständnis der Funktionalität des Verhaltens im Kontext des Familiensystems erweitert. Dies bezieht sich auf die Frage „Wie macht das Verhalten des Jugendlichen, *eingebettet in sein familiäres System,* Sinn?". Natürlich stellt sich auch die Frage nach verstärkenden Bedingungen und Gründen für wenig zielführendes Erziehungsverhalten der Eltern. Aufbauend auf der sozioökologischen Theorie wird das Verständnis der individuellen und familiären Funktionalität des Verhaltens auf den breiteren sozialen Kontext des Jugendlichen ausgeweitet, womit versucht werden soll, die folgende Frage zu beantworten: „Wie macht das Verhalten des Jugendlichen Sinn, eingebettet in seinen *familiären, schulischen/beruflichen, sozialen und geografischen Kontext*?"

5.1 Lerntheoretische Modelle

Lerntheoretische Modelle sind unter anderem Modelle der sozialen Informationsverarbeitung (Dodge et al., 1994, 2006), welche davon ausgehen, dass sich Kinder mit einer Störung des Sozialverhaltens (SSV) bezüglich der Wahrnehmung und Interpretation von sozialen Situationen unterscheiden, sich häufiger als bedroht und angegriffen wahrnehmen, wenig Verhaltensalternativen sehen und daher selbst mit aggressivem Verhalten auf solche Situationen reagieren. Patterson (1982) beschreibt die innerfamiliären Verstärkerbedingungen von regelübertretendem Verhalten, in welchem einerseits der „Laissez-faire-Erziehungsstil“ der Eltern dadurch verstärkt wird, dass das oppositionelle Verhalten und die Konflikte mit den Kindern durch Nachgeben beendet werden, und andererseits bei den Kindern das quengelnde Verhalten verstärkt wird, indem sie ihren Willen durchzusetzen vermögen und ihre Ziele erreichen. Generell wird aggressives Verhalten sowohl durch das Erreichen der Ziele und das Erreichen einer Machtposition über andere als auch durch den Wegfall von Anspannungszuständen und negativen Gefühlen operant verstärkt. Hirschi (2009) sowie Gottfredson und Hirschi (1990) gehen in ihrer Selbstkontrolltheorie einerseits davon aus, dass delinquente Jugendliche schon früh unsichere Bindungserfahrungen machen, wenig Normen und Werte vermittelt bekommen und daher keine aktive Selbstverpflichtung zu den gesellschaftlichen Normen eingehen. Daraus folgt dann in Verbindung mit einer unzureichend ausgeprägten Selbstkontrolle ein höheres Risiko für Delikte.

Die Verhaltenstheorie liefert ein Erklärungsmodell für den Mechanismus eines jeden Verhaltens anhand von drei grundlegenden Postulaten:
1. Jedes Verhalten ist erlernt.
2. Jedes Verhalten ist zweckmäßig und entwicklungslogisch.
3. Jedes Verhalten kann umgelernt werden.

Jedes Verhalten ist zweckmäßig

Für die MST sind diese drei Erkenntnisse von zentraler Wichtigkeit, da sie nicht zwischen sozialem und asozialem Verhalten unterscheiden. Die drei oben genannten Postulate der Verhaltenstherapie werden in der MST auf folgende Weise angewendet:
1. Auch problematisches Verhalten ist erlernt, es ist also keine Frage des Charakters oder der Persönlichkeit.
2. Auch problematisches Verhalten ist auf Basis der bisherigen Lerngeschichte eines Heranwachsenden zweckmäßig. Es verfolgt ein Ziel und als solches unterliegt es einer Logik, es kann verstanden werden. Bewusst salopp ausgedrückt: „Nicht jedes Verhalten des Jugendlichen ist *schlau*, aber jedes ist *logisch*.“
3. Auch problematisches Verhalten kann umgelernt werden, es ist veränderbar unter den richtigen Bedingungen.

Der Gedanke, dass auch schwierigste Verhaltensweisen erlernt, zweckmäßig und veränderbar sind, verleiht Hoffnung und Bemächtigung im Umgang mit Verhaltensweisen, die häufig zu Hoffnungslosigkeit und Machtlosigkeit führen. Um ein ungünstiges Verhalten aufgeben zu können, muss der Klient ein entsprechendes Alternativverhalten erlernen. Gerade aggressive Kinder und Jugendliche können in ihren Umwelten oft wichtige innerpsychische Fertigkeiten (Emotionsregulation, Verhaltenshemmung) nicht ausreichend entwickeln.

5.1.1 *Jedes Verhalten ist erlernt*

Drei Komponenten eines Verhaltens: Auslöser, Verhalten und Konsequenz

Die Lerntheorie versteht die Entstehung eines jeden Verhaltens als eine einfache Sequenz mit drei Hauptkomponenten (vgl. Abb. 4). Ein *Auslöser* (1) z. B. ein Vorfall, ein Ereignis, ein Wort, ein Gedanke etc. löst ein *Verhalten* (2), d. h. eine beobachtbare, messbare Handlung, aus, welches wiederum zu einer *Konsequenz* (3) führt.[5] Wir wollen den Ablauf der Entstehung eines Verhaltens anhand eines Beispiels schildern: Ein Kind begleitet seinen Vater beim Einkauf. An der Kasse sichtet es, üblicherweise auf Augenhöhe der Kinder platziert, einen Schokoladenriegel (Auslöser). Das Kind fordert den Schokoladenriegel und wird darüber informiert, dass es keinen Riegel erhalten wird. Das Kind wirft sich schreiend auf den Boden und weigert sich, aufzustehen oder sich zu beruhigen (Verhalten). Nach erfolglosen Beruhigungs-(oder Drohungs-)Versuchen legt der Vater, sich des Aufruhrs schämend, einen Riegel aufs Band (Konsequenz), worauf sich das Kind sofort beruhigt.

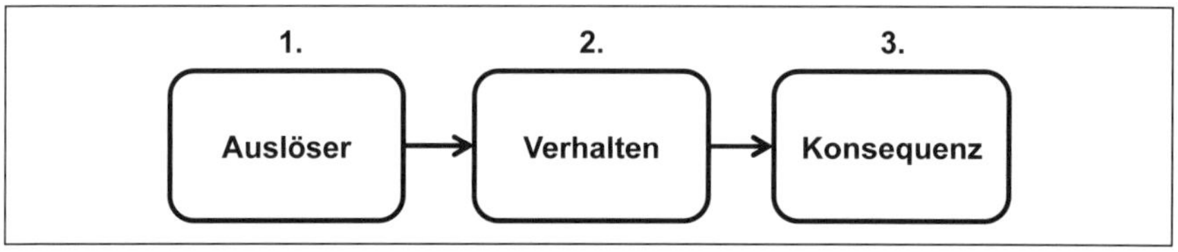

Abbildung 4:
Grobes Schema der Verhaltensanalyse (nach Keller & Schoenfeld, 1950)

Die Konsequenz ist das steuernde Element jedes Verhaltens

Der Gedanke liegt nahe, dass ein Verhalten primär durch den *Auslöser* gesteuert wird. Die Verhaltenstheorie konnte jedoch durch zahlreiche Forschungsexperimente die steuernde Funktion der *Konsequenzen* darlegen. Im Sinne des Lernprinzips des „operanten Konditionierens" (Skinner, 1953) wird die Auftrittswahrscheinlichkeit eines Verhaltens von dessen Konsequenzen gesteuert. Wenn ein Verhalten für den Ausübenden zu einer positiven Konsequenz führt, wird diese Person zu einem späteren Zeitpunkt bei gleichem Auslöser wahrscheinlich dasselbe Verhalten aufweisen. Umgekehrt wird, wenn ein Verhalten für den Ausübenden zu einer negativen Konsequenz führt, diese Person zu einem späteren Zeitpunkt bei gleichem Auslöser wahrscheinlich *nicht* dasselbe Verhalten aufweisen.

Im oben genannten Beispiel wurde das eindeutig negative Verhalten des Kindes schlussendlich mit einem Schokoladenriegel belohnt (eine Belohnung, die wohl auch mit einer einhergehenden Rüge nicht groß vermindert wird).

5 Hier ist nicht die Konsequenz im Sinne einer Bestrafung, sondern wortwörtlich „das, was nachher folgt", gemeint.

Wir würden davon ausgehen, dass das Kind sich das nächste Mal ähnlich verhalten wird. Der Vater, wahrscheinlich etwas irritiert durch den Vorfall, wurde schlussendlich mit der sofortigen Beruhigung des Kindes, der Reduktion seiner Anspannung und dem Ende des Schamgefühls in dieser unangenehmen Situation belohnt. Auch hier ist davon auszugehen, dass der Vater in Zukunft in einer ähnlichen Situation ähnlich handeln würde. Wenn sich eine solche Verhaltenssequenz häufig genug wiederholt, festigt sich ein Verhaltensmuster und das Verhalten ist erlernt.

Beachte

Problematische Interaktionsmuster werden oft durch das Erreichen eines Ziels oder durch den Wegfall von negativen Emotionen und Anspannungszuständen verstärkt.

Angewandt auf die SSV verstehen wir das negative Verhalten der Jugendlichen als ein erlerntes Verhaltensmuster, welches für die Jugendlichen durch eine belohnende Konsequenz verstärkt wurde, wobei bei aggressivem und regelübertretendem Verhalten schon seine Duldung verstärkend wirkt (Borg-Laufs, 1997).

Für die Behandlung der SSV ergibt sich die relevante Frage:

Durch welche Einflussfaktoren und durch welche Mechanismen wurde das Verhalten des Jugendlichen erlernt?

5.1.2 Jedes Verhalten hat eine Funktion

Aufbauend auf dem Prinzip, dass Verhalten durch die Qualität der darauffolgenden Konsequenz gesteuert wird, wird jedes Verhalten als grundsätzlich funktional, d. h. zweckmäßig betrachtet. Um ein *Verhalten* zu verstehen, muss die *Funktion* des Verhaltens verstanden werden. Die Verhaltenstheorie unterscheidet zwischen vier Funktionen des Verhaltens:

Die vier Funktionen des Verhaltens

- Erreichen von Aufmerksamkeit,
- Zugriff auf konkrete Dinge oder Aktivitäten,
- Vermeiden von unangenehmen Dingen oder Aktivitäten,
- stereotypes Verhalten.

Oft übersehen wird, dass auch die Vermeidung von negativen Reizen/Emotionen sehr verstärkend sein kann. Gerade in der Lerngeschichte von pathologischen, insbesondere auch aggressiven und disruptiven, Verhaltensweisen spielt die Reduktion von unangenehmen Konsequenzen/Gefühlen eine große Rolle. Ein Süchtiger konsumiert, um die Entzugssymptome zu reduzieren, oder jemand mit einer Angststörung verlässt das Haus nicht mehr, um die Angstgefühle zu vermeiden. Durch aggressives Verhalten lassen sich oft unangenehme emotionale Spannungszustände (Scham, Schuld, Neid, Angst etc.) reduzieren.

Die Attraktivität eines Verstärkers ist zudem sehr stark davon abhängig, wie ausgeprägt das Bedürfnis ist, das mit einem Problemverhalten erreicht werden kann. Gerade sehr viele oppositionelle Verhaltensweisen, z. B. die Weigerung einer Aufforderung der Eltern nachzukommen, haben damit zu tun, dass ein Kind durch eine Weigerung letztlich mehr Aufmerksamkeit erfährt als wenn es der Aufforderung gleich nachkäme (Döpfner et al., 2013; Patterson, 1982). Deshalb ist es auf Grundlage einer Verhaltensanalyse wichtig, die hinter einem Problemverhalten liegenden Bedürfnisse zu identifizieren und Wege zu finden, wie diese Bedürfnisse im Alltag gestillt werden können (z. B. einem Kind, das über die Verweigerung von Aufforderung elterliche Aufmerksamkeit sucht, im Alltag durch eine gemeinsame Spiel- und Spaßzeit mehr Aufmerksamkeit zu geben, sodass sich das Kind diese nicht mit unerfreulichen Methoden holen muss). Durch die Befriedigung des Bedürfnisses sinkt die Wahrscheinlichkeit für das Problemverhalten.

Es ist wichtig, die hinter einem Problemverhalten liegenden Bedürfnisse zu identifizieren

Die unterschiedlichen Funktionen von Verhalten sind insofern wichtig, da problematische Verhaltensweisen je nach deren Funktion unterschiedlich behandelt werden müssen.

Für die Behandlung der SSV ergeben sich diese relevanten Fragen:

Welchem *Zweck* dient dieses Verhalten bzw. welches *Ziel* versucht dieses Verhalten zu erreichen? Aus welchen Bedürfnissen könnte dieses Verhalten resultieren?

5.2.3 Jedes Verhalten kann umgelernt werden

Aufbauend auf dem Postulat, dass jedes Verhalten erlernt und zweckmäßig ist, ergibt sich die Folgerung, dass jedes Verhalten unter den richtigen Bedingungen und mit verstärkenden Konsequenzen umgelernt werden kann bzw. alternative Verhalten erlernt werden können. Hier bedient sich die Verhaltenstherapie des „konkurrierenden Verhaltensmodells“ (competing behavior model), das schematisch in Abbildung 5 dargestellt ist.

Verhalten als Resultat einer Kosten-Nutzen-Abwägung

Verhaltensweisen sind funktional, d. h. zweckmäßig, und daher folgen sie einer grundlegenden Logik. Hinter jedem Verhalten versteckt sich eine Abwägung der Kosten und Nutzen. Verhaltensweisen werden ausgeführt, solange sie mit einer gewissen Konsistenz zum erwünschten Ziel führen. Diese Logik macht sich das „konkurrierende Verhaltensmodell“ zunutze. Wenn die bisher belohnende Konsequenz des Problemverhaltens ausreichend vermindert wird (durch Nichtbelohnen, eventuell durch Bestrafen) und ein al-

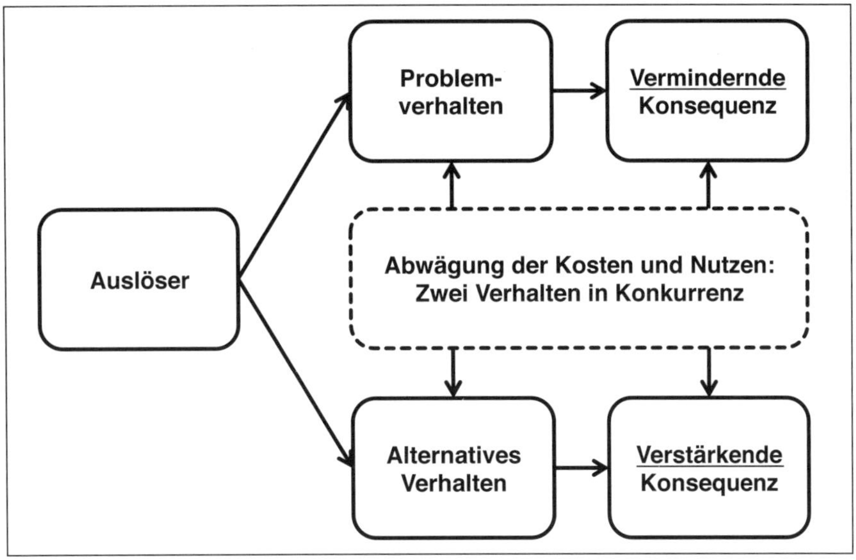

Abbildung 5:
Konkurrierendes Verhaltensmodell (competing behavior model; nach O'Neill et al., 1997)

ternatives (angepasstes) Verhalten ausreichend verstärkt wird (durch Belohnen), dann gerät das Problemverhalten in Konkurrenz mit dem alternativen Verhalten.

> **Für die Behandlung der SSV ergibt sich die relevante Frage:**
>
> Welche Bedingungen sind erforderlich, um das problematische Verhalten für den Ausübenden unattraktiv zu machen bzw. ein prosoziales Verhalten zu erlernen?

Dabei ist es wichtig zu verstehen, dass jemand ein alternatives Verhalten, auch wenn er dessen positiven Konsequenzen erkennt, nur dann umsetzen kann, wenn er auch über die nötigen Fertigkeiten verfügt, das Verhalten auch praktisch umzusetzen. Aus diesem Grund ist es wichtig, sehr genau zu analysieren, welche Fertigkeiten für das Alternativverhalten benötigt werden und ob diese in einem ausreichenden Maß vorhanden sind. Wenn es Defizite bei den grundlegenden Fertigkeiten gibt und ein Klient mit dem Alternativverhalten völlig überfordert ist, wird ein Mensch, auch wenn das Ziel und die Belohnung noch so attraktiv sind und das Problemverhalten noch so stark sanktioniert wird, nicht anders handeln können. Fred Kanfer (Kanfer, Reinecker & Schmelzer, 2012, S. 554) bringt es mit dem Zitat „Säge nicht an dem Ast, auf dem der Klient sitzt, bevor Du ihm nicht geholfen hast, eine Leiter zu bauen!“, auf den Punkt. Deshalb ist es wichtig

„Säge nicht an dem Ast, auf dem der Klient sitzt, bevor Du ihm nicht geholfen hast, eine Leiter zu bauen!“

und macht Sinn, gegebenenfalls Verhaltensdefizite ganz gezielt zu fördern, mögliche Barrieren abzubauen und auch mit einem Blick auf die Lebensgeschichte genau zu analysieren, warum diese Verhaltensweisen noch nicht erlernt werden konnten. Gerade bei der Analyse von zu inkonsequentem oder zu rigidem Erziehungsverhalten der Eltern ist es sinnvoll zu reflektieren, warum sie dieses starre Erziehungsverhalten an den Tag legen und kein förderlicheres erlernen konnten. Konsequente Mikro- (was verstärkt das Verhalten im Moment) und Makroverhaltensanalysen (warum konnte das Verhalten nicht gelernt werden, warum wird es jetzt zum Problem) stellen ein wichtiges, aus der Verhaltenstherapie adaptiertes Werkzeug für MST-Therapeuten dar. Sie helfen, auslösende und aufrechterhaltende Bedingungen zu identifizieren, gezielt zu verändern und Hindernisse auf dem Weg zum Alternativverhalten zu umgehen.

5.2 Kognitive Verhaltenstherapie

Die Kognitive Verhaltenstherapie (KVT) stellt eine weitere wichtige theoretische Grundlage dar, derer sich die MST in ihrer Konzeptualisierung und Behandlung bedient. Die oben aufgeführte Verhaltenstheorie spricht hauptsächlich beobachtbare und somit *externe Prozesse* an. Die KVT ergänzt dieses Erklärungsmodell, indem sie die *intrapsychischen Prozesse* in der Verhaltensbildung beleuchtet. Die Frage, mit der sich die KVT beschäftigt, ist diese: „Aus welchem Grund (durch welchen Mechanismus) führt *dieser* Auslöser in *diesem* Fall zu *diesem* Verhalten?"

Die Rolle von Gedanken und Gefühlen bei der Verhaltensentstehung

Ein Verhalten wird somit nicht ausschließlich als erlernte, reflexartige Reaktion auf bestimmte Auslöser betrachtet. In der KVT wird versucht zu verstehen, wann und weshalb ein externer Impuls zu einer Reaktion führt, und sie beleuchtet somit die wichtige Rolle der Kognitionen und der Emotionen für das gezeigte Verhalten. Die klassische KVT betont, wie die irrationalen Gedanken die Emotionen steuern. Lazarus (z. B. 2000) sowie Kanfer, Reinecker und Schmelzer (2012) betonen, dass neben Gedanken und Gefühlen auch imaginative Bilder, Körperwahrnehmung und Beziehungserfahrungen die Interpretation von Situationen stark beeinflussen können und dies bei jedem Menschen über sehr unterschiedliche innerpsychische Prozesse passiert. Jeder Mensch wird denselben Reiz auf Grundlage seiner bisherigen Lebenserfahrung etwas anders interpretieren und evtl. bestimmte Reize bereits selektiv wahrnehmen. So weiß man z. B., dass körperlich misshandelte Kinder früher oder stärker auf Gesichtsausdrücke, die von einem neutralen in einen wütenden Gesichtsausdruck wechseln, reagieren (Pollak et al., 2003). Aggressive Kinder scheinen generell bedrohliche Hinweisreize früher und stärker wahrzunehmen und sich dadurch auch schneller zu aggressiven Gegenreaktionen verleiten zu lassen (Dodge et al., 2013). Aus diesem Grund ist es in der Therapie letztlich wichtig, den richtigen Weg zu finden, wie man zu den daraus resultierenden Kognitionen und Emotionen kommt, um diese effektiv bearbeiten zu können.

Aktuelle verhaltenstherapeutische Konzepte betonen, dass ein enges Zusammenspiel zwischen Emotionen und Gedanken besteht, und gehen auch davon aus, dass Emotionen oder emotional besetzte körperliche Reaktionen/somatische Marker ihrerseits belastende Emotionen und dann auch Gedanken auslösen können (Young et al., 2008; Storch & Krause, 2011). Letztlich stimmen aber alle Konzepte darin überein, dass in der Therapie den emotionalen Reaktionen, den Gedanken und Interpretationen die größte Bedeutung zukommt.

Nicht die externen Auslöser sind maßgebend, sondern die eigene Interpretation der Auslöser

Die KVT postuliert, dass allen nicht reflexiven Verhalten ein interner Prozess vorangeht, in dem das Wechselspiel zwischen Gedanken und Gefühlen den wahren Auslöser für das danach folgende Verhalten darstellt. Demnach sind nicht die externen Auslöser maßgebend, sondern unsere interne *Interpretation* dieser Auslöser. Dieses Konzept wird anhand der Abbildung 6 illustriert.

Wir kommen zurück zum Beispiel des Vaters, der mit seinem schreienden Kind im Einkaufsladen an der Kasse wartet. Wir betrachten insbesondere das Verhalten des Vaters, der letztendlich nachgibt und seinem Kind einen Schokoladenriegel kauft. Wir beginnen mit dem externen Impuls, dem

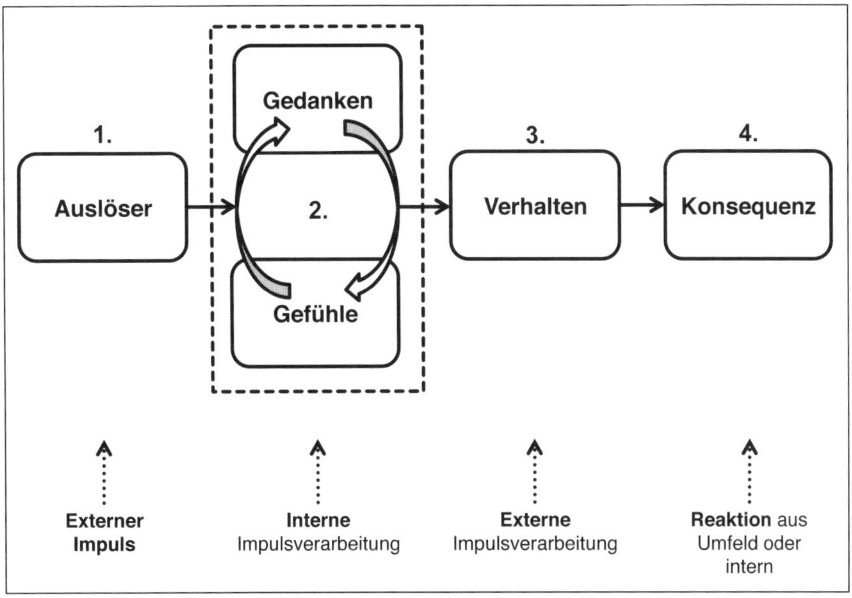

Abbildung 6:
Interne und externe Reizverarbeitung

schreienden Kind. Dieser externe Impuls löst einen internen Prozess im Vater aus, z. B. mit diesen Gedanken:

- „Alle schauen mich an."
- „Ich habe mein Kind nicht im Griff."
- „Mein Kind beschämt mich."

Diese Gedanken, d. h. die Interpretationen des Vaters, führen zu emotionalen Reaktionen wie z. B. Scham oder Wut. Diese Gefühle führen wiederum zu weiteren Gedanken wie:

- „Ich kann diese Gefühle nicht ausstehen."
- „Ich muss mein Kind in den Griff kriegen."
- „Wenn ich den Schokoriegel kaufe, dann ist mein Kind wieder ruhig."

Das Wechselspiel zwischen Gedanken und Gefühlen führt zu einem nachvollziehbaren Verhalten

Dieses Wechselspiel zwischen Gedanken und Gefühlen führt letztendlich zu einem nachvollziehbaren Verhalten des Vaters: Nachgeben. Das Nachgeben mag erzieherisch weniger sinnvoll sein, bewirkt jedoch kurzfristig das Ziel des Vaters auf höchst wirksame Art und Weise: Das Kind beruhigt sich sofort, die unangenehmen Gefühle von Scham und Wut verschwinden (oder werden vermindert), das Kind bedankt sich möglicherweise sogar noch mit einer Umarmung. Bei der Behandlung der SSV schenken wir diesen Interaktionen besondere Aufmerksamkeit.

5.3 Systemische und familientherapeutische Modelle

Auch Thornberry (1987) geht in seiner systemisch orientierten Interaktionstheorie davon aus, dass wesentlich ungünstige Interaktionen mit anderen Menschen stetig fortschreiten und dass schwierige Interaktionen mit den Eltern sich in den strukturierten Kontakten (Kindergarten, Schule, Freizeitangebote) zu Gleichaltrigen wiederholen. Dadurch kann das Kind aus primär negativen Interaktionen mit den Eltern ein Wertesystem anerkennen und übernehmen. Positive Interaktionen würden nur mit anderen außenstehenden Gleichaltrigen erfahren werden, was zur Entwicklung eines alternativen Wertesystems führen kann sowie im Weiteren zu einer Entfernung von den gesellschaftlichen Aufgaben und der Verstärkung von delinquenten Handlungen.

Minuchin (1967) beobachtete die Strukturen von belasteten Familien und deren Interaktionsmuster sehr genau und leitete daraus Interventionen ab, welche die Entwicklung der Familientherapie und auch die der MST stark beeinflussten. Minuchin beschreibt, dass Familien mit delinquentem Verhalten oft eine zu schwache Position auf der Elternebene innehaben und die Eltern durch verdeckte Paarkonflikte und teils abwesende oder kaum an der Beziehung beteiligte Väter geschwächt sind. Dadurch aber erfahren die Jugendlichen wenig elterliches Monitoring und akzeptieren kaum Grenzen. Schweitzer (1987, 2001) geht ebenfalls von einer belasteten ambivalenten Eltern-Kind-Beziehung und verdeckten Konflikten der Eltern in der Familie aus. Die Interaktionsmuster mit dem Grenzen austestenden Kind belasten und überfordern die Eltern. Eindrücklich zeigt Schweitzer auf, wie Familien mit dissozialen Jugendlichen in einem Teufelskreis aus Ausstoßung und Bindung agieren (vgl. Kapitel 3, Abb. 2). In akuten elterlichen Überforderungssituationen werden die delinquenten Jugendlichen aus ihren Familien ausgestoßen bzw. fremdplatziert – durch die Entlastung der Eltern von den Erziehungsaufgaben wächst dann aber wieder auf allen Seiten das Bindungsbedürfnis und die Jugendlichen und die Familien drängen auf eine rasche Rückführung. Natürlich reicht die Zeit nicht aus, um signifikante Veränderungen in der Familieninteraktion zu erzielen und so gerät die Familie rasch wieder in eine Überforderungssituation und das Spiel beginnt von vorne.

Die Familie im ständigen Wechsel zwischen Veränderung und Äquilibrium

Die MST greift Aspekte sowohl aus den lerntheoretischen als auch aus den systemischen und gesellschaftlichen Delinquenztheorien auf. Die systemische Familientherapie betrachtet die Familie als ein System, d. h. ein Gebilde mit mehreren Teilnehmern und expliziten sowie impliziten Regeln, die die Interaktionen innerhalb des Systems steuern. Inhärent in einem System ist ein Grad von gegenseitiger Abhängigkeit und wechselseitiger Beeinflussung. Der Zustand und die Handlungen eines Teilnehmers üben somit in unterschiedlichem Maß Einfluss auf die restlichen Teilnehmer des Systems aus. Diesbezüglich kann ein Familiensystem mit einem Mobile verglichen werden, das sich in ständigem Wechsel zwischen Veränderung und Äquilibrium bewegt.

Veränderungen eines Mitglieds bewirken Veränderungen im gesamten System

Das systemische Konzept der Äquifinalität sagt aus, dass sich eine therapeutische Intervention in *einem* Teil des Systems auf das *gesamte* System auswirkt. Dieses Konzept ist für die Arbeit mit MST von grundlegender Wichtigkeit: Veränderungen im Elternsystem bewirken Veränderungen im Jugendlichen. Obschon sich eine Veränderung eines einzelnen Teilnehmers bereits positiv auf das gesamt System auswirkt, wird jedoch das Erwirken einer *gemeinsamen Veränderung* aller Teilnehmer als das goldene Ziel der Systemtherapie angestrebt. Gerade für das Verständnis des wenig funktionalen Erziehungsverhaltens der Eltern ist die Einnahme einer Mehrgenerationenperspektive sinnvoll. Diese kann wirkungsvoll durch wichtige Konzepte, Familiendiagnostik und Behandlungstechniken aus der Familiensystemtheorie unterstützt werden (Cierpka, 2008). Insbesondere die ressourcenorientierte Arbeit mit Genogrammen, welche solche Prozesse verdeutlichen und für die Klienten erlebbar machen, können diesen Prozess sehr unterstützen (Hildenbrand, 2011). Generell wurden die Förderung der gemeinsamen, offenen Kommunikation, der Abbau von pathologischen Kommunikationsmustern und vor allem die Bedeutung der Steigerung des Selbstwertes von allen Familienmitgliedern aus der entwicklungsorientierten Familientherapie übernommen (Satir & Baldwin, 2004; Satir & Bosch, 2013).

Insbesondere die Praxis der Genogrammarbeit (McGoldrick, Gerson & Petry, 2009) findet in der MST-Arbeit konsequent ihre Anwendung. Die Wurzeln der systemischen Arbeit mit Multiproblemfamilien liegen in den wegweisenden Arbeiten der strukturellen Familientherapie von Minuchin (1967, 1997). Dieser brachte das Verständnis für verschiedene Aspekte in die Familientherapie ein: für Koalitionen, offene, durchlässige und rigide Grenzen innerhalb einer Familie, aber auch nach außen hin sowie für Kommunikationsmuster, eine geschwächte Elternebene und Hierarchieumkehr. Damit prägte er neben der MST auch viele andere evidenzbasierte Therapieverfahren grundlegend. Bezüglich der Interventionen werden in der MST aber auch kreative Elemente der strategischen Familientherapie integriert (Haley, 1985, 1987).

5.4 Sozioökologische Theorie

Die in der Familiensystemtheorie erläuterten Konzepte (wie z. B. die gegenseitige Abhängigkeit und Beeinflussung der Teilnehmer, Grenzen, Kommunikationsmuster, Hierarchien und Koalitionen) werden von Bronfenbrenner (1979, S. 3) auf das gesamte Umfeld der Person, d. h. die sogenannte

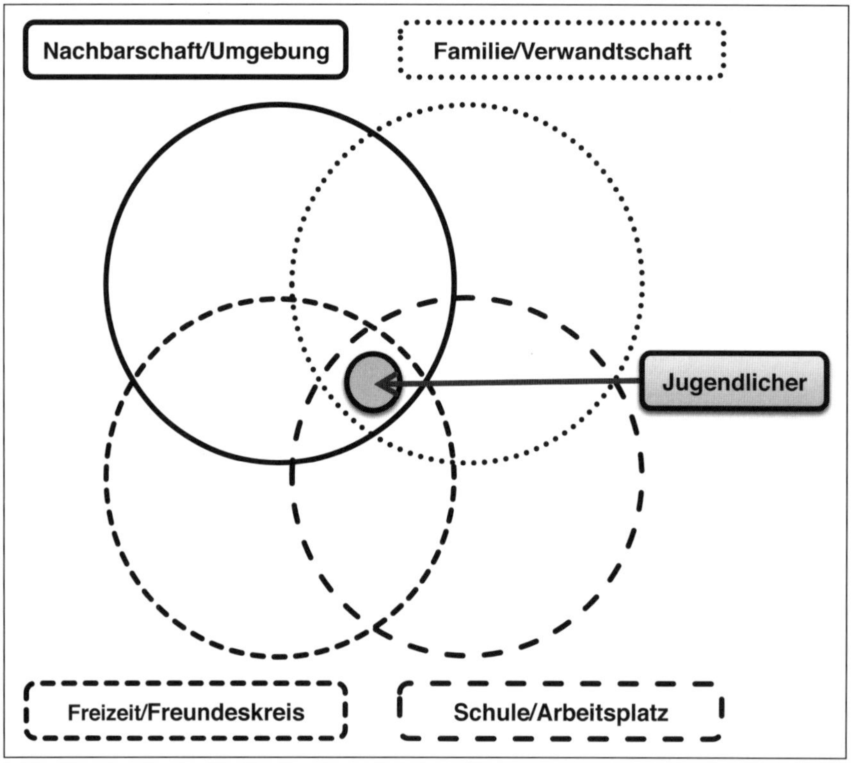

Abbildung 7:
Der Jugendliche in seiner Ökologie (Eigenheer, 2013)

soziale Ökologie, ausgeweitet. Das Problemverhalten eines Jugendlichen wird demnach als ein funktionales Verhalten verstanden, welches in einem breiteren sozialen Kontext entsteht und durch den selbigen aufrechterhalten wird. Die soziale Ökologie des Jugendlichen wird in der MST generell in vier Bereichen oder Systemen betrachtet (vgl. Abb. 7):
1. Familie und Verwandtschaft,
2. Schule und/oder Arbeit,
3. Freizeit und Kollegenkreis,
4. geografisches Umfeld und Nachbarschaft.

Jedes dieser Systeme hat unterschiedliche Teilnehmer und Regeln, die einen Einfluss auf das Verhalten des Jugendlichen ausüben. Die Systeme überlappen sich, sind voneinander abhängig und beeinflussen sich gegenseitig. Die Art und Weise, wie Systeme sich gegenseitig mehr oder weniger beeinflussen, wie Information fließt oder nicht fließt, gilt als wichtiger Einflussfaktor in der Entstehung und Aufrechterhaltung des Verhaltens des Jugendlichen. Eine geplante Veränderung im Verhalten des Jugendlichen muss daher zwingend die unterschiedlichen Systeme, in denen er sich aufhält, berücksichtigen.

Überlappungen und Interaktionen zwischen verschiedenen Systemen werden betrachtet

5.5 MST-Konzeptualisierung der SSV

Eine SSV ist eine auf einen individuellen Jugendlichen bezogene psychiatrische Diagnose, deren Symptome sich jedoch fast ausschließlich auf die problematischen Interaktionen des Jugendlichen mit seinem Umfeld beziehen (vergleiche die Symptome der Störung auf S. 13f.). Mit anderen Worten: Eine SSV ist zwar eine individuelle Diagnose, sie beschreibt jedoch „definitorisch ein systemisches Problem, welches einer systemischen Erklärung und Behandlung bedarf“ (Eigenheer, 2013).

SSV ist grundsätzlich ein systemisches Problem

Die MST konzeptualisiert die Entstehung einer SSV als einen Prozess, der sich in den meisten Fällen über mehrere Jahre hinweg entwickelt hat. Die Verhaltensstörung wird demnach als ein erlerntes und grundsätzlich logisches Verhaltens- und Interaktionsmuster verstanden, das von einer Konstellation von individuellen und sozioökologischen Einflussfaktoren gefördert und geprägt wurde oder zumindest inadäquat entgegenwirkt.

Die individuellen Einflussfaktoren des Jugendlichen, wie z. B. Persönlichkeit, Charakter, prägende Erlebnisse und Vulnerabilitäten, können weder ignoriert noch beschönigt werden, denn sie spielen eine wichtige Rolle in der Entstehung einer SSV. Die Arbeit an diesen individuellen Faktoren entspricht jedoch nur einem Bruchteil der MST-Behandlung. Zudem sind individuelle Einflussfaktoren nicht oder nur wenig veränderbar (z. B. Persönlichkeit oder Intelligenz), und die Bereitschaft des Jugendlichen an sich selber zu arbeiten, ist meist gering oder inkonsistent.

MST konzentriert sich weniger auf individuelle Eigenschaften, sondern auf veränderbare Faktoren

MST konzentriert sich also gezielt auf die veränderbaren Einflussfaktoren und veränderungsbereiten Teilnehmer in der Ökologie des Jugendlichen, denn oft werden die Anzahl und Stärke der Einflussfaktoren in den betroffenen Systemen unterschätzt. Eine sorgfältige Analyse der Einflussfaktoren ergibt von Fall zu Fall ein unterschiedliches Muster und eine individuelle Gewichtung. Häufig begegnen uns die folgenden typischen Muster.

Typische Verhaltensmuster aus dem Umfeld eines Jugendlichen mit SSV

- *Erlauben:* Wenn die Erwachsenen bestimmte Verhalten explizit erlauben, wie z. B. unbeschränkte Ausgangszeiten oder den Konsum von Cannabis im Elternhaus.
- *Ermöglichen:* Wenn die Erwachsenen ein bestimmtes Verhalten zwar nicht gutheißen, es jedoch trotzdem ermöglichen und somit zumindest implizit erlauben. Diese meistens unbeabsichtigte Ermöglichung erfolgt durch banale Gegebenheiten, wie z. B. den Jugendlichen krankschreiben, wenn er die Schule geschwänzt hat, Zugang zu Mobiltelefonen mit unbegrenztem Zugriff auf das Internet, großzügiges Taschengeld etc.
- *Ermutigen:* Dieser Einflussfaktor tritt besonders im Freizeitbereich der Jugendlichen häufig auf. Verhaltensweisen, welche von Erwachsenen untersagt werden, werden hier von Freunden ermutigt. So spornen sich Jugendliche z. B. zu Ladendiebstählen an oder loben einen Freund, der sich in einer Prügelei behauptet hat.
- *Dulden:* Dulden unterscheidet sich von Erlauben insofern, als dass keine klare Stellung bezogen, auf Problemverhalten nicht reagiert oder dieses bagatellisiert wird. Eine „duldende" Haltung kann aus verschiedenen Gründen entstehen, sei es aus Angst, Unsicherheit, Energielosigkeit, Unwissen etc.
- *Unzureichend unterbinden:* Dieser Einflussfaktor ist einer der häufigsten, den wir in unserer Arbeit mit Familien beobachten. Wir haben es generell mit Familien und Erwachsenen zu tun, denen das Problemverhalten der Jugendlichen sehr wohl bewusst und ein Dorn im Auge ist. In beinahe jedem Fall haben die Erwachsenen auch bereits verschiedenste Maßnahmen und Interventionen eingeleitet. Aus unterschiedlichen Gründen ist es jedoch häufig der Fall, dass die Interventionen der Erwachsenen das Problemverhalten unzureichend unterbinden. In vielen Fällen fehlt es nicht an der Intervention an sich, sondern dass sie nicht lange und konsistent genug umgesetzt wird. Dies liegt oft daran, dass die Eltern sich nicht einig sind und teils verdeckte Konflikte oder heimliche Koalitionen ausleben. Oft sind die Eltern aber auch einfach sehr verunsichert und/oder haben wegen eigener Probleme und Belastungen nicht die Kraft, die nötige elterliche Präsenz und Konsequenz

Erzieherische Konsistenz als kardinales Behandlungsziel

zu zeigen und müssen dabei anfangs von den Therapeuten unterstützt werden.

- *Positives Verhalten wird unzureichend belohnt:* Wir hören von Eltern oft diese oder ähnliche Aussagen: „Es kann doch nicht sein, dass ich mein Kind für selbstverständliches Verhalten belohnen soll!" Hinter dieser Aussage stecken unterschiedliche Beweggründe, die in einer Behandlung erkannt, benannt und bearbeitet werden müssen. Unsere Haltung ist üblicherweise diese: Gerade weil das positive Verhalten des Jugendlichen aktuell *nicht* selbstverständlich ist, *muss* es belohnt werden.

Positives Verhalten muss konsequent belohnt werden!

- *Alternativen zu Problemverhalten werden unzureichend angeboten oder belohnt:* Verbindliche prosoziale Aktivitäten (z. B. Hobbys, Vereine etc.) bilden einen der wichtigsten Schutzfaktoren gegen Problemverhalten. Wir können es kaum genug betonen: Jede Art von prosozialer Aktivität ist Gold wert. Bei Jugendlichen ohne prosoziale Aktivitäten muss die Teilnahme generell aktiv durch die Erwachsenen gefördert und belohnt werden. Auch hier stoßen wir häufig auf Widerstände der Erwachsenen, die wir in der Behandlung bearbeiten müssen. Häufig fällt auf, dass die Erwachsenen in der Zeit, als ihre Kinder noch klein waren, teilweise damit überfordert waren, die Hobbys der Kinder zu pflegen (Fahren, regelmäßige Termine) und die Kinder auch wegen ihres nicht immer einfachen Verhaltens nicht gerade jene Kinder waren, die Trainer und Freizeitgruppenleiter immer wieder gerne motivierten, doch wiederzukommen. Deshalb müssen diese prosozialen Aktivitäten und eine prosoziale Freizeitgestaltung von den Eltern auch gezielt gefördert und unterstützt werden.

Prosoziale Aktivitäten als Schutzfaktor

- *Fehlende Vernetzung und Zusammenarbeit:* Aus welchen Gründen auch immer: Der Versuch, Probleme im „Alleingang" zu lösen, ist ein häufiger Einflussfaktor für das Weiterbestehen des Problemverhaltens der Jugendlichen. Fehlende Vernetzung zwischen den Erwachsenen aus verschiedenen Systemen (Eltern, Lehrpersonen, Nachbarn, Eltern von Kollegen) kann dazu führen, dass wichtige Informationen nicht ausgetauscht werden, dass Erwachsene unkoordiniert handeln und in verschiedene Richtungen arbeiten oder sich sogar gegeneinander ausspielen.

Beachte

Die Erfahrung zeigt, dass sich die Jugendlichen herzlich wenig dafür interessieren, aus welchem Grund Erwachsene nicht handeln, solange sie nicht handeln.

Die oben aufgeführten Faktoren tragen bedeutend zur Entstehung und Aufrechterhaltung einer SSV bei. Bei der *Behandlung* einer SSV befasst sich die MST grundsätzlich wenig mit der Entstehung der Störung (Pathogenese), sondern fokussiert auf die in der Gegenwart liegenden Einflussfaktoren, welche die SSV aufrechterhalten. „Um die Problemverhalten der *Jugendlichen* grundlegend zu verändern, braucht es grundlegende Veränderungen in den *Systemen*, in denen der Jugendliche lebt" (Eigenheer, 2013). Gerade bei der ausgeprägten SSV, die mithilfe der MST behandelt wird, ist nicht nur eine systemische Veränderung in *einem System* erforderlich, sondern eine systemische Veränderung *in allen betroffenen Systemen* des Jugendlichen. Mag die Unterstützung noch so fachlich sein, Veränderungen in nur *einem* System (z.B. ausschließlich in der Familie) reichen häufig nicht aus, um das Verhalten des Jugendlichen nachhaltig positiv zu beeinflussen.

Veränderungen in mehreren Lebensbereichen sind erforderlich

Zusammenfassung

Die hauptsächliche Errungenschaft der MST besteht nicht in einer neuen theoretischen Ausrichtung, sondern in der Synthese bestehender und wissenschaftlich fundierter Konzepte in ein sinnvolles und kohärentes Erklärungs- und Behandlungsmodell für Störungen des Sozialverhaltens. Die MST baut maßgeblich auf den theoretischen Grundlagen der Lern-, kognitiven Verhaltens-, System- und sozioökologischen Therapien auf. Mithilfe des verhaltenstheoretischen Erklärungsmodells werden die problematischen Verhaltensweisen der Jugendlichen als grundsätzlich erlernte, zweckmäßige und veränderbare Verhaltensmuster konzeptualisiert. Die kognitive Verhaltenstherapie ergänzt dieses eher „mechanistische" Verständnis mit der bedeutsamen Rolle der Kognitionen und der Emotionen in der Verhaltensbildung. Anhand des systemtherapeutischen Ansatzes werden diese Konzepte auf sämtliche Mitglieder des Familiensystems und anhand der sozioökologischen Theorie auf das gesamte Lebensumfeld des Jugendlichen appliziert.

6 Behandlungskonzept der Multisystemischen Therapie

Die Multisystemische Therapie (MST) bietet ein sinnvolles und ganzheitliches Erklärungsmodell und Behandlungskonzept für die Störung des Sozialverhaltens (SSV). Mit dem ganzheitlichen Ansatz wird das inhärente Risiko, zu einer fragmentierten und damit nicht nachhaltig wirksamen Behandlung zu werden, vermieden. Das Zusammenfügen dieser verschiedenen Theorien gelingt maßgeblich durch die von MST entwickelten zusätzlichen Konzepte und Werkzeuge. In diesem Kapitel verbildlichen wir die Behandlung einer SSV als eine abenteuerliche Reise durch unerforschte Gebiete.

Die Behandlung einer SSV: eine Reise durch unwegsame Gebiete

Im Folgenden stellen wir die verschiedenen Komponenten des MST-Behandlungskonzeptes vor (vgl. Henggeler et al., 1998; Henggeler et al., 2009). Jede Komponente verbildlichen wir dabei mit einem Symbol:
- *der Kompass:* die Kernziele der Behandlung mit MST,
- *die Landkarte:* der analytische Prozess (der Prozess der gesamten Therapie),
- *die Lupe:* die Fit-Analyse,
- *die Wegweiser:* die neun Grundprinzipien der MST,
- *das Navigationsgerät:* die engmaschige MST-Qualitätskontrolle,
- *der Werkzeugkasten:* verwendete Interventionen und Hilfsmittel.

Die Komponenten werden in den folgenden Abschnitten näher erläutert und mit verschiedenen Symbolen verbildlicht. Im Kapitel 8, in dem die praktische Umsetzung der Therapiekomponenten anhand von Fallbeispielen dargestellt wird, ist an den entsprechenden Stellen, die sich auf die o. g. Komponenten beziehen, das jeweils entsprechende Symbol in der Randspalte eingefügt. So wird einerseits der Bezug zur Theorie hergestellt und auf der anderen Seite verdeutlicht, wie die Therapiekonzepte in die Praxis umgesetzt werden.

6.1 Behandlungsziele (Der Kompass)

Die Behandlung einer SSV kann mit einer Reise verglichen werden, welche geprägt ist von Ablenkungen, Unterbrüchen, Um- und Abwegen. Grundlegend wichtig für jede erfolgreiche Reise ist, ein klares Ziel vor Augen zu haben.

6.1.1 Kernziele

Die Kernziele der MST-Behandlung erfüllen auf diese Weise die Funktion eines Kompasses (vgl. Abb. 8): Sie bieten dem Therapeuten zu jeder Zeit klare Orientierung und weisen unermüdlich zum Ziel der Behandlung.

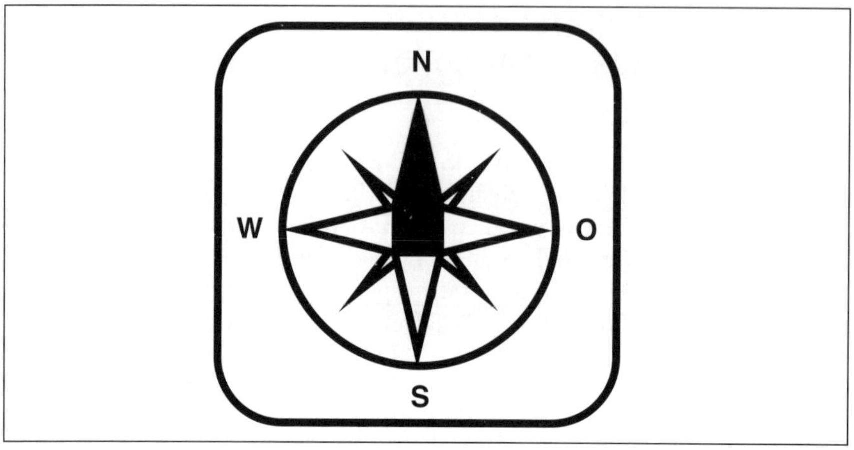

Abbildung 8:
Der Kompass symbolisiert die Kernziele der Behandlung

Kernziele der Behandlung

Die *Kernziele* sind die übergeordneten Ziele einer jeden Behandlung mit MST. Schlussendlich misst sich der Erfolg jeder Behandlung am Erreichen und Beibehalten dieser drei konkreten und messbaren Ziele:

1. Der Jugendliche lebt einvernehmlich in seiner Herkunftsfamilie. Die Familie kann ihre Konflikte alleine lösen, weder die einzelnen Familienmitglieder noch die Behörden sehen bzw. stellen eine Indikation für eine außerfamiliäre Platzierung.
2. Der Jugendliche ist in Schule oder Arbeitsstelle gut integriert, d. h. Risiken für eine Ausschulung und Lehr-/Arbeitsabbrüche wurden minimiert.
3. Dem Jugendlichen gelingt es, sich an die Gesetze zu halten und den Situationen, in denen er zu kriminellen und aggressiven Handlungen provoziert wird, zu widerstehen bzw. die Situation mit alternativem Verhalten zu lösen, d. h. (weitere) Delikte zu verhindern.

6.1.2 Prozessziele

Prozessziele dienen als Etappenziele

Die *Prozessziele* können als Meilensteine oder Zwischenziele betrachtet werden. Sie sind den Kernzielen untergeordnet, werden während der Behandlung jedoch aktiv bearbeitet, da deren Erreichen eine instrumentelle Rolle im Erreichen der Kernziele spielt. Die Prozessziele erhalten je nach Problemstellung eine unterschiedliche Gewichtung während der Behandlung:

1. *Steigerung der elterlichen Kompetenzen:* Die Arbeit der Therapeuten fokussiert darauf, die Eltern[6] zu befähigen, ihre erzieherischen Aufgaben

6 Mit dem Begriff „Eltern" sind generell die im selben Haushalt wie der Jugendliche wohnenden erziehungsberechtigten Erwachsenen gemeint.

zu bewältigen und sie darauf vorzubereiten, auch zukünftige Probleme lösen zu können.

2. *Verbesserte familiäre Beziehungen:* Um eine nachhaltige Verhaltensveränderung gewährleisten zu können, wird an einer Verbesserung der Beziehungsgestaltung und der Beziehungsmuster innerhalb der Familie gearbeitet.
3. *Vernetzung der Eltern mit anderen Erwachsenen im System:* Die Therapeuten unterstützen die Eltern darin, sich bei Bedarf selber informelle sowie formelle Unterstützung zu holen. Das angestrebte Ziel ist, die Eltern in ein unterstützendes Netzwerk in ihrem gewohnten Umfeld einzubetten.
4. *Steigerung der schulischen Leistung des Jugendlichen:* Um das Verbleiben in der Schule zu gewährleisten, ist eine bessere Kooperation und damit Steigerung der schulischen Leistungen in den meisten Fällen eine Voraussetzung.
5. *Vermehrter Kontakt des Jugendlichen mit prosozialen Jugendlichen und Teilnahme an prosozialen Aktivitäten, verminderter Kontakt mit negativen Jugendlichen:* Die verbindliche Teilnahme an prosozialen Aktivitäten ist eine der wertvollsten Schutzfaktoren für Jugendliche mit SSV.
6. *Erreichte Veränderungen werden mindestens vier Wochen lang stabil aufrechterhalten:* Dieses Ziel beinhaltet folglich nicht nur das Erreichen von gesetzten Behandlungszielen, sondern die Vorbereitung darauf, dass die Familie die Ziele und die erlernten alternativen Interaktions- und Verhaltensmuster auch ohne Unterstützung des Therapeuten nachhaltig beibehalten kann. Deshalb bereitet der Therapeut sein Ausscheiden in der Therapieabschlussphase gut vor und nimmt nach einer sehr aktiven Rolle zu Therapiebeginn eine eher moderierende Rolle zum Ende der Therapie ein und macht sich dadurch langsam überflüssig.

Beachte

Die Frist von vier Wochen erklären wir damit, dass die meisten Jugendlichen eine oder zwei Wochen mittels Anpassungsleistung durchhalten können, von einer nachhaltigen Verhaltensveränderung aber ab vier Wochen Stabilität ausgegangen werden kann.

6.1.3 Fallspezifische Ziele

Individuelle Ziele der Familien erhöhen die Therapiemotivation

Basierend auf und kompatibel mit den Kernzielen und Prozesszielen werden in jeder Familie sogenannte übergeordnete Behandlungsziele festgelegt. Diese auf die individuelle Problemstellung der Familie abgestimmte Zielsetzung erhöht einerseits die Therapiebereitschaft der involvierten Personen und bildet andererseits auch die spezifische Situation der Familie und des Jugendlichen ab. Mit individuellen Zielen können Themen oder Probleme angesprochen werden, die in der jeweiligen Familie von besonderer Relevanz sind. Ein übergeordnetes Behandlungsziel könnte z. B. sein: „In unserer Familie wird keine körperliche Gewalt mehr angewendet und verbale Gewalt wird um 80 % reduziert" oder „Der Jugendliche erscheint täglich, pünktlich und mit dem nötigen Material im Unterricht." Beim Erstellen dieser Ziele ist es die Aufgabe des Therapeuten, sicherzustellen, dass die übergeordneten Ziele im Einklang mit den Kernzielen und den Prozesszielen der MST stehen.

6.2 Der analytische Prozess (Die Landkarte)

Der analytische Prozess beschreibt den systematischen Ablauf der Behandlung

Die Behandlung von SSV bietet eine Vielzahl von therapeutischen Ansatzmöglichkeiten. Im Verlauf der Behandlung kommt es allerdings immer wieder zu Unterbrechungen; neue Informationen, Verhaltensweise und Vorfälle lenken von den Behandlungszielen ab. Mit der Bezeichnung „analytischer Prozess" ist in der MST der gesamte Ablauf der Behandlung von der Zuweisung bis hin zum Abschluss gemeint. Durch die Systematik des Ablaufs wird es ermöglicht, den „roten Faden" der Behandlung beizubehalten und im Falle von „Abweichungen" wieder auf den „Weg" zurückzukehren. Wenn die Kernziele die Funktion eines Kompasses erfüllen, dann lässt sich der *analytische Prozess* mit einer Landkarte vergleichen (vgl. Abb. 9).

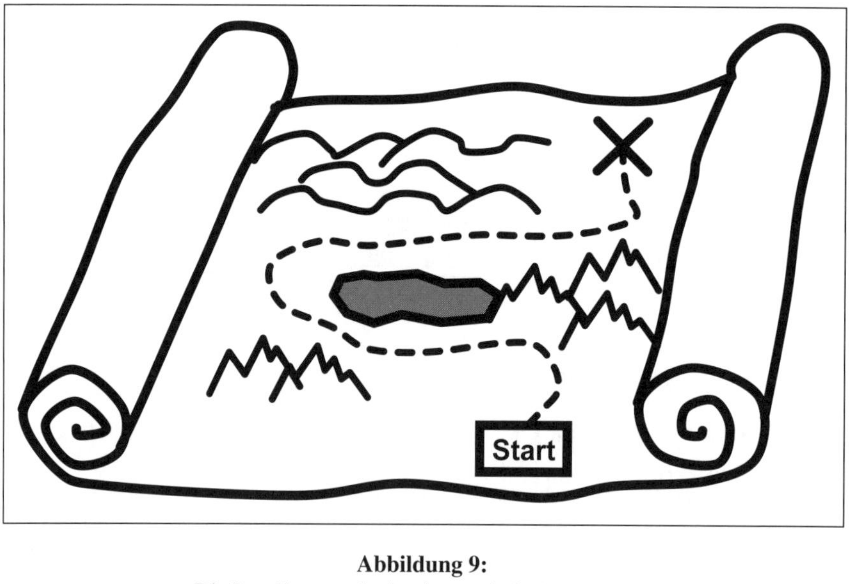

Abbildung 9:
Die Landkarte steht für den analytischen Prozess

Der analytische Prozess unterteilt sich in drei Phasen: Abklärung, Behandlung und Abschluss. Abbildung 10 stellt den Ablauf des analytischen Prozesses schematisch dar; die neun Schritte werden in den folgenden Abschnitten detailliert beschrieben.

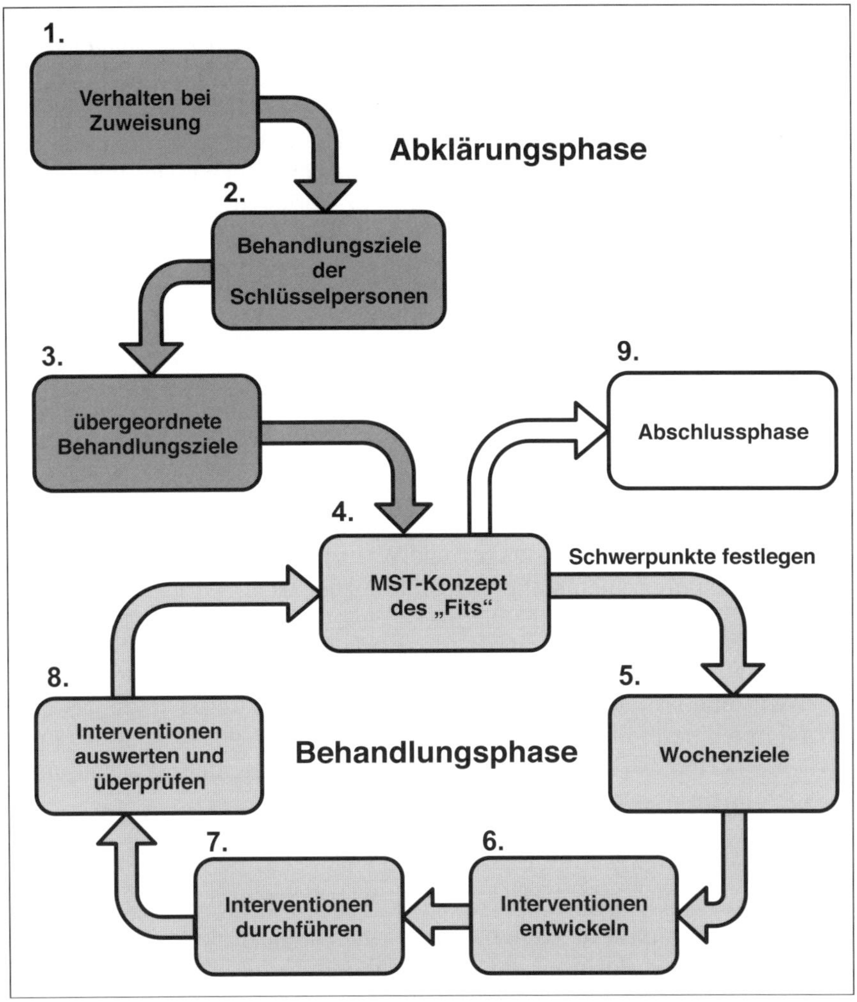

Abbildung 10:
Der Ablauf des analytischen Prozesses (nach Henggeler et al., 2009)

6.2.1 Die Abklärungsphase (Schritte 1 bis 3)

Der „offizielle“ Behandlungsbeginn beginnt mit dem Ersttermin des Therapeuten in der Familie. Der Therapeut initiiert die Behandlung mit einer sorgfältigen Abklärung, welche ca. vier Wochen dauert.

Schritt 1: Erfassung des Verhaltens, das zur Zuweisung geführt hat

Ist-Zustand erheben

Die wichtigsten Eckdaten zum Jugendlichen, zur Familie und zum Problemverhalten, das zur Zuweisung geführt hat, werden bereits im Vorfeld der Behandlung im Indikationsgespräch erfasst (vgl. Kapitel 7). Im ersten Schritt der Behandlung werden dann die problematischen Verhaltensweisen aus Sicht der „Schlüsselpersonen", d. h. die Eltern, der Jugendliche, andere Familienmitglieder sowie Erwachsene aus anderen Systemen, ergänzt. Die Verhaltensweisen werden tabellarisch erfasst und anhand ihrer Frequenz (wie häufig treten sie auf), Intensität (wie ausgeprägt sind sie) und Dauer (wie lange tritt dieses Verhalten schon auf) beschrieben. Die Verhaltensweisen sollen konkret, beobachtbar und messbar geschildert werden. Das Ergebnis aus dieser Erhebung stellt den Ist-Zustand und zugleich die „Messlatte" für die Behandlungsfortschritte dar, deshalb ist es wichtig, sowohl das Ist- als auch das Ziel-Verhalten möglichst konkret und verhaltensnah zu beschreiben und festzuhalten.

Schritt 2: Erwünschte Behandlungsziele der Schlüsselpersonen

Die Behandlungswünsche steuern die Zielsetzung und klären Erwartungen der Schlüsselpersonen

In diesem Schritt werden die Behandlungsziele aller involvierten Personen ungefiltert aufgenommen (inklusive der Ziele des Jugendlichen). Dieser Schritt dient dazu, die Erwartungen und Wünsche der Schlüsselpersonen zu erfahren und deren Therapiebereitschaft einzuschätzen.

Hilfreiche Fragen
– Was sollte sich aus Ihrer Sicht ändern, damit Sie die Therapie als erfolgreich bezeichnen würden? – Unter welchen Umständen wäre für Sie eine Platzierung/Ausschulung nicht mehr notwendig? – Was müsste XY dafür lernen, welches Verhalten wünschen Sie sich konkret von ihm?

Der Therapeut nimmt in diesem Schritt eine etwas zurückhaltende, naive und moderierende Position ein. Die Erhebung der erwünschten Behandlungsziele ist nicht nur ein Abklärungsinstrument, sondern auch ein Werkzeug, um die therapeutische Beziehung aufzubauen. Durch non-direktives Zuhören kann der Therapeut Empathie zeigen und die Wünsche und Sorgen der Familien ernst nehmen.

Zur gleichen Zeit beginnt der Therapeut bereits die Vorbereitung des nächsten Schrittes (Festlegung der übergeordneten Behandlungsziele). Die übergeordneten Behandlungsziele sollen konkret, beobachtbar und messbar sein. Wenn also eine Lehrperson den Wunsch äußert, dass der Jugendliche mehr Eigeninitiative zeigt, sollte die Lehrperson darin unterstützt werden, diesen

Wunsch als konkretes Verhalten auszudrücken. Es ist sehr wichtig, das erwünschte Verhalten möglichst detailliert zu beschreiben und festzuhalten. Wenn Eltern/Lehrer sehr abstrakte Werte und Konzepte wie „der bzw. die Jugendliche sollte zuverlässiger oder besser in der Schule werden" als Therapieziel nennen, sollte man sie auffordern, dieses Verhalten genauer zu beschreiben und die systemischen Auswirkungen benennen lassen (Woran würden Sie merken, dass XY zuverlässiger ist? Was würde konkret anders sein? Was würde XY anders machen, was hätte er gelernt? Wie würden Sie darauf reagieren?).

Beispiel

Bereits in den ersten Sitzungen bringen MST-Therapeuten eine neue Sichtweise in die Familie ein. Wir steuern bewusst und aktiv weg von Persönlichkeits- oder Charakterbeurteilungen und versuchen, diese in einen anderen Kontext zu stellen. Zum Beispiel ist Faulheit kein Zuweisungsgrund. Die Therapeutin konkretisiert diese Aussage mit Fragen wie z. B. „Welches konkrete Verhalten löst bei Ihnen die Schlussfolgerung aus, dass Ihr Sohn faul sein könnte?", oder umgekehrt und einen Schritt weiter „Welches Verhalten muss Ihr Sohn zeigen, damit Sie nicht mehr den Eindruck haben, dass er faul ist?"

Schritt 3: Übergeordnete Behandlungsziele

Für die Festlegung der Behandlungsziele muss eine Einigung zwischen Familie und Therapeuten bestehen

Aus den erhobenen *Behandlungswünschen* werden in diesem Schritt drei bis fünf übergeordnete *Behandlungsziele* festgelegt, nach deren Erreichen sich die gesamte Behandlung und der Zeitpunkt des Behandlungsabschlusses orientieren. Dieser Schritt erfordert eine aktive Rolle des Therapeuten. Einerseits strebt der Therapeut eine größtmögliche Übereinstimmung sämtlicher Schlüsselpersonen in Bezug auf die Zielsetzung an und werden die Behandlungsziele dem Wortlaut und den Wünschen der Schlüsselperson entsprechend formuliert. Andererseits müssen sich diese Ziele jedoch auch grundsätzlich nach den Kernzielen und Prozesszielen der MST (vgl. Abschnitte 6.2.1 und 6.2.2) richten. Dieser Schritt beinhaltet häufig eine transparente Aufklärung der Familie bezüglich der Möglichkeiten und Grenzen der MST. Die vereinbarten übergeordneten Behandlungsziele werden zusammen mit der Familie in einer Behandlungsvereinbarung schriftlich erfasst und den Schlüsselpersonen mitgeteilt.

6.2.2 Die Fit-Analyse (Schritt 4, Die Lupe)

Die Fit-Analyse ist der zentrale Dreh- und Angelpunkt der Behandlung

Der nächste Schritt ist das Erstellen einer Fit-Analyse für jedes zu behandelnde Problemverhalten. Die Fit-Analyse ist das Kernstück, der zentrale Dreh- und Angelpunkt, des analytischen Prozesses und somit der gesamten

MST-Behandlung. Ohne die Fit-Analyse ist der analytische Prozess substanzlos und ohne den analytischen Prozess ist der Fit orientierungslos.

Die „Fit-Analyse“ oder „der Fit“ kann mit der *Funktion einer Lupe* beschrieben werden und stellt eines der wichtigsten Werkzeuge der MST dar (vgl. Abb. 11). Der englische Begriff „Fit“ wird in diesem Kontext mit „passend“ oder „Passung“ übersetzt. Die Fit-Analyse versucht die Frage zu beantworten: *„Wie macht das Problemverhalten des Jugendlichen im Kontext seines Umfelds Sinn?“*. Ein Fit ist eine detaillierte, multifaktorielle und multisystemische Verhaltensanalyse des Problemverhaltens des Jugendlichen. *Multifaktoriell* bedeutet, dass es nie nur einen Grund oder Einflussfaktor für das Verhalten des Jugendlichen gibt. *Multisystemisch* bedeutet ebenso, dass es nie nur ein System oder Lebensbereich gibt, das bzw. der das Verhalten des Jugendlichen beeinflusst. *Verhaltensanalyse* bedeutet, dass das Problemverhalten des Jugendlichen als erlerntes und grundsätzlich logisches Verhalten betrachtet wird.

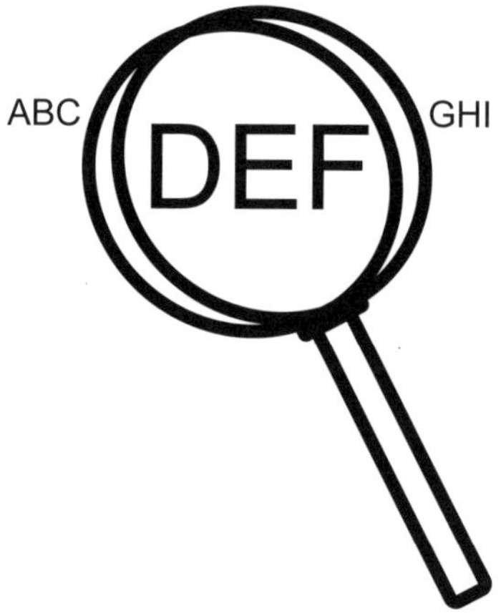

Abbildung 11:
Die Lupe symbolisiert die Fit-Analyse

Im Zentrum steht ein beobachtbares Problemverhalten

Für die Fit-Analyse benutzen wir eine eigene Vorlage (vgl. Anhang auf S. 277, für ein Beispiel vgl. Abb. 12 weiter unten). Im Zentrum des Fits steht das zu analysierende Problemverhalten, dessen Formulierung die folgenden Kriterien erfüllen muss: Es soll ein *beobachtbares* und *messbares Verhalten* sein, d.h. nicht die Gefühle oder Gedanken des Jugendlichen werden analysiert, sondern sein gezeigtes Verhalten. Zudem soll das Verhalten spezifisch formuliert werden, z.B. *der Jugendliche kommt an Wochenenden regelmäßig 3 bis 4 Stunden zu spät nach Hause.*

Eine wichtige Fähigkeit des Therapeuten ist es, das „richtige“ Problem zu analysieren, d.h. das richtige Verhalten in die Mitte der Fit-Analyse zu setzen. Bei gleichbleibender Problemstellung kann eine Fit-Analyse zum Thema „der Jugendliche steht unter enormem psychologischen Druck" deutlich andere Einflussfaktoren ergeben und zu anderen Ansatzmöglichkeiten verleiten als eine Fit-Analyse zum Thema „der Jugendliche konsumiert täglich vier bis sechs Joints". Während erstere Analyse zwar viel Verständnis schafft, bringt letztere konkrete Handlungsoptionen.

Im nächsten Schritt werden die Einflussfaktoren aus den verschiedenen Systemen eruiert und in die Vorlage eingetragen. Bildlich gesehen begünstigen diese Faktoren oder strukturellen Gegebenheiten in der Ökologie des Jugendlichen das definierte Verhalten. Diese Einflussfaktoren, nachfolgend als Fit-Faktoren bezeichnet, basieren vorwiegend auf verhaltenstheoretischer und systemischer Betrachtung des Problemverhaltens.

Die folgenden Fragen sind für die Erstellung des Fits hilfreich:

- Was sind die *Auslöser* des Problemverhaltens? Welche Themen und Ereignisse geschahen unmittelbar vor dem Problemverhalten? Welche Personen waren involviert? Sehr häufig schildern die Eltern, ein Problemverhalten sei „aus dem Nichts" aufgetreten. Bei genauer Betrachtung können jedoch häufig konkrete Auslöser identifiziert werden, wie z. B. eine An- oder Zurechtweisung, eine eingetroffene SMS, eine Beleidigung oder Streit mit den Eltern, offen herumliegendes Geld etc.

Kein Verhalten tritt „aus dem Nichts" heraus auf

- Welche *Folgen* zog das Problemverhalten nach sich? In diesem Fall sind nicht ausschließlich Strafen oder negative Auswirkungen gemeint, sondern im engeren Sinne „das, was darauf folgte". Hier berichten die Eltern häufig mit einer gewissen Hilflosigkeit: „Wir geben ja eine Konsequenz (z. B. eine Zurrechtweisung), weshalb verhält sie sich immer noch so?" Häufig ist das Resultat oder die Wirkung eines Problemverhaltens für den Jugendlichen eine Mischung aus positiven Effekten sowie auch unangenehmen Konsequenzen. Die wichtige Frage hierzu ist also: „Was überwog letztendlich für den Jugendlichen, die unangenehme Konsequenz oder der belohnende Effekt?"

Positive sowie negative Auswirkungen beachten und genau berichten lassen

- Was waren die *Vorläufer* für das Problemverhalten? Vorläufer unterscheiden sich von Auslösern insofern, dass Vorläufer nicht ein Problemverhalten auslösen, sondern die Potenz der vorhandenen Auslöser verstärken. Dabei handelt es sich z. B. um Zustände und Umstände, strukturelle Gegebenheiten, persönliche Charakteristika und Vulnerabilitäten. Häufige Vorläufer sind z. B. Hunger, Müdigkeit, ungelöste Konflikte, hohe Impulsivität, unklare Regeln, wenig Kontrolle etc. Es können aber auch Vorläufer aus früher Vergangenheit zur Geltung kommen, z. B. erlebte Traumata, chronifizierte Interaktionsmuster, verfestigte Gedankenschemata etc.
- Welche *Funktion* hat das Verhalten (vgl. Kapitel 5)? Über die Funktion eines Verhaltens wird meistens zunächst eine Hypothese aufgestellt, die eine mögliche verhaltenstheoretische Erklärung für das Problemverhalten darstellt. In den meisten Fällen lässt sich die Funktion des Verhaltens aus den für den Jugendlichen belohnenden Konsequenzen ableiten.

Die Funktion des Problemverhaltens lässt sich aus den belohnenden Konsequenzen ableiten

Wenn z. B. ein Jugendlicher durch Schulschwänzen eine schwierige Prüfung vermeiden kann, liegt die Hypothese nahe, dass dieses Verhalten für den Jugendlichen die Funktion des „Vermeidens von unangenehmen Aktivitäten/Situationen“ erfüllt.

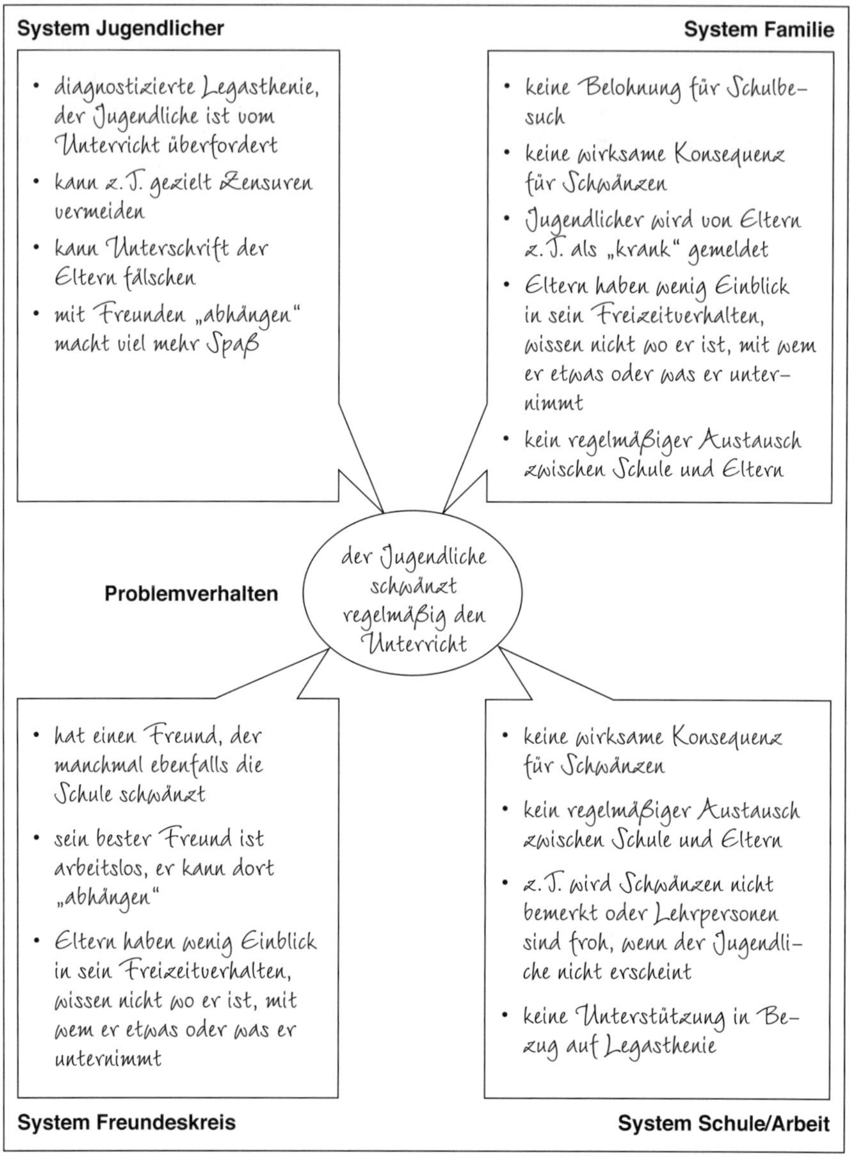

Abbildung 12:
Beispiel für eine Fit-Analyse für das Problemverhalten „Schulschwänzen“ (nach Henggeler et al., 2009)

– Neben verhaltenstherapeutischen Faktoren werden zudem Kognitionen sowie Beziehungs-, Interaktions-und Kommunikationsmuster in und zwischen den Systemen erhoben.

Eine valide Fit-Analyse enthält insgesamt zumeist zehn oder mehr Einflussfaktoren aus den verschiedenen betroffenen Systemen. In dem in Abbildung 12 dargestellten Beispiel einer Fit-Analyse wird offensichtlich, wie viele Einflüsse und Systeme auf das Problemverhalten einwirken. Ebenfalls wird ersichtlich, dass einige Fit-Faktoren gleichzeitig in mehreren Systemen relevant sind.

Die Fit-Analyse dient dazu, ein Problemverhalten möglichst breit aus diversen Perspektiven zu betrachten und die Grundlage für systemisch oder verhaltenstherapeutisch basierte Interventionen zur Verhaltensänderung zu legen. Das Erstellen von Fit-Analysen für alle zu behandelnden Problemverhaltensweisen beendet die Abklärungsphase und bildet zugleich die Grundlage für den Beginn der Behandlungsphase.

6.2.3 Die Behandlungsphase (Schritte 5 bis 8)

Die aktive Behandlungsphase beginnt mit einer Einigung zwischen Therapeut und Familie, welche übergeordneten Ziele bzw. welche Problemverhaltensweisen zuerst bearbeitet werden sollen. Die aktive Behandlungsphase dauert normalerweise ca. zwei bis drei Monate. Alle weiteren Schritte im analytischen Prozess (vgl. Abb. 10 auf S. 97) basieren auf der erstellten Fit-Analyse für das priorisierte Verhalten.

Schritt 5: Schwerpunkte bilden und Wochenziele festlegen

Eine vollständige Fit-Analyse bietet meistens zehn oder mehr wesentliche Fit-Faktoren für das Problemverhalten. Die Aufgabe des Therapeuten ist, zusammen mit den Erwachsenen einen oder mehrere dieser Fit-Faktoren als Wochenziele zu priorisieren. In der MST sind vier Fragen vorgesehen, die das Priorisieren vereinfachen:

1. *Welche Fit-Faktoren sind den Schlüsselpersonen besonders wichtig?* Erfahrungsgemäß arbeiten die Eltern mit mehr Engagement an Einflussfaktoren, die ihnen persönlich wichtig sind oder bei denen sie selbst den größten Handlungsbedarf sehen. Aus diesem Grund versuchen wir uns generell auf die Priorisierung der Eltern einzulassen. Es kann vorkommen, dass Eltern Fit-Faktoren priorisieren, die wir aus therapeutischer Sicht als weniger einflussreich einschätzen. Oft kommt es vor, dass die Eltern die individuellen Fit-Faktoren des Jugendlichen priorisieren möchten, im Sinne von „wenn der Jugendliche zuerst seinen Teil tut, dann mache ich nachher auch meinen". In diesen Situationen sprechen wir das Thema mit den Eltern an, versuchen, ihre Überlegungen zu verstehen und erklären mögliche Vorteile einer anderen Priorisierung.

Prioritäten der Eltern werden miteinbezogen

Zusammenhang verschiedener Fit-Faktoren beachten

2. *Welche Fit-Faktoren müssen zuerst bearbeitet werden, um danach andere Fit-Faktoren erfolgreich bearbeiten zu können?* Es gibt bestimmte Fit-Faktoren, die eng miteinander zusammenhängen, z. B. müssen zuerst klare Regeln erstellt werden, bevor deren Einhalten bestraft bzw. belohnt werden kann. Üblicherweise können wir uns diesbezüglich mit den Eltern gut einigen.

Fit-Faktoren von besonderer Stärke oder Häufigkeit priorisieren

3. *Welche Fit-Faktoren sind die stärksten bzw. sind am häufigsten mit dem Auftreten des Problemverhaltens verbunden oder liegen mehreren problematischen Verhaltensweisen zugrunde?* Beim Erstellen der Fit-Analysen für verschiedene Problemverhalten wird offensichtlich, dass gewisse Fit-Faktoren in mehreren Problemverhalten oder mehreren Systemen eine wichtige Rolle spielen. So kann z. B. „fehlende Beaufsichtigung" ein wichtiger Fit-Faktor für die Problemverhalten „Schulschwänzen", „Ladendiebstahl" und „Hausaufgaben nicht erledigen" sein. Sobald ein Fit-Faktor in mehreren Systemen oder in mehreren Fit-Analysen auftaucht, versuchen wir, diesen zu priorisieren und zu bearbeiten. Hiermit können wir z. T. bei mehreren problematischen Verhaltensweisen gleichzeitig eine Verbesserung erwirken.

Offensichtliche und unmittelbare Faktoren nicht vergessen

4. *Welche Fit-Faktoren sind am unmittelbarsten mit dem Problemverhalten verbunden?* Diese Frage erklärt sich beinahe von selbst. Trotzdem ist es erstaunlich, wie häufig die unmittelbarsten Fit-Faktoren ausgeblendet werden. So verhielt es sich z. B. in einer Familie, in der der Jugendliche regelmäßig Geld gestohlen hatte, so, dass erst erstaunlich viele Vorfälle und Überzeugungskünste notwendig waren, bis die Eltern ihre Geldbeutel nicht mehr wie gewohnt auf dem Küchentisch deponierten.

Schritt 6: Interventionen entwickeln

Interventionen sind immer klar definierte und zielgerichtete Handlungen

In diesem Schritt werden konkrete Maßnahmen entwickelt, um die in Schritt 5 aufgestellten Wochenziele zu erreichen. Diese Interventionen erfordern keine Zauberkünste, in vielen Fällen können sie sogar fast banal erscheinen. Tabelle 5 zeigt einige Fit-Faktoren und dazu entwickelte Interventionen für das Beispiel „Schulschwänzen" aus Abbildung 12.

Tabelle 5:
Beispiele für Interventionen zur Erreichung der Wochenziele für Fit-Faktoren aus dem Beispiel „Schulschwänzen"

Fit-Faktor	Intervention
Der Jugendliche kann die Unterschrift der Eltern fälschen.	Die Schule akzeptiert eine Unterschrift der Eltern nur mit einer parallel laufenden E-Mail des Vaters.
Die Eltern melden den Jugendlichen krank, wenn er sich weigert, die Schule zu besuchen.	Die Eltern melden den Jugendlichen nicht mehr krank, sondern informieren die Schule, dass er den Schulbesuch verweigert.

Tabelle 5:
Fortsetzung

Fit-Faktor	Intervention
Keine wirksame Konsequenz für Schulschwänzen.	Verpasste Zeit muss morgens VOR dem Unterricht oder am schulfreien Nachmittag nachgeholt werden.
Die Schule nimmt keinen Kontakt mit den Eltern auf, wenn der Jugendliche nicht im Unterricht erscheint.	Die Schule meldet sich telefonisch, sobald der Jugendliche nicht im Unterricht erscheint oder die Schule verlässt.
Der Jugendliche erhält keine Unterstützung wegen seiner Legasthenie.	Die Schule und Eltern melden den Jugendlichen beim schulpsychologischen Dienst an.

Schritt 7: Interventionen durchführen

In diesem Schritt werden die entwickelten Interventionen umgesetzt. Dabei ist es besonders wichtig zu beachten, dass alle Teilnehmer wissen, wer für welche Aufgabe zuständig ist. Um dies zu gewährleisten, kann z. B. in jeder Familiensitzung eine Person beauftragt werden, ein Protokoll zu führen, in dem die Aufgaben und Zuständigkeiten schriftlich festgehalten werden. Alternativ lässt sich ein für diesen Zweck erstellter Aufgabenplan erstellen, in dem wichtige Aufgaben, Zuständigkeiten und Deadlines festgehalten werden. Für sehr umfangreiche Interventionen, wie z. B. die Einführung eines „Drogenplans", stellt MST Services hilfreiche Checklisten zur Verfügung, um sicherzustellen, dass alle wichtigen Elemente beachtet, Personen vorbereitet, Schlupflöcher gestopft und Notfallszenarien antizipiert werden.

Ein klarer Plan hält fest, wer was wann macht

Schritt 8: Die Interventionen werden ausgewertet und überprüft

Auf dieser Stufe werden Fortschritte oder fehlende Fortschritte eruiert. Fragen wie „Wurden die Interventionen plangemäß durchgeführt?", „Sind Hindernisse in der Durchführung aufgetaucht?", „Welcher Teil der Intervention ist gelungen, welcher nicht?", „Haben diese Interventionen ausgereicht, das Problemverhalten zu vermindern oder ganz zu verhindern?" werden gestellt. Häufig werden in diesem Schritt neue Fit-Faktoren aufgedeckt, die das Problemverhalten beeinflussen. Zudem werden die Perspektiven verschiedener Teilnehmer und Systeme erfragt. Gerade, wenn es sich um ein systemübergreifendes Problem handelt (z. B. Hausaufgaben erledigen), ist es wichtig, die Rückmeldungen aus allen betroffenen Systemen einzuholen.

Nur das weiterführen, was funktioniert

Überprüfung und ggf. Anpassung der Fit-Analyse (vgl. Schritt 4)

Mit den aus Schritt 8 gewonnen Informationen wird die Fit-Analyse überarbeitet und ergänzt. Wenn ein Fit-Faktor gänzlich aufgehoben werden konnte, wird er auf der Fit-Analyse durchgestrichen und ein nächster Fit-Faktor wird priorisiert. Daraufhin werden die Schritte 5 bis 8 wiederholt. Wenn in der Durchführung der Intervention Hindernisse bzw. neue Fit-Faktoren ans Licht gekommen sind, werden sie in der Fit-Analyse ergänzt und eventuell bearbeitet (Schritte 5 bis 8 werden wiederholt). Dieser Kreislauf wiederholt sich solange, bis das Problemverhalten ausreichend reduziert oder gänzlich aufgehoben wird. Aus unserer Erfahrung reicht die Bearbeitung von ca. einem Drittel der Fit-Faktoren bereits aus, um ein Problemverhalten aufzulösen.

Das Problemverständnis wird kontinuierlich überprüft und angepasst

Sehr häufig werden in der Behandlung mehrere Fit-Faktoren, manchmal gar mehrere Problemverhaltensweisen (Fit-Analysen), gleichzeitig bearbeitet. Unsere Erfahrung hat gezeigt, dass es für die Familien z. T. schwierig werden kann, die verschiedenen Fit-Faktoren und Interventionen auseinanderzuhalten bzw. den Überblick über die Behandlungsrichtung zu behalten. Das Ziel ist es nicht, so rasch wie möglich vorwärts zu kommen, sondern die Eltern zu befähigen, die Schritte selbstständig und gezielt zu unternehmen (siehe auch Grundprinzip 3, S. 108). Dieses Vorgehen erfordert häufig einen Umdenkprozess der Erwachsenen: Die Erwachsenen sollen durch ihr Handeln eine Verhaltensänderung bewirken können, der Therapeut begleitet und unterstützt lediglich die Bemühungen der Erwachsenen.

Ziel ist eine Verantwortungserkennung und -übernahme durch die Eltern

Beachte

Die meisten Behandlungen beginnen mit hilflosen Familien, die die Verantwortung für die Problemlösung den Therapeuten überlassen. Anfänglich übernimmt der Therapeut diese Verantwortung bewusst, beginnt diese aber sukzessive wieder auf die Eltern zu übertragen. Den Schritt in die elterliche Eigenverantwortung zu schaffen, ist ein wesentlicher Prädiktor für nachhaltigen Behandlungserfolg.

6.2.4 Abschlussphase (Schritt 9)

Sehr häufig gestaltet sich die Bearbeitung der wichtigsten problematischen Verhaltensweisen so, dass ein Behandlungsziel möglicherweise bereits stabil erreicht wurde, während die Arbeit an anderen Behandlungszielen noch weitergeführt wird. Die Abschlussphase wird dann eingeleitet, wenn alle übergeordneten Behandlungsziele in einem Zeitraum von vier Wochen stabil erreicht worden sind. Auch wenn nicht alle übergeordneten Behandlungsziele erreicht werden konnten, ist bei der MST jedoch eine maximale Behandlungsdauer von 150 Tagen vorgesehen. Die Abschlussphase dauert normalerweise zwischen zwei bis vier Wochen.

Abschluss nach 4 Wochen stabiler Zielerreichung einleiten

Der Beginn und das Ende der MST-Behandlung basieren auf einer detaillierten Verhaltensanalyse des Jugendlichen. In der Abschlussphase fokussiert die MST-Arbeit darauf, festzustellen, welche konkreten Verhaltensweisen, Maßnahmen und strukturellen Veränderungen in den betroffenen

Systemen maßgeblich zu positiven Veränderungen beigetragen haben. Diese sogenannte *positive Fit-Analyse* dient dazu, die Mechanismen der positiven Veränderung zu verstehen und die Ressourcen, die die Familie hat bzw. sich in der Therapie erarbeitet hat, nochmals zu aktivieren. Die erhobenen positiven Fit-Faktoren werden in Zusammenarbeit mit den Schlüsselpersonen in einem detaillierten Abschlussplan zusammengefügt. Der Abschlussplan stellt sozusagen ein Rezept dar, wie das erwünschte positive Verhalten entstanden ist und aufrechterhalten werden kann. Des Weiteren wird antizipiert, welche Probleme nach Behandlungsabschluss auftauchen könnten (z. B. ein bevorstehender Schulwechsel, Trennung der Eltern o. Ä.) und welche konkreten Maßnahmen dann eingeleitet werden sollten. Im Anschluss an die intensive Behandlung mit MST bieten wir grundsätzlich jeder Familie drei „Joker-Anrufe“ an. So wissen die Eltern, dass sie sich in einem Notfall an ihren Therapeuten oder ihre Therapeutin wenden dürfen und sich telefonisch beraten lassen können. Dieses Angebot wird von weniger als der Hälfte der behandelten Familien genutzt. Die allermeisten Joker-Anrufe finden in den ersten sechs Monaten nach Behandlungsende statt.

Analyse der positiven Veränderungen

6.3 Die Grundprinzipien (Die Wegweiser)

Die Kernziele der MST-Behandlung (der Kompass) und der analytische Prozess (die Landkarte) haben eine grundsätzlich richtungsweisende Bedeutung für den Verlauf der Behandlung. In jeder Behandlung werden Familien und Therapeuten jedoch mit Unvorhergesehenem konfrontiert, neue Informationen kommen hinzu und temporäre Hindernisse versperren den Weg. In diesen Situationen stellen die neun Grundprinzipien *die Wegweiser* dar, welche für die einzelnen Schritte in der Behandlung die Richtung weisen (vgl. Abb. 13). Die Grundprinzipien bestimmen den therapeutischen Fokus, die Haltung, Zielsetzung, Interventionsplanung und Verantwortung des Therapeuten.

Die Grundprinzipien als therapeutische Wegweiser

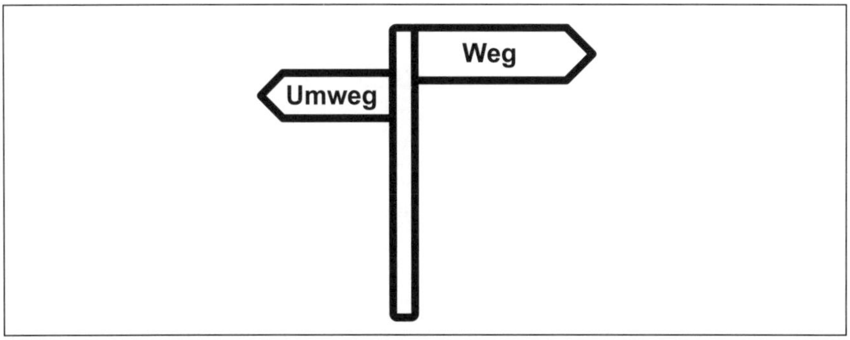

Abbildung 13:
Der Wegweiser steht für die Grundprinzipien der MST-Behandlung

Die neun Grundprinzipien der MST sind:

1. *Den „Fit" finden:* Das Verhalten des Jugendlichen *multisystemisch* und *multifaktoriell* zu konzeptualisieren.
2. *Am Positiven und an Stärken orientieren:* Die therapeutischen Kontakte und entwickelten Interventionen fokussieren auf das Positive und nutzen die Stärken in der Familie und den Systemen. Wir wollen generell mehr von dem tun, was funktioniert.
3. *Verantwortung steigern:* Interventionen sollen zu einer Steigerung der Selbstverantwortung aller Teilnehmenden führen. Wir hören häufig die Aussage: „Jetzt muss erst einmal er bzw. sie (der bzw. die Jugendliche) zeigen, dass er bzw. sie bereit ist zu kooperieren. Dann bin auch ich bereit, Veränderungen wahrzunehmen." Hier ist es meistens erforderlich, den Fokus der Eltern auf ihre eigene Verantwortung im Veränderungsprozess zu lenken. Wir erwarten von den Erwachsenen, dass sie den ersten Schritt (oder sogar mehrere „erste" Schritte) unternehmen, bevor die Jugendlichen beginnen, zu kooperieren.
4. *Interventionen gegenwartsorientiert, handlungsorientiert und klar definieren:* Interventionen sind gegenwartsfokussiert, handlungsorientiert und zielgerichtet, sie visieren konkrete und klar definierte Problemverhalten an.
5. *Interaktionsmuster/-sequenzen bearbeiten:* Wiederkehrende Interaktionsmuster können ein Problemverhalten antreiben und zur Eskalation von Konflikten beitragen. Diese Sequenzen sollen erkannt und verändert werden. Meistens sind diese Sequenzen wiederholt „eingeübte", dysfunktionale Interaktionsmuster, bei der schon die Mimik, ein Blick oder Tonfall der Auslöser für eine eskalierende Reaktion des Gegenübers sein können. Bei Eltern kann es aber auch sein, dass sie mit Ohnmachtsgefühlen und Passivität auf gewisse Verhaltensmuster des Jugendlichen reagieren. Verbaler und körperlicher Gewalt liegt beispielsweise häufig ein Muster von „sich gegenseitigem Hochschaukeln" zugrunde. Die Aufgabe des Therapeuten ist es, diese Muster zu erkennen, zu benennen und mit den Familien alternative Interaktionen einzuüben. Ebenfalls ist der Blick auf Interaktionsmuster *zwischen* Systemen sehr wichtig (z. B. wie findet die Kommunikation zwischen den Eltern und der Schule statt?).
6. *Entwicklungsadäquatheit:* Interventionen sind dem Entwicklungsstand des Jugendlichen und der Familie angemessen. Viel ausschlaggebender als das Alter des Jugendlichen und der Familie sind der aktuelle Stand der Entwicklung des Jugendlichen sowie vorhandene Fähigkeiten und Kompetenzen. So können z. B. für zwei 15-jährige Jugendliche sehr unterschiedliche Ausgangszeiten festgelegt werden. Allgemein wird transparent und dem Entwicklungsstand des Kindes entsprechend kommuniziert; das bedeutet, dass alle Informationen so aufbereitet werden, dass der Jugendliche diese verstehen und nachvollziehen kann. Gerade bei kognitiv eher schwach begabten Jugendlichen ist es wichtig, diese nicht zu überfordern.
7. *Kontinuierlicher Einsatz:* Intervention verlangen den Familienmitgliedern täglichen oder wöchentlichen Einsatz und Bemühungen ab. Neue

Verhaltensweisen müssen regelmäßig eingeübt werden, wenn sie sich verselbstständigen sollen. Das regelmäßige Umsetzen von Interventionen kann mit einem Konditionstraining verglichen werden.

8. *Evaluation und Messbarkeit:* Behandlungsfortschritte werden kontinuierlich und aus verschiedenen Perspektiven systematisch erfasst und ausgewertet. Es liegt in der Verantwortung des Therapeuten, Hindernisse zu erkennen, zu benennen und zu überwinden. Die Familie wird bei der Befragung aktiv beteiligt, die Erkenntnisse aus den Befragungen fließen wieder an die Teams zurück, sodass diese für die Optimierung der Intervention und des Therapeutenverhaltens bzw. der -weiterbildung genutzt werden können.
9. *Generalisierung:* Eltern werden befähigt, nachhaltige Veränderungen langfristig aufrechtzuerhalten, um damit auch neue Probleme erfolgreich angehen zu können. Die erlernten Techniken sollten sie befähigen, auf ähnliche Problemfelder wiederholt und ebenso angemessen und geschickt zu reagieren. Eine typische Generalisierung ist erfolgreiches Anwenden der erlernten Techniken auf Geschwister des Jugendlichen. Generalisierung ist keine automatische Begleiterscheinung einer Behandlung, sondern ein Prozess, der gezielt geplant und gefördert werden muss.

6.4 MST-Qualitätskontrolle (Das Navigationsgerät)

Das genaue Einhalten des Behandlungsmanuals wurde in zahlreichen Studien als wichtigster Faktor für konsistent hohe Erfolgsraten belegt (vgl. Kapitel 4). Um die sogenannte Konzept- bzw. Manualtreue zu gewährleisten, ist bei der MST eine engmaschige Qualitätskontrolle auf jeder Ebene

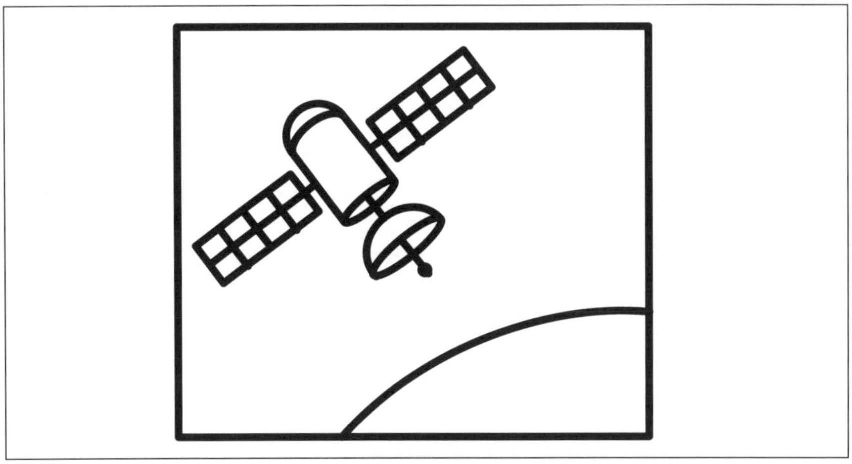

Abbildung 14:
Die Qualitätskontrolle wird durch ein Navigationsgerät symbolisiert

und in jeder Phase der Behandlung vorgesehen. In einer normalen Woche wird für jede Familie in Behandlung die Manualtreue des gesamten Behandlungssystems (von den Eltern bis hin zum MST-Coach) mit durchschnittlich zehn verbindlichen Kontroll- und Feedbackprozesse überprüft (vgl. Abb. 15). Die engmaschige Qualitätskontrolle bei der MST kann daher mit dem Signal eines *Navigationsgeräts* verglichen werden (vgl. Abb. 14).

Die Qualitätskontrolle als Navigationsgerät

6.4.1 Überprüfung und Förderung der Personen auf der nachgeordneten Ebene

Es ist wichtig festzuhalten, dass die Prozesse der Qualitätssicherung zwar unweigerlich eine Überprüfungsfunktion haben, das hauptsächliche Ziel jedoch darin besteht, die Personen auf der „nachgeordneten Ebene" (ob Familie, Therapeut, Teamleitung oder MST-Experte) in der manualtreuen Arbeit optimal zu unterstützen und zu fördern. So gehen Überprüfung und Unterstützung *immer* Hand in Hand, wobei der Schwerpunkt auf der Un-

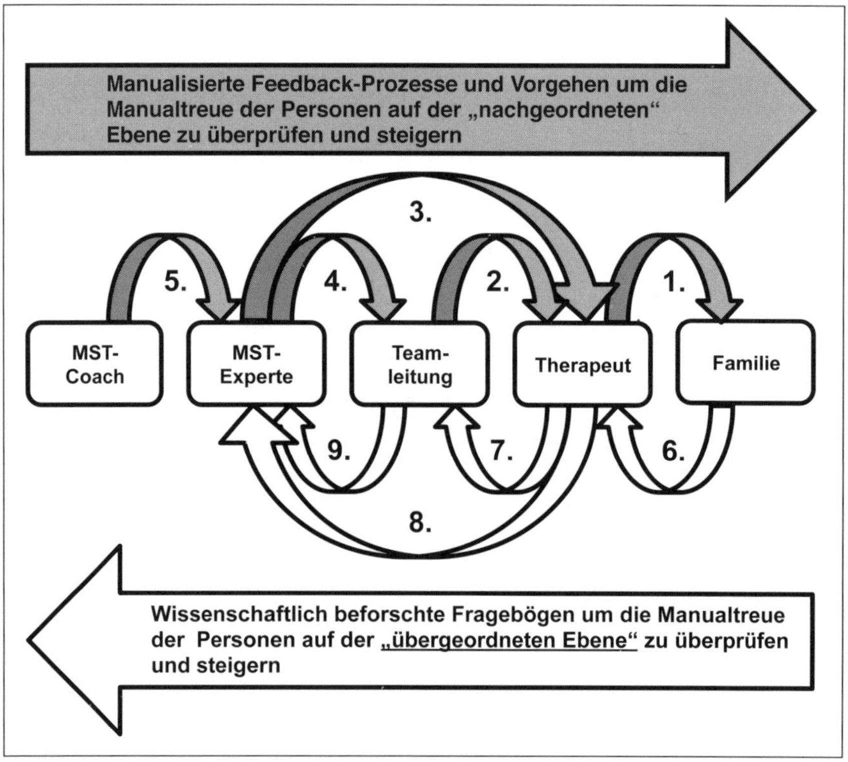

Abbildung 15:
Struktur der MST-Qualitätskontrolle (nach Henggeler et al., 2009)

terstützung liegt. Die einzelnen Überprüfungs- und Feedbackschleifen der nachgeordneten Ebene werden im Folgenden erläutert. Die Nummern der Prozesse beziehen sich dabei auf die Ziffern in Abbildung 15.

Förderung der Familie durch den Therapeuten (Prozess 1)

Hochfrequenter Kontakt zwischen Therapeut und Familie

Die wichtigste und häufigste Förderung geschieht durch den direkten Kontakt des Therapeuten mit der Familie und den involvierten Systemen. Die zwei bis vier Therapiesitzungen pro Woche bei den Familien zu Hause werden ergänzt durch telefonische und elektronische Kontakte. So stehen Familien bei Bedarf in täglichem Kontakt mit dem Therapeuten. Hindernisse und neue Probleme können somit rasch erkannt und Interventionen angepasst werden, und so werden in den Familien und Systemen schnelle Behandlungsfortschritte verzeichnet. Sehr häufig setzen die Therapeuten mit Familien und Schulen gemeinsam entwickelte Checklisten ein, um das Verhalten der Jugendlichen festzuhalten. Diese Checklisten dienen als Messlatte für die Behandlungsfortschritte und geben in großem Maß den therapeutischen Fokus vor.

> **Beachte**
>
> Der hochfrequente Kontakt erlaubt es, in kleinen Schritten zu planen und zu handeln, aber für die Dauer der Behandlung trotzdem große Behandlungsziele zu erreichen.

Förderung des Therapeuten durch die Teamleitung (Prozess 2)

Die Unterstützung der Therapeuten in ihrer Arbeit ist – nach der Unterstützung der Familien – die intensivste und häufigste Aktivität während der Behandlung. Diese Prozesse sind mehrschichtig und unterschiedlich strukturiert.

Schriftliche Zusammenfassung und Planung der Interventionen für die folgende Woche

Wochenbericht. Der Wochenbericht ist ein zentrales Behandlungsinstrument, in dem für jede Familie die Fortschritte und Hindernisse im therapeutischen Prozess der vergangenen Woche zusammengefasst und evaluiert und der zukünftige Fokus der Therapie und konkrete Interventionen für die kommende Woche geplant werden. Diese schriftlich verfasste Therapieplanung wird wöchentlich von der Teamleitung überprüft, wobei dem Einhalten des analytischen Prozesses und den neun Grundprinzipien besonderes Gewicht zukommt. Bei Bedarf ordnet die Teamleitung in der schriftlichen Rückmeldung eine Änderung im therapeutischen Fokus oder in den individuellen Wochenzielen eines Therapeuten an.

Gruppensupervision. Mit der schriftlichen Therapieplanung als Basis werden sämtliche Interventionen in einer wöchentlichen zweistündigen Gruppensupervision besprochen. Das Hauptziel dieser Gespräche ist, die therapeutische Arbeit der kommenden Woche konzeptgetreu und zielführend zu gestalten. Der Fokus der Gruppensupervision besteht darin, neu dazugekommene Informationen in die Therapieplanung aufzunehmen, allenfalls die von der Teamleitung angeordneten Zielanpassungen zu besprechen und den Therapeuten mit den notwendigen Informationen und Hilfsmitteln auszustatten. In regelmäßigen Abstanden sollten die Gruppensupervisionen auf Video aufgenommen werden, um Informationen für den Rückmeldeprozess MST-Experte – Teamleitung zu bieten.

Beachte

Eine Einigung zwischen Teamleitung und Therapeuten bezüglich der Therapieplanung wird immer angestrebt und in den allermeisten Fällen erreicht. Letztendlich liegt die therapeutische Verantwortung jedoch bei der Teamleitung. Bei Uneinigkeiten kann der MST-Experte hinzugezogen werden.

Die Teamleitung verschafft sich einen Überblick vor Ort

Hausbesuch. Der Teamleiter verschafft sich Einblicke in die Arbeit des Therapeuten durch die ungefähr monatlich stattfindenden Hausbesuche in den in Behandlung stehenden Familien. Die Rolle der Teamleitung in diesen gemeinsamen Sitzungen variiert je nach Bedarf von einer beobachtenden Haltung bis hin zu einer aktiven Mitwirkung. Alternativ können Therapeuten auch Audio- oder Videoaufnahmen ihrer Termine einreichen, welche von der Teamleitung anhand vorgegebener Vorlagen ausgewertet werden und in die Unterstützung des Therapeuten einfließen.

Monatliche Fördergespräche

Therapeuten-Förderplan. Um die wirksame und manualtreue therapeutische Arbeit der Therapeuten zu fördern, finden ca. in monatlichem Abstand Fördergespräche zwischen Teamleitung und Therapeuten statt. In diesen Gesprächen werden die wichtigsten Maßstäbe, wie z. B. Behandlungsdauer, Erreichen der Kernziele, Manualtreue sowie persönliche Entwicklungswünsche und Befindlichkeiten besprochen. In diesen verbindlichen Gesprächen werden Stärken und Schwächen eruiert, Förderziele konkret geplant, schriftlich festgehalten und regelmäßig überprüft. Inhaltlich folgen diese Gespräche dem analytischen Prozess und werden in einer manualisierten Vorlage analog dem Wochenbericht schriftlich verfasst.

Förderung des Therapeuten durch den MST-Experten (Prozess 3)

Bei dieser Überprüfungs- und Feedbackschleife gibt es folgende Komponenten:

Wochenbericht. Die Wochenberichte jeder Familie werden zusammen mit den Anmerkungen der Teamleitung an den MST-Experten weitergeleitet, der die Verankerung der Therapieplanung im analytischen Prozess und den neun Grundprinzipien überprüft. Der Wochenbericht dient somit auch als Informationsaustausch mit dem MST-Experten und bildet die Grundlage für Rückmeldungen an die Therapeuten und an die Teamleitung.

Der MST-Experte als weitere Prüf- und Stützinstanz

Telefonische Beratung. Nach der Gruppensupervision findet eine wöchentliche telefonische Besprechung (eine Stunde) mit dem MST-Experten statt. Dieser Austausch stellt das wichtigste Element im Austausch zwischen MST-Experten und Therapeuten dar. Die Zielsetzung des Gesprächs deckt sich mit derjenigen der Gruppensupervision, die therapeutische Arbeit der kommenden Woche konzeptgetreu und zielführend zu gestalten. Der MST-Experte hat „das letzte Wort" bezüglich der therapeutischen Planung.

Die MST-Fortbildungsmodule. Ein weiteres wichtiges Instrument zur Förderung der Therapeuten ist die vierteljährlich stattfindende, eintägige Therapeutenfortbildung, die vor Ort durch den MST-Experten durchgeführt wird. In diesen Fortbildungen werden die speziellen behandlungsrelevanten und teamspezifischen Wünsche der Therapeuten erfragt und berücksichtigt.

Da es zurzeit noch zu wenige MST-Teams im deutschsprachigen Raum gibt, als dass die Therapie in einem deutschsprachig geführten Netzwerk stattfinden kann, werden die schriftliche Therapieplanung, die telefonische Besprechung mit dem MST-Experten und die vierteljährliche MST-Fortbildung derzeit in der englischen Sprache geführt.

Überprüfung und Förderung des Teamleiters durch den MST-Experten (Prozess 4)

Der Teamleiter wird direkt vom MST-Experten unterstützt. Zu diesem Zweck gibt es folgende Strategien:

Wochenbericht. Um die Manualtreue der Teamleitung zu prüfen, dienen die Wochenberichte (siehe oben). Hiermit gelangen einerseits die behandlungsrelevanten Informationen und Pläne an den Experten, andererseits wird es so möglich, die therapeutische Führung des Teams zu beleuchten.

Telefonische Besprechung. In einem wöchentlichen Telefonat wird der MST-Experte vom zuständigen Therapeuten (Teamleitung in Anwesenheit) über die Beschlüsse aus der Gruppensupervision informiert. So kann der Experte überprüfen, inwiefern die Teamleitung die Gruppensupervision konzeptgetreu umgesetzt hat und allenfalls noch Richtungsänderungen vorgeben. Zusätzlich werden die ca. monatlich erstellten Videoaufnahmen der Gruppensupervision an den MST-Experten weitergeleitet.

Der Teamleitungs-Förderplan. Analog zum Therapeuten-Förderplan wird ein sogenannter Teamleitungs-Förderplan eingesetzt, um die wichtigsten

Kontinuierliche Beurteilung und Förderung der Teamleitung

MST-Maßstäbe, wie z. B. Behandlungsdauer, Erreichen der Kernziele und Manualtreue der Therapeuten sowie persönliche Entwicklungswünsche und Befindlichkeiten der Teamleitung, zu bearbeiten. Diese Teamleitungs-Fördergespräche und -pläne stellen einen verbindlichen Teil des MST-Konzepts dar und werden schriftlich verfasst.

MST-Fortbildungsmodule für Teamleitungen. Um die Teamleitungen mit praktischen Hilfsmitteln zu unterstützen, werden sie in einer vierteljährlich stattfindenden Teamleitungs-Fortbildung durch den MST-Experten gecoacht.

Überprüfung und Förderung des MST-Experten durch den MST-Coach (Prozess 5)

Auch der MST-Experte wird aktiv unterstützt durch den sogenannten MST-Coach. Um die Arbeit des MST-Experten abzubilden, werden dem MST-Coach z. B. sämtliche telefonischen Beratungen als Audioaufnahmen zur Verfügung gestellt. Des Weiteren werden Förderpläne für den MST-Experten erstellt und die vom Experten erstellten Teamleitungs-Förderpläne überprüft.

6.4.2 Rückmeldungsprozesse an Personen auf den „übergeordneten" Ebenen

Ebenso wie Überprüfungen und Beratungen an Personen auf der nachgeordneten Ebene finden Rückmeldungen an die Personen auf der „nächsthöheren" Ebene statt. Die Nummern der Prozesse beziehen sich auf die Ziffern in Abbildung 15.

Rückmeldungen der Familien zur Arbeit des Therapeuten (Prozess 6)

Die Manualtreue der Therapeuten wird erhoben

„Therapist Adherence Measures" bzw. TAMs (Erhebung der Manualtreue der Therapeuten). Eines der wichtigsten Qualitätssicherungswerkzeuge ist eine monatlich durchgeführte telefonische Befragung aller sich in Behandlung befindenden Familien. Hierzu werden die Familien monatlich von einem Befrager bzw. einer Befragerin kontaktiert, der bzw. die sie anhand des wissenschaftlich überprüften TAM-Fragebogens über die Arbeit der Therapeuten befragt, aus denen sich Aussagen über die Manualtreue des Therapeuten ableiten lassen. Diese Interviewer werden in den USA häufig von MST Services beauftragt, und sie arbeiten unabhängig vom Therapeuten-Team. In der Schweiz werden die Interviewer direkt von der Anbieterorganisation (d. h. der Kinder- und Jugendpsychiatrischen Dienste) rekrutiert, damit die Befragungen in deutscher Sprache durchgeführt werden können.

Der TAM-Fragebogen enthält 28 Fragen, die anhand einer Likert-Skala (von 1 = sehr selten bis 5 = sehr häufig) beantwortet werden. Für die Durchführung in der Schweiz verwenden wir eine deutschsprachige Version des Fragebogens (siehe unten). Die Befragung findet generell in der 2. Hälfte des Monats statt und dauert wenige Minuten. Den Familien werden von den Therapeuten mehrere Exemplare des Fragebogens zur Verfügung gestellt, sodass sie die Fragen bereits vor dem Anruf ausfüllen können oder am Telefon die Fragen mitlesen können. Einige beispielhafte TAM-Fragen sind:

- „Die Therapeutin hat sich bemüht herauszufinden, wie die Probleme in unserer Familie zusammenhängen“ (vgl. Grundprinzip 1, den „Fit“ finden),
- „Meine Familie wusste genau, an welchen Problemen wir arbeiten“ (vgl. Grundprinzip 4, Interventionen sind gegenwartsorientiert, handlungsorientiert und klar definiert),
- „Die Empfehlungen des Therapeuten erforderten einen fast täglichen Einsatz der Familienmitglieder betreffend unserer Probleme“ (vgl. Grundprinzip 7, kontinuierlicher Einsatz).

Derzeit (März 2015) liegt der TAM-Fragebogen in 28 Sprachen übersetzt und von MST Services zur Verwendung freigegeben vor. Die Antworten der Familien werden von den Befragern über eine Webseite direkt in die Datenbank von MST Services eingegeben. Diese Daten können dann von der Teamleitung abgerufen werden. An dieser Stelle ist es wichtig zu erwähnen, dass die Therapeuten die Resultate nur in anonymisierter Form erhalten, so dass die Familien in den Befragungen frei antworten können. MST Services schreibt für das Ergebnis eine „Benchmark“ bzw. Mindestnote vor, welche nicht unterschritten werden sollte. Das Erreichen und Beibehalten einer hohen Manualtreue ist ein wichtiger Fokus der monatlichen Fördergespräche.

Rückmeldungen der Therapeuten zur Arbeit der Teamleitung (Prozess 7)

„Supervisor Adherence Measures“ bzw. SAMs (Erhebung der Manualtreue der Teamleitungen). In ähnlichem Stil wird die Manualtreue der Teamleitung durch zweimonatliche manualisierte Befragung der Therapeuten erhoben. Die Ergebnisse werden in Fördergesprächen beleuchtet, mittels schriftlicher Pläne bearbeitet und in vierteljährlichen, eintägigen Teamleitungs-Fortbildungen optimiert. Die Therapeuten füllen zu diesem Zweck online auf der MST-Services-Website einen Fragebogen aus. Die Resultate werden vom MST-Experten abgerufen und der Teamleitung in anonymisierter Form rückgemeldet. Beispielsweise wird gefragt:

- „Wenn der Teamleiter Änderungen in meiner Therapieplanung vorschlug, dann wurden diese Änderungen anhand eines oder mehrerer der MST-Grundprinzipien begründet“,
- „Der Teamleiter fragte die Therapeuten, inwiefern ihre Fragen und Fallschilderungen das Problemverständnis (d. h. die Fit-Analyse) ergänzen“.

Rückmeldungen der Therapeuten und des Teamleiters zur Arbeit des MST-Experten (Prozesse 8 und 9)

„Consultant Adherence Measures" bzw. CAMs (Erhebung der Manualtreue der Teamleitungen). Die Manualtreue des MST-Experten wird in zweimonatlichen Befragungen der Teamleitungen und der Therapeuten erhoben und an den MST-Coach rückgemeldet. Auch diese Befragung wird online auf der MST-Services-Webseite ausgefüllt. Beispiele für Fragen sind:
- „Der MST-Experte präsentierte konkrete Interventionen und Behandlungsstrategien für meine aktuellen Fälle",
- „Der MST-Experte unterstützte mich darin, mein Verständnis, d. h. die Fit-Analyse für konkrete Problemverhaltensweisen, zu ergänzen und vervollständigen."

Der MST-Coach nutzt diese Information, um zu geringe Manualtreue direkt mit dem MST-Experten zu bearbeiten.

6.4.3 Unsere Erfahrungen mit der MST-Qualitätssicherung

Manualtreue der Therapeuten ist der wichtigste Prädiktor für positive Behandlungsverläufe und langfristige Nachhaltigkeit

Dieses hohe Niveau von Überprüfung, Beaufsichtigung und Steuerung der therapeutischen Arbeit war bei uns eher ungewohnt und wurde von den Therapeuten z. T. auch als invasiv erlebt. Allerdings muss betont werden, dass die wissenschaftlich fundierte monatliche Befragung der Familien bei MST einen besonders hohen Stellenwert einnimmt, da die Manualtreue der Therapeuten den wichtigsten Prädiktor für positive Behandlungsverläufe und langfristige Nachhaltigkeit darstellt. In dieser Hinsicht hat sich auch in der Schweiz bestätigt, dass erhöhte Kontrolle und die damit verknüpfte Steuerung durchaus zu erhöhter Qualität und erhöhte Qualität wiederum zu besseren Therapieresultaten führt. Eine positive Einstellung gegenüber der Qualitätskontrolle von Seiten der Therapeuten hat sich als wichtiger Faktor für deren Zufriedenheit und Tätigkeitsdauer herausgestellt.

6.5 Interventionen (Die Werkzeugkiste)

MST bietet einen immensen „Werkzeugkasten" an Interventionen

Die MST bedient sich vieler verschiedener Interventionen und verfügt so über eine überaus reichhaltige „Werkzeugkiste" (vgl. Abb. 16). Die wichtigsten im MST-Manual beschriebenen Werkzeuge dienen dazu, die oben beschriebenen MST-Konzepte manualtreu umzusetzen, z. B. die Vorlagen für Wochenberichte und Fit-Analysen. Für die praktische Arbeit in den Familien steht auch eine Vielzahl von MST empfohlenen Interventionen aus bestehenden evidenzbasierten Therapieverfahren zur Verfügung, z. B. Verhaltenssequenzen, Gedankenprotokolle und Belohnungssysteme. Diese „Werkzeugkiste" wird zudem laufend durch die über 500 Teams und 2.000

Therapeuten weltweit erweitert. Wir verzichten hier bewusst auf eine sterile Auflistung verschiedener Werkzeuge, sondern führen in Kapitel 7 unsere eigenen Therapiemethoden bzw. Hilfsmittel auf, die wir in unserer Arbeit einsetzen.

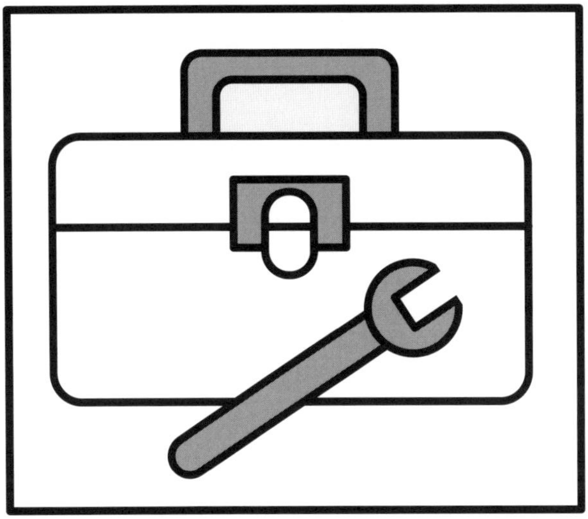

Abbildung 16:
Die Werkzeugkiste steht für die Sammlung von Interventionen, die in der MST eingesetzt werden

Zusammenfassung

Das Behandlungskonzept der MST besteht aus mehreren Komponenten. Als analytischer Prozess wird dabei der systemische Ablauf der Behandlung von der Zuweisung bis hin zum Abschluss bezeichnet. Eine wesentliche Komponente stellen die übergeordneten Kernziele dar: der Jugendliche bleibt in seiner Herkunftsfamilie, er ist in Schule oder Arbeit gut integriert und begeht keine (weiteren) Delikte. Darüber hinaus werden individuelle Ziele mit den Eltern vereinbart. Der analytische Prozess, also der Therapieablauf, besteht aus einer Abklärungsphase, der Behandlungsphase und der Abschlussphase. Zentral für die Behandlung ist die sogenannte „Fit-Analyse", mithilfe derer das Problemverhalten analysiert und Faktoren identifiziert werden, die zur Entstehung und Aufrechterhaltung des Problemverhaltens beitragen. Diese „Fit-Faktoren" werden für die Behandlung priorisiert und es werden passende Interventionen entwickelt bzw. ausgewählt. Bei der Formulierung und Einführung der Interventionen stellen die neun Grundprinzipien der MST sozusagen die „Wegweiser" dar, damit die Ziele der Behandlung nicht aus den Augen verloren werden. Um die Zielgerichtetheit der Interventionen und die Manualtreue der Therapeuten und Teamleitungen überprüfen zu können, ist in der MST eine engmaschige Qualitätskontrolle vorgesehen, die über verschiedene Rückmeldeprozesse und -ebenen mit der Unterstützung von MST Services abläuft. Für die Interventionen stellt die MST eine Vielzahl von „Werkzeugen" (empfohlene Interventionen) zur Verfügung.

Teil III: MST in der Praxis

7 Indikationsstellung und Therapievorbereitung[7]

In den folgenden Kapiteln wird dargestellt, wie der Sprung vom sinnvollen Konzept der Multisystemischen Therapie (MST) in die Anwendung erreicht werden kann, wie sich also die Theorie in der Praxis umsetzen lässt. In diesem Kapitel wird hauptsächlich die Indikationsstellung behandelt, d. h. die Zeitspanne vom ersten Kontakt mit einer Familie bis zum eigentlichen Therapiebeginn, in der festgestellt wird, ob die Therapie beim Betroffenen sinnvollerweise durchgeführt werden kann. In Kapitel 8 wird dann das praktische Vorgehen anhand von drei Fallbeispielen erläutert.

Ein- und Ausschlusskriterien für die Therapieteilnahme

Für die Durchführung einer MST gibt es von MST Services formulierte, klar definierte Ein- und Ausschlusskriterien (vgl. Tab. 6), welche sich nach unserer mittlerweile mehrjährigen Erfahrung bestätigt haben. Das Vorhandensein *aller* Einschlusskriterien und die Abwesenheit *aller* Ausschlusskriterien sind für eine korrekte Indikationsstellung zwingend notwendig. Schon

Tabelle 6:
Ein- und Ausschlusskriterien für die Behandlung mit MST

Einschlusskriterien	Ausschlusskriterien
– Störung des Sozialverhaltens gemäß ICD-10 – daraus folgende Delikte, drohende Ausschulung oder Fremdplatzierung – Alter zwischen 12 und 17 Jahren – mindestens eine elterliche Bezugsperson entscheidet sich „freiwillig" zur MST-Behandlung – Jugendlicher wohnt zu Hause (z. T. können auch Rückführungen mit MST begleitet werden) – vorhandene Tagesstruktur (mindestens 20 Stunden pro Woche)	– eine psychotische Erkrankung des Jugendlichen – das Vorliegen von akuter Suizidalität des Jugendlichen – das Verbleiben des Jugendlichen in der Familie bildet ein ernsthaftes Risiko für ihn selbst oder seine Familie (eindeutige Indikation für eine außerfamiliäre Platzierung) – komorbide Autismus-Spektrum-Störung – komorbide psychische Erkrankungen, die eine stationäre kinder- und jugendpsychiatrische Behandlung erforderlich machen – intellektuelle Minderbegabung (IQ unter 70) – der Jugendliche begeht vor allem Sexualdelikte[8]

7 Wir danken Axel Ladner für die Mitarbeit bei diesem Kapitel.

8 Wenn die Diagnose SSV ausschließlich aufgrund von erfolgten Sexualdelikten gestellt wird, empfiehlt MST Services eine Behandlung mit der MST-Adaption „Problem Sexual Behavior". Da wir in der Schweiz diese Adaption nicht anbieten, stellen Sexualdelikte ohne andere Problemverhalten ein Ausschlusskriterium dar.

bei leicht „strapazierter" Indikationsstellung, d. h. Abweichungen auf Seite der Ein- *oder* Ausschlusskriterien, muss mit Komplikationen und schwierigeren Therapieverläufen gerechnet werden. Deshalb lohnt es sich, ausreichend Zeit und Ressourcen im Vorfeld der Therapie zu investieren, um eine gute Passung des MST-Angebotes zu den Bedürfnissen der Zuweiser und der betroffenen Familie gewährleisten zu können. Eine erfolgreiche Therapie zeichnet sich nach Haley dadurch aus, dass man zu Beginn ein lösbares Problem als Therapieziel definiert (Haley 1985, 1987).

7.1 Anmeldung und Einladung zum Vorgespräch

Telefonischer Kontakt zur angemeldeten Familie und Setzen erster multisystemischer Akzente

Die Anmeldung für ein Vorgespräch zur Indikationsstellung erfolgt immer im Einverständnis der Familie und kann durch behandelnde Ärzte oder Therapeuten, die Schule und schulnahe Personen, Fachpersonal aus dem Jugendhilfebereich oder aus der Justiz sowie direkt durch die Familie selbst erfolgen. Idealerweise melden die Zuweiser den Jugendlichen und seine Familie anhand eines bereitgestellten, klinikinternen Formulars mit wichtigen Daten zur Person und kurzer Darstellung des Problemverhaltens an. Nach Erhalt des Anmeldeformulars nimmt die therapeutische Leitung telefonischen Kontakt zur Familie und allenfalls zu den involvierten Personen (z. B. Zuweiser) oder Behörden auf. Dieser telefonische Kontakt dient einerseits dazu, weitere ergänzende Informationen über die Problematik einzuholen, andererseits wird eine erste direkte Verbindung zwischen der Teamleitung und den Eltern erstellt und dabei können bereits vorbereitend erste Akzente des multisystemischen und ressourcenorientierten Denkens einfließen (Prior, 2012). Mit der Familie wird ein Vorgesprächstermin mit der Beteiligung mindestens eines Elternteils und, wenn möglich, des zu behandelnden Jugendlichen vereinbart. Es kommt nicht selten vor, dass sich der Jugendliche weigert, am Indikationsgespräch teilzunehmen. Diese Möglichkeit besprechen wir generell schon beim Vereinbaren des Vorgesprächs und bitten die Eltern, bei einer Verweigerung des Jugendlichen alleine zu kommen. Eine eventuelle Teilnahme weiterer Familienmitglieder oder Personen aus dem Helfersystem beim Indikationsgespräch wird bei diesem Telefonat ebenfalls besprochen. Von Seite des MST-Teams sind für das Indikationsgespräch die therapeutische und die fachärztliche Leitung anwesend. Das Vorgespräch findet normalerweise in den Räumlichkeiten des MST-Teams statt.

7.2 Ablauf und Struktur des Vorgesprächs

Im Vorgespräch sollten folgende Themen angesprochen und eruiert werden:

1. Vorstellung der Anwesenden und Erfassung des Familiensystems (ca. 20 Minuten),

2. Erfassung des Problemverhaltens (ca. 30 Minuten),
3. Informationen zur Behandlungsweise und zu den Behandlungsbedingungen (ca. 20 Minuten),
4. Ergänzende Bemerkungen zur Diagnostik.

7.2.1 Vorstellung der Anwesenden und Erfassung des Familiensystems

Zuerst stellen sich die fachärztliche und therapeutische Leitung des MST-Teams kurz vor und erläutern ihre Rollen während der geplanten Behandlung. Hierbei können erste Informationen über die Zusammensetzung des Teams und die allgemeine Arbeitsweise während der MST-Behandlung einfließen. Anschließend werden die einzelnen Personen gebeten, sich vorzustellen. Dabei wird ausdrücklich darauf hingewiesen, dass es sich um eine Vorstellungsrunde handelt und die problematischen Verhaltensweisen des Jugendlichen erst in einem späteren Teil des Gesprächs erörtert werden. Üblicherweise stellt sich ein anwesendes Elternteil zuerst vor. Die Erwachsenen werden gebeten, zu ihrer Person, zur Familien- und Beziehungsgeschichte, ihrer beruflichen Situation und ihren Hobbys zu berichten. Der zu behandelnde Jugendliche wird gebeten, zu seiner Person, seiner schulischen Situation (oder der Situation im Lehrbetrieb) und dem allgemeinen Leistungsstand, seinem Freizeitverhalten inklusive Medienkonsum und seinem Freundeskreis zu berichten. Eventuell anwesende Geschwister sollten sich in diesem Sinne ebenfalls vorstellen.

Problemfreie Gesprächszone schaffen

Erstellung eines Genogramms

Die informelle Vorstellungsrunde nutzen wir dazu, um ein rudimentäres Genogramm der Familie zu erstellen. Insbesondere wollen wir wissen, welche Personen im selben Haushalt wohnen, wie die Beziehungen geprägt sind und welche besonderen familiären Merkmale vorhanden sind. Hierbei achten wir auch auf die nonverbalen Hinweise betreffend der Interaktionsverläufe und Rollen der Familienmitglieder.

Im nächsten Abschnitt des Gesprächs wird nach der besonderen Krankengeschichte des zu behandelnden Jugendlichen mit eventuell in der Vergangenheit stattgefundenen medizinisch-psychologischen Abklärungen sowie früheren Hilfen und Therapien gefragt. Des Weiteren wird darum gebeten, dass weitere wichtige Bezugspersonen im familiären und privaten freundschaftlichen Umfeld der Familie benannt werden, um die Beziehungen zu erfassen und einen Eindruck über die Ressourcen der Familie für eine eventuelle Unterstützung aus dem Umfeld zu gewinnen.

7.2.2 Erfassung des Problemverhaltens

Die Gesprächsleiter bereiten die Erfassung des Problemverhaltens dadurch vor, dass sie vorab erklären, dass der Jugendliche nicht „an den Pranger gestellt" werden soll, sondern dass es darum gehe, die Symptome für die Indikationsstellung und Diagnosestellung im Kostenübernahmegesuch für die Krankenkasse darstellen zu können. Dem Jugendlichen wird angeboten, den Raum zu verlassen, wenn die zu besprechenden Inhalte für ihn zu belastend sein könnten. Es wird gegenüber den Beteiligten klargestellt, dass es um Kriterien für die Diagnosestellung einer Störung des Sozialverhaltens (SSV) geht. Um den Gesprächsteilnehmern eine Struktur für die Schilderung des Problemverhaltens zu geben, bitten wir sie üblicherweise, die Situation bezogen auf die drei Bereiche Familie, Schule/Beruf und Freizeit/Freunde zu berichten. Die Erfassung des Problemverhaltens sollte ca. 30 Minuten in Anspruch nehmen.

Sicheren Rahmen schaffen für Problemexploration

Problematische Verhaltensweisen innerhalb der Familie. Es werden problematische Verhaltensweisen des Jugendlichen im Rahmen des Familienzusammenlebens erfragt. Besonderes Augenmerk wird auf häufig vorliegende Konflikte unter den Familienmitgliedern gelegt. Wenn Probleme im Konfliktverhalten vorliegen, wird nach den Konfliktpartnern, nach typischen Auslösern und nach dem Verlauf der Konflikte und der erwünschten Konfliktlösung gefragt. Für die Erfragung der „üblichen" problematischen Verhaltensweisen innerhalb der Familie kann die Checkliste im Anhang auf Seite 278 genutzt werden.

Problemverhalten in der Schule/im Lehrbetrieb. In diesem Themenfeld wird nach problematischen Verhaltensweisen des Jugendlichen im Rahmen der Schule oder Arbeit gefragt. Die Familien berichten normalerweise „erzählerisch" über die Problemverhaltensweisen des Jugendlichen. Aus diagnostischer Sicht ist es wichtig, zwischen Entstehung bzw. Vorgeschichte und der aktuellen Problematik zu unterscheiden. Als Hilfsmittel nutzen wir hierfür die Checkliste auf Seite 279 im Anhang.

Problemverhalten in der Freizeit. Des Weiteren wird nach problematischen Verhaltensweisen des Jugendlichen im Rahmen der Freizeitgestaltung gefragt. Besonderes Augenmerk wird hier auf den Freundeskreis des Jugendlichen gelegt und auf die Frage, ob den Eltern die Freunde ihres Jugendlichen persönlich bekannt sind (bzw. ob Kontakt zu deren Eltern möglich ist). Des Weiteren werden das Konsumverhalten des Jugendlichen bzw. mögliche Verdachtsmomente der Eltern bezüglich Rauchen, Alkoholkonsum, Cannabiskonsum und des Konsums anderer Drogen erfragt. Auch möglicherweise bereits gezeigtes delinquentes Verhalten (mit oder ohne erfolgter Anzeige/Strafverfolgung) wird beleuchtet. Zur Erfassung problematischer Verhaltensweisen in der Freizeit kann die entsprechende Checkliste im Anhang auf Seite 280 genutzt werden.

7.2.3 Informationen über Behandlungsweise und Bedingungen

In diesem Gesprächsteil, der ca. 20 Minuten in Anspruch nehmen sollte, wird seitens der MST-Verantwortlichen das multisystemische Denken und Handeln erläutert. Dabei wird ein deutlicher Fokus auf die Grundhaltung der MST gelegt: Die Erwachsenensysteme werden durch die MST dazu befähigt, dass der Jugendliche eine positive Entwicklung durchlaufen kann und dass außerfamiliäre Platzierungen, Ausschulungen/Lehrabbrüche und ggf. weitere Strafanzeigen vermieden werden können. Es wird daher genau geprüft, ob die Eltern bereit sind, innerhalb eines Behandlungsbündnisses intensiv daran zu arbeiten, dass der Jugendliche in der Familie verbleiben kann. Es liegt klar in der Verantwortung der Teamleitung, von den beteiligten Erziehungspersonen die Bereitschaft einzufordern, intensiv mitzuarbeiten, auch die notwendigen zeitlichen Ressourcen dafür einzusetzen und etwas Mühsal in Form einer Auseinandersetzung mit sich selbst und ihrem Sohn bzw. ihrer Tochter auf sich zu nehmen.

Beachte

Zum Teil haben Eltern den ausgesprochenen oder, was noch schwieriger ist, den unausgesprochenen Wunsch, das Kind zu platzieren. Dass Eltern zu Beginn eines Indikationsgesprächs/der Therapie diesbezüglich noch ambivalent sein können, ist normal. Es ist aber entscheidend, dass sie die „Notlösung Platzierung" für sich ausschließen und klar kommunizieren, dass die gesamte Energie der Familie und des MST-Teams in eine Behandlung investiert wird mit dem Ziel, dass der Jugendliche (weiterhin) gut zu Hause lebt. Durch eine Klärung dieser Prämisse vor Therapiebeginn lassen sich beidseitige Frustrationen und Stagnationen im Therapieverlauf vermeiden.

Verdeutlichen der gegenseitigen Erwartungen

Die verantwortlichen Erwachsenen sollten klar über die Arbeitsweise und die Intensität der notwendigen Mitarbeit bei der Therapie aufgeklärt werden. Generell erklären wir den zeitlichen Aufwand so: Es finden nebst telefonischen oder elektronischen Kontakten durchschnittlich zwei bis drei Termine pro Woche statt à durchschnittlich 75 Minuten. Es muss nicht jedes Familienmitglied an jedem Termin teilnehmen, aber es ist wichtig zu wissen, dass ca. 80 % der Termine mit den Eltern stattfinden werden. Häufig fragen die Familien kritisch, wie sie dieses Angebot mit ihren beruflichen Verpflichtungen vereinbaren sollen. Wir erläutern die flexiblen Arbeitszeiten der Therapeuten und andererseits die Möglichkeit, Termine auch zu Randzeiten zu vereinbaren. Gleichzeitig wird jedoch auch die Bereitschaf der Eltern, sich Termine einzurichten, explizit eingefordert. Gegebenenfalls muss ein Elternteil auch Urlaubstage für die Treffen aufwenden oder zeitweilig sein berufliches Pensum zurückschrauben.

Beachte

Häufig ist schon in dieser Diskussion bezüglich der Terminplanung zu erkennen, wie bereit die Familie ist, sich auf MST einzulassen.

Eine Anmerkung zum Patientengeheimnis und zur Schweigepflicht: Wir verlangen für eine konsequente multisystemische Arbeit die Erlaubnis, mit allen involvierten Systemen, soweit es sinnvoll ist, offen und transparent kommunizieren zu dürfen, wobei wir selbstverständlich keine vertraulichen Angaben über die Familie oder die Patienten veröffentlichen. Deshalb wird dies transparent besprochen und im Rahmen der Behandlungsvereinbarung eine schriftliche Entbindung von der Schweigepflicht eingeholt.

Im Weiteren werden die Eltern über die Notwendigkeit der Bereitschaft aufgeklärt, an den Qualitätssicherungsmaßnahmen von MST teilzunehmen (die monatliche telefonische Befragung). In diesem Gesprächsteil werden auch Fragen der Familien bezüglich der Behandlung gestellt und beantwortet. In den meisten Fällen besteht Einigkeit darüber, ob die Indikation grundsätzlich gegeben ist oder nicht; z. T. eröffnen sich noch Fragen, die mit der Familie geklärt werden sollten. Unser Ziel ist es, die Familie noch während des Indikationsgesprächs darüber zu informieren, ob die Indikation grundsätzlich vorhanden ist bzw. ob wir die Behandlung anbieten können oder nicht. Üblicherweise wird eine ein bis zwei Tage dauernde Bedenkzeit für die Familie und die Teamleitung vereinbart und eine Verabredung für eine telefonische Rücksprache getroffen. Sollte die Behandlung zustande kommen, wird ein Therapiebeginn generell innerhalb von ein bis zwei Wochen mit entsprechender Terminvereinbarung durch den zuständigen Therapeuten angestrebt.

Beachte

Lange Wartelisten werden vermieden. Indikationsgespräche werden nur geführt, wenn auch Behandlungskapazitäten vorhanden sind. Die meisten Familien befinden sich in dieser Situation in derartig schweren Krisen, dass ein rascher Behandlungsbeginn zwingend notwendig ist und lange Wartelisten ethisch kaum zu vertreten sind.

7.3 Diagnostische Abklärung

Nach dem Indikationsgespräch ist in der Regel eine erste diagnostische Einschätzung möglich. Im weiteren Verlauf der Behandlung erfolgt dann eine ausführliche medizinische und psychologische Diagnostik, auch unter Verwendung standardisierter Testverfahren. Zur Erhebung von Verhaltensauffälligkeiten eignet sich der YSR (Youth Self Report; deutsche Version von Döpfner, Plück & Kinnen, 2014), ein von den Jugendlichen auszufüllender

Fragebogen (Selbstbeurteilung). Zur Ergänzung dieser Angaben ziehen wir die fremdanamnestischen Versionen des YSR hinzu: Die CBCL (Child Behavior Checklist) eruiert die Verhaltensauffälligkeiten des Jugendlichen aus Sicht der Eltern, während die TRF (Teacher Report Form) die Einschätzung von Lehrpersonen erhebt (deutsche Versionen von Döpfner et al., 2014). Eine Fremdanamnese ist bei SSV unbedingt indiziert, da Betroffene ihre Symptome, selbst bei einer guten Kooperation mit dem Untersucher, oft unterschätzen oder eventuell bewusst oder unbewusst bagatellisieren (Handwerk et al., 1999; Döpfner et al., 2000). Schließlich sind das Ablehnen von Verantwortung für die eigenen Taten und das Lügen Symptome, die zur Definition des Störungsbildes gehören. Die Eltern und das Kind werden bezüglich der aktuellen Symptomatik und Belastung, der Entstehungsgeschichte und ihrer Lebenssituation befragt. Wenn das Problemverhalten auch in der Schule auftritt, ist es wichtig, auch von den Lehrern Informationen einzuholen (z. B. mithilfe eines standardisierten Fragebogens, siehe oben).

Aufgrund der hohen Komorbidität der SSV mit anderen Störungsbildern ist eine ausführliche Diagnostik mit psychopathologischen Breitbandverfahren bei Behandlungsbeginn unerlässlich. Gerade komorbide internalisierende Störungen können aufgrund der ins Auge springenden externalisierenden Probleme häufig übersehen werden (Grisso, 2004). Die Resultate aus YSR, CBCL und TRF ergänzen nicht nur die klinischen Beobachtungen in Bezug auf die SSV (externalisierende Störungen), sondern sie verweisen gleichzeitig auch auf mögliche komorbide Erkrankungen (internalisierende Störungen) und ermöglichen es gegebenenfalls, die Diagnose SSV zu präzisieren. In Anbetracht der ausgeprägten Komorbidität ist es wichtig, die häufigsten komorbiden Störungen aktiv auszuschließen und sehr detailliert einen vorhandenen Substanzkonsum, die Konzentrationsfähigkeit sowie Symptome von Angst, Depression und Hyperaktivität zu erfragen. Gerade bei der Diagnose einer SSV ist die Logik und Systematik des multiaxialen Klassifikationsschemas für psychische Störungen des Kindes- und Jugendalters nach ICD-10 (Remschmidt, Schmidt & Poustka, 2012) ausgesprochen hilfreich, da bei einer korrekten Anwendung Entwicklungsschwierigkeiten, das Intelligenzniveau, körperliche Begleiterkrankungen und die psychosozialen Risikofaktoren in das Fallverständnis einfließen und bei der Behandlungsplanung berücksichtigt werden können.

Die häufigsten zusätzlich von uns verwendeten testdiagnostischen Verfahren sind:

- *WISC-IV* (Wechsler Intelligence Scale for Children; Petermann & Petermann, 2011): eine Intelligenztestbatterie, die der Erhebung des Leistungsprofils des Jugendlichen dient und Hinweise auf mögliche Differenzialdiagnosen, wie z. B. Teilleistungsstörungen, liefern kann,
- *d2-R* (Test d2 – Revision, Aufmerksamkeits- und Konzentrationstest; Brickenkamp et al., 2010): ein einfaches Screening-Instrument, dessen

Ergebnis auf Probleme bezüglich der Aufmerksamkeit und Impulsivität hinweisen kann,
- *TAP* (Testbatterie zur Aufmerksamkeitsprüfung; Zimmermann & Fimm, 2012): ein computerbasiertes Testverfahren zur Erfassung von Aufmerksamkeitsproblemen,
- *MAYSI-2* (Massachusetts Youth Screening Instrument, Version 2; Grisso & Barnum, 2006): ein Selbstbeurteilungsfragebogen zu Risiken im stationären Alltag,
- *JTCI* (Junior Temperament und Charakter Inventar; Goth & Schmeck, 2009): ein Fragebogen zur Selbstbeurteilung von Temperament und Charakter, z. B. zum Neugierverhalten, zur Kooperationsbereitschaft etc.,
- *ETI* (Essener Trauma-Inventar; Tagay & Senf, 2014): ein Verfahren zur Selbstbeurteilung zur Identifikation von traumatischen Ereignissen und Traumafolgestörungen,
- *YPI* (Youth Psychopathic Traits Inventory; Andershed, Kerr, Stattin & Levander, 2002): ein Selbstbeurteilungsinstrument zur Beurteilung von psychopathischen Eigenschaften, z. B. Grandiosität, manipulatives Verhalten, Gefühllosigkeit/Unemotionalität etc.

7.4 Nachbesprechung des Indikationsgesprächs

Reflexion der Indikationsstellung

Der therapeutische und der fachärztliche Leiter tauschen sich im Anschluss an das Indikationsgespräch über die allgemeinen Eindrücke bezüglich der Familie und der Behandlungsindikation aus. Grundsätzlich wird festgehalten, ob die Einschlusskriterien erfüllt sind bzw. keine Ausschlusskriterien vorliegen (vgl. Tab. 6). Neben diesen „harten" Ein- und Ausschlusskriterien haben wir aus unserer Erfahrung gelernt, ein besonderes Augenmerk auf bestimmte „weiche" Kriterien zu legen. Diese „weichen" Kriterien fallen nicht im selben Maße ins Gewicht wie die „harten" Kriterien. Vielmehr wird die jeweilige Ausprägung dieser Kriterien, d. h. deren antizipierte Auswirkung während der Behandlung, in Betracht gezogen. Diese Betrachtung erfordert ein gewisses Fingerspitzengefühl, das sich durch zunehmende Arbeit mit der MST verfeinert. Die folgenden zusätzlichen Kriterien haben sich aus unserer Erfahrung als wichtige Diskussionspunkte in der Indikationsstellung erwiesen:
- Qualität der Beziehungsstrukturen und Interaktionen innerhalb der Familie.
- Einschätzung, inwiefern die Eltern entwicklungsfähig sind bzw. sich neue erzieherische Fähigkeiten aneignen können.
- Einschätzung der Motivation der Eltern: Inwiefern sind die Eltern bereit, aktiv in der Behandlung mitzuarbeiten. Dies bezieht sich auf zeitliche, psychische sowie physische Ressourcen der Familie.
- Qualität der Deutschkenntnisse, sodass eine fließende Kommunikation möglich ist. Es ist immer wieder überraschend, wie gut eine Verständigung mit anfänglich schweigsamen, fremdsprachigen Müttern und Vä-

tern möglich ist. Eine solch intensive Arbeit kann aber nicht mit Dolmetschern geleistet werden. Eine minimale sprachliche Verständnisebene ist daher für eine Behandlung unabdingbar.
- Vorhandensein einer Tagesstruktur durch Schule, Ausbildung oder Arbeit.
- Vorhandensein von regelmäßigen, strukturierten und beaufsichtigen Freizeitaktivitäten.
- Soziales Netz der Familie, insbesondere der Eltern, z. B. durch Verwandt- und Bekanntschaft.
- Psychische Gesundheit oder Erkrankungen der Eltern.
- Belastungen durch Familienkonstellation, z. B. Patchwork-Familien, alleinerziehende Eltern, Geschwister mit einer Behinderung o. Ä.
- Andere Ressourcen, wie z. B. materielle Ressourcen, großer Freundeskreis, Verwandtschaft in unmittelbarer Nähe, Patentante/Patenonkel etc.

Sollte keiner dieser kritischen Faktoren übermäßig ins Gewicht fallen und die Diagnose einer SSV durch die weitere Diagnostik bestätigt werden können, kann der Familie ein Behandlungsangebot unterbreitet werden.

7.5 Behandlungsplanung

Aufgrund des üblicherweise großen Leidensdrucks wird der erste Termin des Therapeuten in der Familie so rasch wie möglich angestrebt. So kann eine Behandlung üblicherweise binnen weniger Tage nach dem ersten Anruf beginnen. Die übliche Dauer vom Eintreffen der Anmeldung über Indikationsstellung im Vorgespräch bis hin zum eigentlichen Beginn von MST liegt bei ca. drei Wochen.

7.6 Die Rolle der Therapiebereitschaft

Die Therapiebereitschaft des Jugendlichen ist für das Behandlungsangebot nur in geringem Maße ausschlaggebend. MST kann auch dann wirksam an Therapiezielen arbeiten, wenn die zu behandelnden Jugendlichen nicht am Vorgespräch teilnehmen und sich auch während der Behandlungsdauer weitgehend der direkten Zusammenarbeit mit dem Therapeuten entziehen. Die Verweigerung gehört zum Spektrum der Verhaltensweisen von Jugendlichen mit SSV und wird als Teil der Symptomatik betrachtet.

Fokus auf Therapiebereitschaft der Eltern

Von entscheidender Wichtigkeit ist hingegen die Therapiebereitschaft der Eltern. Aus unserer Erfahrung heraus empfinden die Therapeuten eine Behandlung immer dann als besonders herausfordernd, wenn ein Großteil der therapeutischen Beziehung und Zeit dafür verwendet werden muss, eine oder beide Erziehungspersonen immer wieder für die Arbeit an den Behandlungszielen zu motivieren. In solchen Fällen müssen die Behandlungsziele im Verlauf der Behandlung häufig angepasst und auf ein Minimum reduziert werden, da wichtige Ressourcen innerhalb der Gesamtbehandlung an der „falschen" Stelle verbraucht werden. Gerade durch die klare Zeitbegrenzung von MST ist es schade, wenn wichtige Termine wiederholt für die Diskussion von gemeinsamen Therapiezielen genutzt werden, dennoch lässt sich dies auch bei der besten Indikationsstellung leider nicht immer vermeiden.

Es ist wichtig zu beachten, dass Therapiebereitschaft eine sich kontinuierlich wandelnde Konstellation von Hoffnung, Energie und Motivation ist. Wir betrachten sie als ein Kontinuum, welche sich von Verweigerung über Widerstand bis hin zu aktiver Zusammenarbeit bewegt, wobei die Bewegung in den seltensten Fällen linear verläuft, sondern in der Regel heftig schwanken kann. Im Folgenden gehen wir näher auf zwei Arten von Widerstand ein, die bei der Therapie auftreten können.

Externer Druck muss in intrinsische Motivation der Eltern umgewandelt werden, was gelingt, wenn sie die Kernziele mittragen

Fehlendes Engagement. Fehlendes Engagement beschreibt einen grundsätzlichen Widerstand gegen die Behandlung als solche. Diese Art von Widerstand tritt häufig dann auf, wenn die Teilnahme an der Therapie durch externen Druck, z. B. über die Kindes- und Erwachsenenschutzbehörde, die Jugendanwaltschaft oder die Schule zustande kommt. Unserer Erfahrung nach kann diese Art von Widerstand in den meisten Fällen während der Abklärungsphase abgebaut werden, da neben dem Widerstand auch der Leidensdruck der Eltern hoch ist. Zudem zeigt sich auch für diese Eltern häufig, dass ihre Ziele mit den Kernzielen der MST übereinstimmen. In der Regel können die Gründe für den Widerstand daher im Therapieverlauf identifiziert und die bestehenden Hindernisse in der Zusammenarbeit mithilfe des sozialen Problemlösungsansatzes abgebaut werden. Zwei jedoch kaum zu überwindende Arten von Widerstand bestehen dann, wenn die Eltern das Kind platzieren wollen oder wenn sie keinen therapeutischen Handlungsbedarf bzw. Leidensdruck verspüren. Wenn die Therapeuten wiederholt vor verschlossenen Türen stehen, kann eine MST wenig erreichen.

Explorieren fehlender inhaltlicher Übereinstimmung

Fehlendes Alignment. Die zweite Art von Widerstand ist fehlendes „Alignment", d. h. fehlende Übereinstimmung zwischen Eltern und Therapeuten bezüglich der Einschätzung der Situation, der Zwischenziele oder der gewählten Interventionen. Diese Art von Widerstand ist ein regelmäßiges Vorkommnis und tritt früher oder später – häufig sogar mehrere Male – in jedem MST-Fall auf. In diesen Situationen wird der Widerstand der Eltern offen und ohne zu werten thematisiert. Mit einfachen Fragen wird der Widerstand exploriert und nach alternativen Lösungen gesucht: „Sind Sie nicht einverstanden mit der aktuellen Richtung der Behandlung? Haben Sie Schwierigkeiten mit einer konkreten Intervention? Geht es darum, dass Sie nicht überzeugt sind, dass die Intervention funktionieren kann? Oder sind Sie nicht sicher, ob Sie die Fähigkeiten haben, die Intervention umzusetzen? Lösen diese Schritte Ängste aus?" In den meisten Fällen kann das Alignment der Eltern aufgelöst werden, wenn die Bedenken und Einwände der Familien ernst genommen werden und der Therapeut aufzeigen kann, wie die angestrebten Interventionen schlussendlich zur Erreichung der Behandlungsziele der Eltern führen können.

Zusammenfassung

Die Arbeit mit den Familien beginnt vor dem ersten offiziellen Behandlungstermin bei der Familie zu Hause. Oft kommt der erste Kontakt über eine mündliche Voranmeldung oder informelle Anfrage, z. B. eine anonyme Fallschilderung, zustande. Mit einer schriftlichen Anmeldung beginnt die Kontaktaufnahme mit der gemeldeten Familie, worauf ein Vorgespräch vereinbart wird. Im Vorgespräch mit dem MST-Leitungsteam, dem ersten Face-to-face-Kontakt, stellt sich die Familie vor, eine Teilanamnese wird erhoben, das Problemverhalten wird exploriert und das Therapieangebot wird erläutert. Nach erfolgter Indikationsstellung wird der Familie bei Erfüllung der Einschlusskriterien eine Therapie angeboten. Die Familie erhält eine kurze Bedenkzeit; nach einer gegenseitigen definitiven Zusage wird ein schneller Behandlungsbeginn angestrebt.

8 Durchführung der Multisystemischen Therapie: Darstellung anhand von Fallbeispielen

Nach der Indikationsstellung und Vereinbarung einer Therapie wird die Therapie durchgeführt. Die praktische Vorgehensweise illustrieren wir anhand von drei Fallbeispielen: Yves, Lilly und Kevin – Jugendliche mit einer SSV, deren konkrete Situation und Problemstellungen jedoch markante Unterschiede aufweisen. Wir werden Werkzeuge (Interventionen) sowie Tipps und Tricks vorstellen und verdeutlichen, wie der analytische Prozess – als Herzstück der MST – einheitlich eingesetzt wird und dennoch zu erheblich unterschiedlicher Schwerpunktbildung und Interventionsplanung führt.

8.1 Yves, 16;6, Störung des Sozialverhaltens mit ausgeprägtem Substanzmissbrauch

8.1.1 Zuweisung und Indikationsgespräch

Die Familie wurde uns durch Yves' behandelnden Therapeuten, Mitarbeiter einer Kinderklinik in einer mittelgroßen Stadt in der ländlichen Ostschweiz, zugewiesen. Bereits im Anmeldeformular wurde von großem Leidensdruck der Familie berichtet, worauf ein Indikationsgespräch mit der ärztlichen und der therapeutischen Teamleitung innerhalb einer Woche stattfinden konnte. Zum Indikationsgespräch erschien Yves, altersentsprechend modisch gekleidet und gut gepflegt, zusammen mit seinen Eltern. Er imponierte sofort mit seinem physischen Auftreten: Sportlich, hoch gewachsen und mit breiten Schultern überragte er beide Eltern um einen halben Kopf. Die Eltern, ebenfalls sportlich und schlank, erschienen neben Yves beinahe zierlich. Yves überragte seine Eltern nicht nur durch seine Körpergröße, sondern auch durch sein selbstbewusstes, bestimmtes und opponierendes Auftreten. Er selbst äußerte sich im Vorgespräch wenig, war im Kontakt mit den beiden Teamleitern zwar nicht unhöflich, eine Stimmung, die Aggression und ein Gewaltpotenzial nahe der Oberfläche vermittelte, war jedoch deutlich spürbar. Die Eltern schilderten die Problematik klar und organisiert, wirkten engagiert und informiert, zugleich äußerst besorgt und spürbar hilflos. Einen Einblick in die Familienbeziehungen bietet das Genogramm in Abbildung 17 auf Seite 136.

Problemverhalten in der Schule. Yves war in der Schule trotz eines guten Notendurchschnitts von 5 (entspricht in Deutschland einer 2) durch sein opponierendes und aggressives Verhalten aufgefallen. In der Volksschule hatte er sich geweigert, Hausaufgaben und Aufträge auszuführen. Er war bei Schülern mit Provokationen und Gewaltbereitschaft angeeckt und frech gegenüber Lehrpersonen gewesen. Er war unter Cannabiseinfluss in der Schule erschienen und letztendlich der Schule verwiesen worden, woraufhin er mehrere Monate lang zu Hause durch die Mutter beschult worden war. Nach erfüllter Schulpflicht und ohne berufliche Pläne absolvierte Yves ein Zwischenjahr[9] zeigte dort aber weiterhin störendes und aggressives Verhalten. Zum Zeitpunkt des Vorgesprächs war er 16;5 Jahre alt, befand sich in den letzten Wochen des Zwischenjahres und hatte auf seine spärlichen Bewerbungen, bis auf eine offen stehende Anfrage, lauter Absagen erhalten.

Knapp erreichter Schulabschluss ohne Anschlusslösung

Problemverhalten in der Familie. Zu Hause hatte Yves Regeln wenig eingehalten, mehrere Diebstähle im Hause verübt, er behandelte seine Eltern arrogant und verfügte über deren Eigentum besitzergreifend und destruktiv. Versuche der Eltern, seinem Verhalten Grenzen zu setzen, mündeten in beinahe täglichen Konflikten, die von einer vorwurfsvollen, aufsässigen und äußerst beleidigenden Umgangssprache seitens Yves geprägt waren. Verbale Aggression gehörte zum Alltag, ausgeprägte körperliche Gewalt hatte es jedoch bis auf „Rangeleien" zwischen Yves und dessen Vater in Konfliktsituationen keine gegeben.

Verbale Aggression ist an der Tagesordnung

Problemverhalten in der Freizeit. Die größte Sorge der Eltern betraf eindeutig Yves' Freizeitverhalten. Yves pflegte einen regen Kontakt zu einem delinquenten Freundeskreis. Er ließ sich sehr leicht von seinen Peers beeinflussen, suchte immer wieder Kontakt zu Freunden und Freundinnen mit schwierigen Vorgeschichten. In diesem Rahmen hatte sich Yves auch schon nachts aus dem Haus geschlichen und hatte zusammen mit einem Freund in einem gestohlenen Auto „Spritzfahrten" unternommen. In einer weiteren Situation war er über eine Woche ohne Information an die Eltern von Zuhause weggeblieben und hatte während dieser Zeit auch nicht die Schule besucht. Yves war zudem bereits bei der Jugendanwaltschaft aktenkundig aufgrund einer Sachbeschädigung. Trotz regen Drogenkonsums und Dealens im Freundeskreis behauptete Yves, selber keine Drogen zu konsumieren. Er rauchte ab und zu Zigaretten und tendierte zu maßlosem Konsum von Alkohol, welcher bereits zu einer Hospitalisation wegen einer akuten Alkoholintoxikation geführt hatte.

Ausgeprägter Kontakt zu problematischen Peers

Persönliche Anamnese. In der 7. Klasse war bei Yves eine ADHS diagnostiziert worden, welches jedoch nie therapeutisch oder medikamentös behandelt worden war. Es hatten jedoch schon mehrere Therapien aufgrund seines schwierigen Verhaltens stattgefunden. Während des letzten Jahres war Yves in psychotherapeutischer Behandlung gewesen, hatte seine Termine jedoch nur noch sporadisch wahrgenommen. Yves äußerte deutlich, dass er der vielen Therapien müde sei und die Teilnahme an der MST verweigern werde.

Aussage des Jugendlichen: „Ich * auf eure Therapie!"**

9 Ein schulisches Überbrückungsjahr, das freiwillig nach dem Schulabschluss eingelegt und verschieden ausgestaltet werden kann. Ein Zwischenjahr beinhaltet normalerweise eine Kombination von Schulunterricht, Praktika und Coaching bei der Arbeitssuche.

8.1.2 Diagnose und Beurteilungen

Wir stellten die Diagnose *Hyperkinetische Störung des Sozialverhaltens*. Im Familiensystem beobachteten wir die folgenden Muster:

Familiendynamische Betrachtungen

- Die Mutter erschien eher mit Yves „verstrickt" zu sein, sie schien sein Loslösungsverhalten als sehr bedrohlich zu erleben.
- Eine Vater-Sohn-Beziehung war wenig spürbar, der Mangel an Wärme in dieser Hinsicht wurde von der Mutter besonders hervorgehoben.
- Eine Hierarchieumkehr in der Familie war offensichtlich, wir bemerkten zudem eine große Diskrepanz in den Erziehungsrollen der Eltern.
- In der Berichterstattung der Eltern zeichnete sich, wohl begründbar durch zahlreiche schwerwiegende Vorfälle, eine große Sorge um Yves ab. Abgesehen von zahlreichen klaren Indizien, wie z. B. Briefe, SMS, E-Mails sowie Äußerungen von Yves, kursierten zusätzlich auch viele Vermutungen, unbewiesene Verdachtsmomente und kryptische Aussagen von Yves, welche die Besorgnis der Eltern zusätzlich anfeuerten. Im Anbetracht dieser besorgniserregenden Informationen wurden Yves' Verhalten, sein Freundeskreis und seine Zukunftsperspektive in den düstersten Farben dargestellt.
- Trotz großer Sorge um Yves und ebenso großem Engagement der Eltern erschienen uns die elterliche Aufsicht und Steuerung als zu wenig konsistent.

Große Ressourcen trotz ausgeprägter Probleme

- Wir erachteten das große Engagement der Eltern, ihre konsistente Haltung, Yves nicht fremdplatzieren zu wollen, die insgesamt stabile Paarsituation sowie die kognitiven und materiellen Ressourcen der Eltern als vielversprechende Grundlage für die Arbeit mit MST. Die Eltern waren sehr motiviert, den Problemen auf den Grund zu gehen und hatten einen weiten Blick, der auch die gesellschaftlichen Einflüsse auf Yves' Verhalten klar erkannte.

8.1.3 Weiteres Vorgehen

Behandlungsbeginn innerhalb einer Woche

Bei gegebener Diagnose einer SSV, gefährdeter beruflicher Entwicklung, hoher Wahrscheinlichkeit einer Fremdplatzierung und bereits erfolgten delinquenten Handlungen waren wir uns einig, dass eine Behandlung mit MST medizinisch indiziert sei. Wir erklärten den Eltern das Behandlungskonzept in groben Zügen und baten sie, sich das Angebot in Ruhe zu überlegen und sich innerhalb von zwei bis drei Tagen telefonisch zu melden. Der zu behandelnde Therapeut wurde vorsorglich über die Problematik in der Familie orientiert, sodass die Behandlung nach Zusage der Eltern innerhalb einer Woche nach Indikationsgespräch beginnen konnte. In den wenigen Tagen zwischen Anmeldung und Therapiebeginn erreichte die Eltern die positive Nachricht, dass Yves auf die einzige noch ausstehende Bewerbung eine Lehrstelle als Logistiker angeboten wurde, welche er fünf Wochen nach Behandlungsbeginn antreten konnte.

8.1.4 Behandlungsverlauf

Während der Abklärungsphase wurden die Verhaltensweisen, die zur Zuweisung geführt haben, die erwünschten Behandlungsziele aller involvierten Schlüsselpersonen, das Genogramm sowie die systemischen Stärken und Schwächen erhoben. Der Behandlungsverlauf wird anhand der in Kapitel 6 eingeführten Symbole illustriert, um den Bezug zu den MST-Komponenten zu verdeutlichen.

Abklärungsphase (Wochen 1 und 2): Involvierte Systeme, Familie und Problemverhalten erfassen und Behandlungsziele festlegen

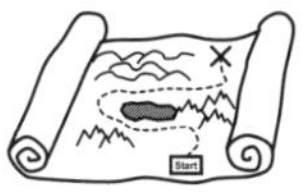

Durch das hohe Engagement der Eltern gelang ein rascher und motivierter Einstieg in die MST. In den ersten zwei Wochen der ausführlichen Abklärungs- und Diagnostikphase standen die Analyse des Problemverhaltens und der gewünschten Behandlungsziele aller beteiligten Personen im Vordergrund. Yves' Problemverhalten wurde klar definiert und mittels einer Liste erfasst. Basierend auf den berichteten Problemverhaltensweisen wurden Mutter, Vater, Yves, Yves' Schwester und der zuweisende Therapeut bezüglich ihrer gewünschten Behandlungsziele befragt, woraus die folgenden Behandlungsziele gemeinsam mit den Eltern festgelegt wurden:

Beziehungsaufbau und Zielsetzung

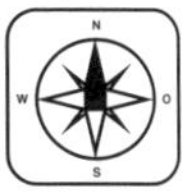

1. Gewaltfreies Aufstehen am Morgen und pünktliches, regelmäßiges Erscheinen zur Lehrstelle.
2. Adäquate Leistungen in der Berufsausbildung (zufriedenstellende Schulleistungen, keine negativen Meldungen aus Lehrbetrieb und Gewerbeschule).
3. Einhalten der Ausgangszeiten unter der Woche (22.00 Uhr).
4. Yves lernt, sich von Jugendlichen, die verbotene Dinge tun, abzugrenzen – keine weiteren Delikte.
5. Aufbau eines neuen Freundeskreises, reduzierter Kontakt zu delinquenten Freunden.
6. Signifikanter Rückgang von Konflikten innerhalb der Familie, vor allem von Eskalationen mit verbaler und körperlicher Aggression.

Abklärungsphase (Wochen 3 bis 5): Involvierte Systeme, Familie und Problemverhalten verstehen

Nach geklärter Zielsetzung bzw. erfolgter Behandlungsvereinbarung wurden in den nächsten drei Wochen der Abklärungsphase die systemischen Stärken und Schwächen erfasst, ein Genogramm erstellt (vgl. Abb. 17) und systemische Verhaltensanalysen der priorisierten Problemverhaltensweisen entsprechend den gemeinsam beschlossenen Behandlungszielen gemacht. In dieser Phase begannen sich bestimmte Verhaltensmuster in der Familie und Erziehungsmuster der Eltern abzuzeichnen.

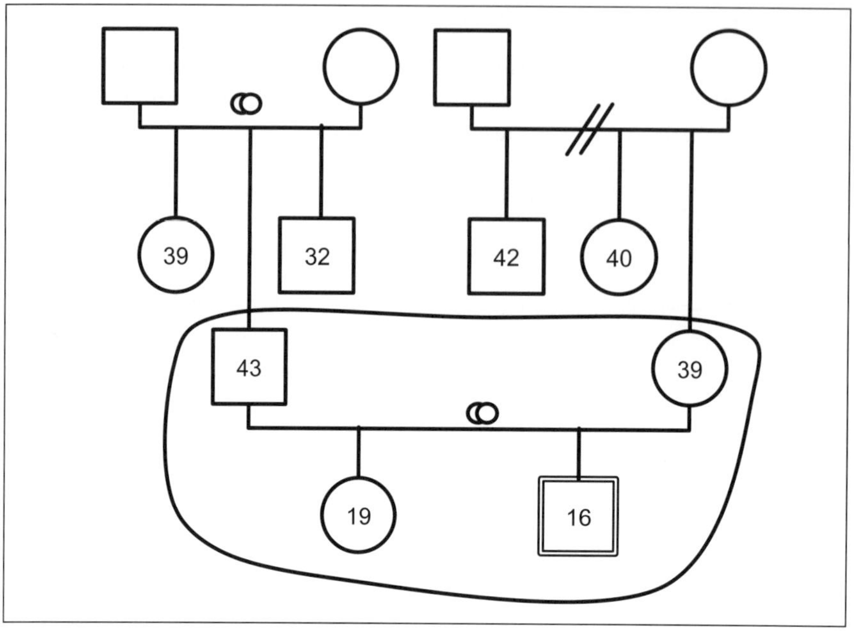

Abbildung 17:
Genogramm von Yves' Familie

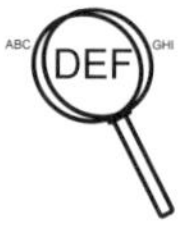

Detaillierte Fit-Analysen wurden zu den folgenden berichteten Problemverhaltensweisen erstellt:

- Yves steht morgens nicht auf.
- Yves pflegt regelmäßigen Kontakt zu delinquenten Freunden und der Drogenszene.
- Regelmäßige verbale und physische Gewalt gegenüber den Eltern.

Ein Muster von Problemverhalten – Konsequenz – Gewalt – Nachgeben zeichnet sich ab

Die beruflich erfolgreichen Eltern verfügten über viele erzieherische Ressourcen, arbeiteten seit geraumer Zeit mit Verhaltensverträgen und Abmachungen, konnten diese jedoch nicht immer wirksam gestalten und konsistent durchsetzen. Durch sein aggressives und opponierendes Verhalten gelang es Yves immer wieder, die Eltern dazu zu bringen, Pläne und Abmachungen zu ändern, von angekündigten Konsequenzen abzusehen und Belohnungen entgegen besseren Wissens trotzdem zu geben. Diesem Verhalten treu bleibend, erklärte sich Yves weder mit der Behandlung noch mit den Behandlungszielen einverstanden und begann gemeinsame Termine durch extrem lautes Fernsehen oder Musikhören zu sabotieren und erreichte so wiederholt, seine Eltern in Machtkämpfe zu verwickeln. Der Therapeut riet den Eltern, auf diese Machtkämpfe vorerst nicht einzugehen, die gemeinsamen Gespräche wurden in die Garage verlegt.

Beachte

Gerade zu Beginn einer Therapie ist die Ruhe und Zuversicht des Therapeuten entscheidend, um die Eltern trotz heftiger Reaktionen zu Konsistenz zu ermuntern. Sich nicht auf Machtkämpfe einzulassen beinhaltet gleichzeitig auch die Botschaft an den Jugendlichen, dass die Therapie weiterläuft, auch wenn er nicht kooperiert.

Die Eltern ließen sich in diesen Wochen hin und wieder zu impulsiven Konsequenzen verleiten, welche sie dann jedoch nicht durchsetzen konnten und sich somit in ihrer Position in der (Familien-)Hierarchie unnötig schwächten. Daraufhin wurde vereinbart, keine Konsequenzen mehr aus dem Moment heraus auszusprechen, sondern nur nach Absprache zwischen den Eltern und dem Therapeuten. Auch kam es zu mehreren Situationen, in denen die Eltern den Therapeuten kontaktierten und sofortige Maßnahmen und Unterstützung forderten. Obwohl sich Hinweise auf Drogenkonsum verdichteten, bestand der Therapeut darauf, keine vorschnellen Sofortmaßnahmen zu treffen, sondern die Abklärung sorgfältig weiterzuführen.

Zuerst die Abklärung und detaillierte Verhaltensanalyse, dann die Interventionen

Beachte

Das extreme Verhalten von Jugendlichen verleitet die Eltern und Helfersysteme oft zu vorschnellem, reaktivem Handeln. Dieses reaktive Handeln basiert meistens nicht auf einer sorgfältigen und systematischen Analyse der multiplen Einflussfaktoren auf das Problemverhalten. Dementsprechend trägt es selten konstruktiv zum therapeutischen Prozess bei, sondern führt wechselwirksam zu Irritation, Resignation und verstärktem Fokus auf Problemverhalten. Oft fordern Eltern auch intensiv und dringlich, sofort zu handeln. Die Aufgabe des Therapeuten ist es, die Eltern vor dem Intervenieren in eine sorgfältige Explorationsphase mit umfassender multisystemischer Verhaltensanalyse einzubinden.

Abklärungsphase (Wochen 6 bis 8): Verlängerte Abklärung für das neue Problemverhalten Drogenkonsum

Mit Beginn seiner Lehrstelle begann sich Yves' Verhalten unter der Woche zu stabilisieren. Sein Freizeitverhalten hingegen verschlechterte sich zusehends. Yves hielt sich immer weniger an Ausgangszeiten, an Wochenenden kam er oft Stunden zu spät nach Hause oder erschien erst am nächsten Abend. Er verbrachte mehr und mehr Zeit in der Clubszene, hielt sich in zwielichtigen Lokalen der naheliegenden Großstadt auf und verschaffte sich regelmäßig Zugang zu 18+-Partys. Der Verdacht auf Drogenkonsum basierte vorerst auf wenigen Hinweisen, kryptischen Facebook-Einträgen sowie Vermutungen der Eltern und Andeutungen von Yves. Die Hinweise begannen sich jedoch zu verdichten. Yves verkaufte z. B. gemahlenes Aspirin in den Clubs als Kokain, unbekannte Substanzen und Pillen wurden zu Hause gefunden, Yves kam unter Drogeneinfluss von den Clubs nach Hause. Um

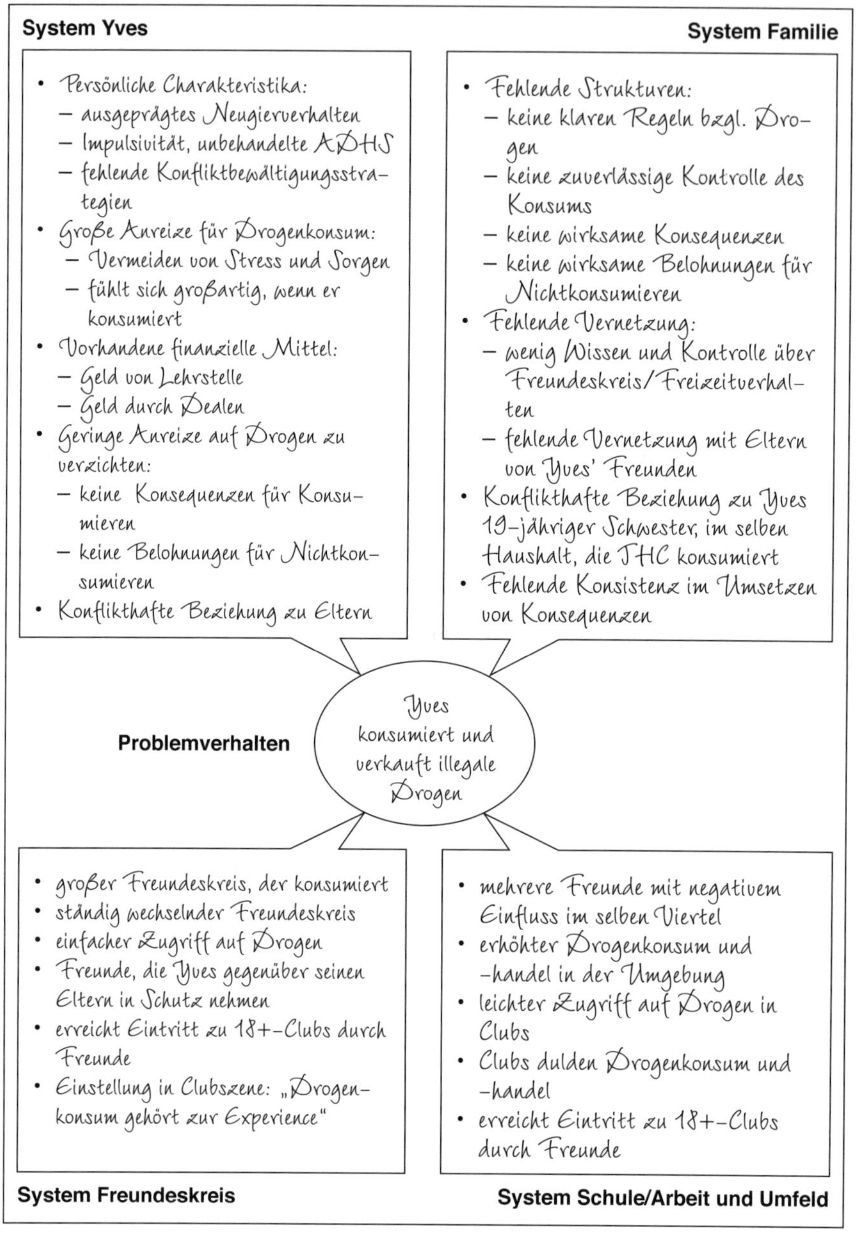

Abbildung 18:
Fit-Analyse für das Problemverhalten „Drogenkonsum"

Klarheit zu schaffen und von Verdächtigungen und Andeutungen wegzukommen, wurde die Abklärungsphase um zwei Wochen verlängert, um das neue Problemverhalten Drogenkonsum zu beleuchten. Im ersten Schritt arbeitete der Therapeut daran, anhand einer Urinprobe eindeutige Evidenz für Drogenkonsum zu gewinnen. Yves weigerte sich, eine Urinprobe abzugeben, eine nicht unübliche Reaktion von Jugendlichen in MST-Behandlung.

Handeln basierend auf eindeutiger Evidenz

Das folgende Vorgehen bezüglich Drogentests hat sich als wirksam erwiesen

1. Die Eltern und der Therapeut informieren den Jugendlichen darüber, dass eine weitere Verweigerung der Urinprobe als Beweis für Drogenkonsum betrachtet wird.
2. Die Eltern führen eine Konsequenz für die Verweigerung ein. In Yves' Fall wurde sein Mobiltelefon gesperrt und sein Taschengeld gekürzt.
3. Für die erste Abgabe der Urinprobe wird eine Belohnung in Aussicht gestellt, unabhängig vom Resultat des Tests. Bei Yves handelte es sich um einen finanziellen Anreiz.
4. Dem Jugendlichen gegenüber wird klar kommuniziert, dass die erste Urinprobe zu Abklärungszwecken verwendet wird und dass auch auf ein positives Resultat (d. h. der Jugendliche hat konsumiert) keine direkten Sanktionen folgen werden.

Die Konsequenzen für Verweigerung und die in Aussicht gestellte Belohnung begannen nach ca. zwei Wochen zu wirken. Yves erklärte sich letztendlich bereit, zwei Urinproben abzugeben und wurde positiv auf Cannabis (THC), Speed und Ecstasy (Amphetamine) sowie Crystal Meth (Methamphetamine) getestet. Für das Problemverhalten „Drogenkonsum" wurde eine Fit-Analyse erstellt (vgl. Abb. 18) und damit die Abklärungsphase beendet.

Behandlungsphase (Wochen 9 und 10): Aufbau von klaren Strukturen

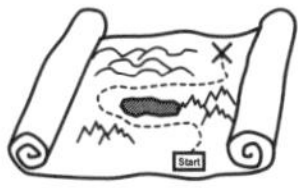

Aufgrund des positiven Urintests wurden die Behandlungsziele überarbeitet und ein weiteres Ziel hinzugefügt: *kein Drogenkonsum oder anderweitiger Kontakt zu Drogen.* Somit rückte Yves' Freizeitverhalten und der damit verbundene Drogenkonsum als Hauptfokus ins Zentrum der MST-Behandlung. Der Drogenkonsum wurde von uns als eine Konstellation dreier unterschiedlicher, aber verbundener Verhaltensweisen konzeptualisiert (vgl. Abb. 19). Im weiteren Verlauf arbeiteten wir mit den Fit-Analysen dieser drei Verhaltensweisen, wobei die Fit-Analyse für den Drogenkonsum die wichtigste Grundlage für den weiteren Verlauf der Behandlung darstellte (vgl. Abb. 10 auf S. 97). Auf der Grundlage der Fit-Analysen wurden Ziele festgelegt, Interventionen entwickelt, umgesetzt und überprüft und somit

Drogenkonsum wird zum Hauptfokus der Therapie, Anpassung der Behandlungsziele

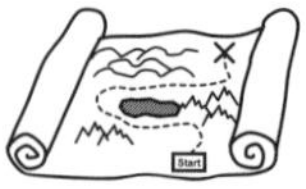

gemäß dem Vorgehen in der Behandlungsphase des analytischen Prozesses vorgegangen.

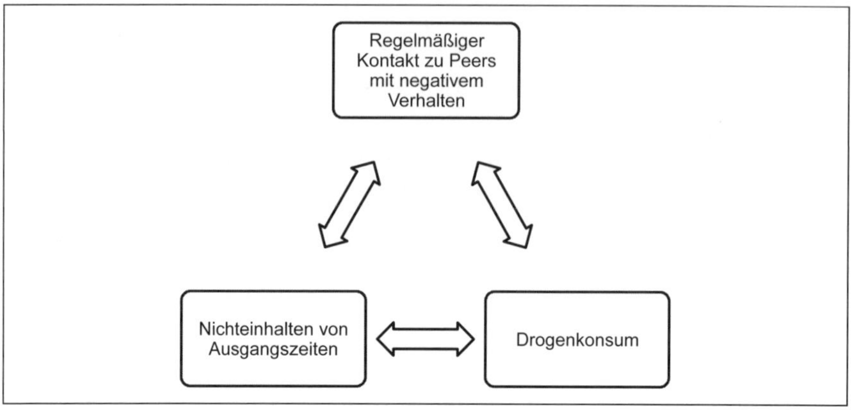

Abbildung 19:
Dreierkonstellation beim Drogenkonsum

Mit kurzen „Experimenten" können Interventionen getestet werden

Die Fit-Faktoren, die wir für eine Intervention priorisierten, betrafen die fehlenden Strukturen bezüglich des Drogenkonsums (fehlende Regeln, Belohnungen und Konsequenzen). Der Therapeut schlug einen Drogeninterventionsplan vor, der steigende Belohnungen bei sukzessiv „sauberen" Drogentests vorsah. Die Eltern wollten vorerst nicht auf diesen Plan eingehen und mit kleineren, gleichbleibenden Belohnungen arbeiten. Um das Engagement der Eltern nicht zu verlieren, erklärten wir uns bereit, in einem zweiwöchigen Experiment mit dem elterlichen Plan zu arbeiten. Yves sollte bei weiteren positiven Tests das Taschengeld gekürzt und das Mobiltelefon gesperrt werden, während „saubere" Tests mit etwas mehr Taschengeld belohnt wurden. Dieser Plan erwies sich als zu wenig motivierend für Yves (da er aufgrund seines Lohnes nicht auf das Taschengeld angewiesen war) und so kamen während der nächsten zwei Wochen weitere positive Tests dazu.

Generell priorisieren wir Fit-Faktoren in der folgenden Reihenfolge

1. Familiensystem
2. Schule/Arbeit
3. Freundeskreis/Freizeit
4. Jugendlicher

Parallel zum Drogeninterventionsplan wurde in einem weiteren Schritt der Fit-Faktor „fehlende Vernetzung mit den Eltern von Yves' Peers" priorisiert. Anfänglich stieß dieses Vorhaben auf Widerstand seitens der Eltern. Schließlich gelang es, den Vater dazu zu gewinnen, Kontakt zu anderen Eltern aufzubauen. So begann zunächst der Vater, und später auch die Mutter, sich mit Eltern in der Nachbarschaft zu vernetzen und stieß wider Erwarten auf sehr positive Reaktionen. Durch zahlreiche Telefonate, Nachlesen von Kommentaren auf Facebook und engem Austausch mit dem Vater von Yves' bestem Freund, gelang es, Yves' Freizeitverhalten am Wochenende stärker zu beeinflussen. Er kehrte am Sonntagmorgen zurück und lieferte erstmals seit Wochen einen Drogentest ab, der nur noch Konsum von THC anzeigte. Dieser Teilerfolg wurde von den Eltern belohnt, um Yves' Kooperation zu verstärken.

Vernetzung auf der Erwachsenen-Ebene anstatt auf der Jugendlichen-Ebene

Behandlungsphase (Wochen 11 und 12): Einführung des Drogenplans

Einführung von einschneidenden Konsequenzen mit hoch motivierenden Anreizen

Nach dem ersten Teilerfolg in der Vorwoche, unterstützt von der Überzeugungsarbeit des Therapeuten, konnten die Eltern für einen handfesteren Droeninterventionsplan mit einschneidenden Konsequenzen und hohen Anreizen gewonnen werden. Der von uns vorgeschlagene Drogenplan beinhaltete regelmäßige Urinproben, klare Konsequenzen für positive Tests (dieselben Konsequenzen galten auch für Verweigerung der Urinprobe) und hoch motivierenden Belohnungen für sukzessiv negative Tests. Yves reagierte mit heftigem Widerstand auf die Unterbreitung des Drogenplans. Er drohte unter anderem, mit einem erwachsenen Freund nach Frankreich auszureisen und seine Lehre abzubrechen. Solche Drohungen an die Eltern mit dem Ziel, sie zu verunsichern und zu verängstigen und wenn möglich zum Einlenken zu bringen, sind ein häufig vorkommendes Muster. Gehen die Eltern auf diese Provokationen ein und argumentieren oder drohen ebenfalls, sprechen wir von „Knopfdrücken“. Ein sehr hilfreiches Werkzeug im Umgang mit solchen Situation sind die „vier A's“ (Anweisung, Ankündigung der Deadline, Aufzeigen der Konsequenz, Abstand). Ein entsprechendes Arbeitsblatt (vgl. S. 281 im Anhang) hilft dabei, Anweisungen klar zu kommunizieren und Verwicklungen in Endlosdiskussionen und verbale Eskalationen zu vermeiden.

Die Einführung neuer Strukturen kann heftigen Widerstand auslösen

Mit telefonischer Unterstützung des Bereitschaftsdienstes konnten die Eltern gelassen bleiben und informierten Yves klar über die Konsequenzen seiner Drohungen. Yves war zwar weiterhin wütend auf die Eltern, reiste jedoch weder nach Frankreich aus, noch brach er seine Lehre ab. Nichtsdestotrotz verweigerte Yves die Abgabe von Urinproben und nahm die Konsequenzen in Kauf.

Behandlungsphase (Wochen 13 bis 16): Der Jugendliche zeigt deutlichen Widerstand

Sehr häufig gehen Eltern davon aus, dass nach Einführung eines neuen Plans der Jugendliche sein Verhalten *innerhalb kürzester Zeit verbessern* wird. Meist ist aber genau mit dem *Gegenteil* zu rechnen, mit heftigem Wider-

Es wird zunächst schlimmer, bevor es besser wird

stand und einer *Verschlechterung* des Verhaltens. Der Jugendliche versucht durch sein Verhalten, die Eltern dazu zu bewegen, den Plan wieder aufzuheben (vgl. Abb. 20). Dieses Aufbäumen gegen den neuen Plan wird von Eltern häufig als Zeichen interpretiert, dass der Plan nicht funktioniert, und sie geben auf. Der Erfolg eines neuen Plans oder einer Konsequenz hängt zu einem großen Teil davon ab, ob Eltern bereit sind, die Phase des Aufbäumens auszuhalten.

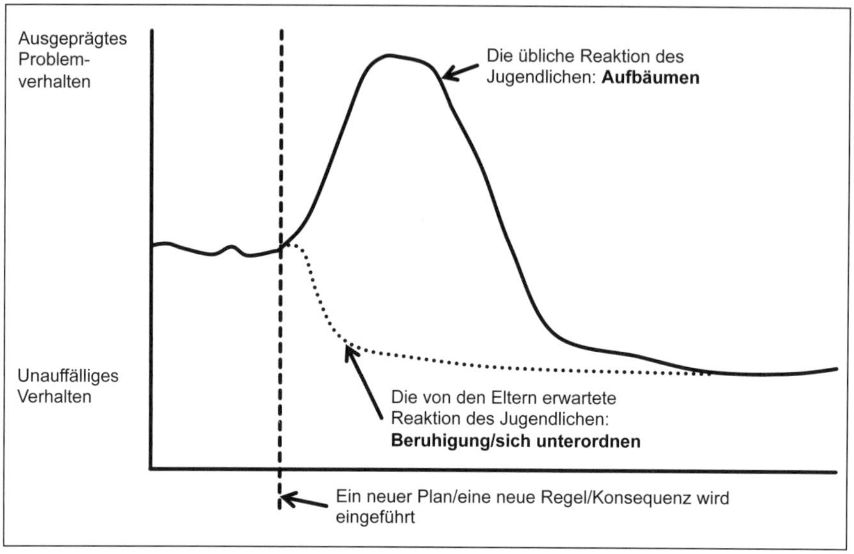

Abbildung 20:
Ausbruch des alten Verhaltens nach Einführung eines Verhaltensplans (nach Skinner, 1953)

Die kommenden vier Wochen der Behandlung waren geprägt von Yves' Widerstand, gezieltem „Knopfdrücken" und Suchen von Schlupflöchern. Yves besuchte weiterhin einen berüchtigten Club in einer in der Nähe liegenden, mittelgroßen Stadt und begann, die Ausgangszeiten um mehrere Stunden bis ganze Nächte zu überziehen. Im nächsten Schritt wurde Yves' Freizeitverhalten an Wochenenden, insbesondere der Fit-Faktor „freier Zutritt zu verrufenen Clubs", priorisiert. Da der Besuch dieser Clubs im Speziellen und die Clubszene generell wichtige Fit-Faktoren für den Drogenkonsum darstellten, entschieden sich die Eltern, diese Clubs während der nächsten drei Wochenenden persönlich zu besuchen. Schockiert über den offenen Drogenkonsum und -handel in den Clubs und die „Drogenleichen" (sie mussten bei einem kollabierten Clubbesucher Erste Hilfe leisten), entschieden sich die Eltern, Yves den weiteren Zugang zu diesen Clubs zu verwehren.

Die Eltern suchen Yves' private Aufenthaltsorte auf

Drogenplan

Ausgangslage: Yves erhält einen Lehrlingslohn von sFr. 400.–/Monat. Dieses Geld wird auf ein von den Eltern verwaltetes Konto überwiesen. Yves erhält einen wöchentlichen „Grundlohn" von sFr. 50.– auf sein Konto überwiesen, der Rest wird zurückbehalten.

Kontrolle: Yves gibt jedes Wochenende am Sonntagabend eine Urinprobe ab. Eine verweigerte Urinprobe wird wie ein positives Resultat im Drogentest behandelt.

Belohnung für saubere Drogentests: 1. Phase (Wochen 1 bis 4 des Drogenplans):

Yves erhält zusätzlich zu seinem „Grundlohn" weitere sFr. 50.– seines eigenen Geldes auf sein Konto überwiesen. Zusätzlich überweisen die Eltern aus eigenen Mitteln eine Belohnung von sFr. 50.– auf ein Sparkonto für eine zweckgebundene Anschaffung (Yves wollte einen neuen Bassverstärker für seine elektrische Gitarre).

Belohnung für saubere Drogentests: 2. Phase (nach 4 sauberen wöchentlichen Drogentests):

Yves erhält weiterhin seinen „Grundlohn" von sFr. 50.–, weitere sFr. 50.– des eigenen Lohns sowie zusätzliche sFr. 100.– von den Eltern werden auf ein Sparkonto für eine zweckgebundene Anschaffung überwiesen.

Konsequenzen für positive Drogentests:

Yves Mobiltelefon wird für eine Woche gesperrt, Yves muss seine Mahlzeiten in der Kantine vom eigenen Geld bezahlen, Yves hat nur wöchentliche sFr. 50.– seines Lehrlingslohns zur Verfügung, seine Ausgangszeiten am Wochenende werden gekürzt und die Eltern führen weiterhin Peer-Interventionen durch.

Abbildung 21:
Drogenplan für Yves

Die Eltern nahmen Kontakt mit den Besitzern von Yves' Lieblingsclubs auf, um eine Haussperre zu erwirken. Dieser Einsatz stieß vorerst auf wenig Kooperation der Besitzer. Nach wiederholten Anrufen und schriftlichen Kontakten erklärte sich der Clubbesitzer jedoch bereit, ein Hausverbot zu unterstützen. Die Eltern versorgten die Türsteher mit Steckbriefen und erreichten damit, dass Yves am Wochenende keinen Zutritt erhielt. Yves steigerte am kommenden Wochenende sein Verhalten erneut, er besuchte einen Club mit noch schlechterem Ruf und erschien erst am Sonntagabend wieder zu Hause. Ermutigt durch ihre erfolgreiche Intervention im ersten Club intensivierten die Eltern nun ihre Anstrengungen im zweiten. Dieser Club erwies sich resistenter als der erste und war erst nach Androhung juristischer Konsequenzen, Einschaltung der lokalen Medien und einer durch die Eltern ausgelösten Polizei-Razzia dazu bereit, eine Haussperre zu verhängen.

Parallel zu den Peer-Interventionen wurde der Fit-Faktor „Yves hat ausreichend finanzielle Mittel, den Drogenkonsum zu finanzieren" priorisiert. Die Eltern nahmen Kontakt mit dem Ausbildungsleiter auf, erklärten mithilfe des Therapeuten ihre Situation und konnten ihn für die Zusammenarbeit gewinnen. Yves drohte, die Lehrstelle abzubrechen, wenn die Eltern es wagen würden, sein Geld zu verwalten. Die Eltern blieben in enger Kooperation mit dem Ausbildungsleiter, welcher selber im persönlichen Gespräch mit Yves die Haltung der Eltern bestätigte und ihre Entscheidung stützte. Auch hier gelang es den Eltern, nicht auf Yves' „Knopfdrückstrategien" einzusteigen.

Wirksame Zusammenarbeit mit dem Lehrmeister

Der Ausbildungsleiter begann, den monatlichen Lehrlingslohn nicht mehr auf Yves', sondern auf ein von den Eltern verwaltetes Konto zu überweisen. Es wurde klar kommuniziert, dass die Eltern nichts von Yves' verdientem Lohn wegnahmen, sondern lediglich dessen Zugriff zum Geld regulierten. Yves' Monatslohn wurde fortan nicht mehr in einer Monatlichen Summe, sondern in kleineren, wöchentlichen Beträgen auf Yves' eigenes Konto überwiesen. Der Drogenplan (Vorlage auf S. 282) wurde angepasst, sodass sich

Der Geldhahn wird zugedreht

Yves nur durch saubere Drogentests mehr Zugriff auf sein Geld verschaffen konnte. Des Weiteren erhöhten die Eltern ihren eigenen Beitrag zur Belohnung (vgl. Abb. 21). Insgesamt konnte sich Yves durch Einhalten des Drogenplans sFr. 600.– „verdienen", wobei sFr. 200.– davon sein eigenes Geld waren und sFr. 400.– durch die Eltern beigesteuert wurden.

Verhaltensverträge und Unterschriften

Wir arbeiten häufig mit schriftlichen Verträgen, die von den Eltern und Jugendlichen unterschrieben werden. Die Unterschrift verleiht den Verträgen eine gewisse Förmlichkeit und Verbindlichkeit. Häufig verweigern Jugendliche, den Vertrag zu unterschreiben. Dabei handelt es sich um eine „Machtdemonstration" des Jugendlichen; manchmal glauben Jugendliche, der Vertrag wäre nur gültig, wenn sie mitunterschreiben würden.

Wir erklären den Jugendlichen, dass sie mit ihrer Unterschrift nicht bestätigen, dass sie mit dem Vertrag *einverstanden* sind, sondern lediglich dass sie den Vertrag *verstanden* haben. Mit der Unterschrift der Eltern wird der Vertrag verbindlich für alle Parteien, eine verweigerte Unterschrift des Jugendlichen hat darauf keinen Einfluss.

Dieses Vorgehen ist eine wichtige Botschaft an den Jugendlichen: „Wir schreiten vorwärts, auch wenn du dich verweigerst!", und dient gleichzeitig der Wiederherstellung der Hierarchie und Stärkung der Elternebene.

Ein weiteres Hindernis bei der Einführung des Drogenplans war die ältere Schwester (19-jährig), die in ihrer Pubertät ähnliches Verhalten gezeigt hatte, bei der jedoch nie versucht worden war, durch Belohnung eine Veränderung zu erreichen. Die Aussage der Schwester, diese Umstände seien absolut unfair und sie verlange auch eine Belohnung, übte massiven Druck auf die Eltern aus (wiederum ein Abbild der Hierarchiestruktur in der Familie). Unter Miteinbezug des Teamleiters wurde der Schwester ein identischer Belohnungsplan angeboten, inklusive wöchentlicher Urinproben, einschneidender Konsequenzen und Lohnverwaltung durch die Eltern. Die Schwester, bei der ein bekannter Cannabiskonsum vorlag, entschied sich rasch, auf Gleichbehandlung zu verzichten.

Beachte

Das Einsetzen von finanziellen Belohnungen und Konsequenzen für die Behandlung von problematischem Drogenkonsum hat sich als notwendig und sehr wirksam erwiesen. Diese Pläne werden für jede Familie nach Notwendigkeit, Ausprägung des Drogenkonsums und materiellen Möglichkeiten maßgeschneidert.

Behandlungsphase (Woche 16): Der Sturm legt sich

Nach vier sehr intensiven Wochen mit häufigen Terminen und noch häufigeren Anrufen konnten die folgenden Interventionen erfolgreich umgesetzt werden:

- Die Eltern konnten Yves' Freizeitverhalten an Wochenenden über ihre Kontakte zu den Eltern seiner Peers zunehmend kontrollieren und beeinflussen.
- Yves wurde der Zutritt zu seinen zwei Lieblingsclubs verweigert.
- Yves wurde wöchentlich auf Drogen getestet.
- Sein Lohngeld wurde durch seine Eltern verwaltet und reguliert.
- Klare Konsequenzen für positive Tests wurden durchgesetzt.
- Den einschneidenden Konsequenzen gegenüber standen verlängerte Ausgangszeiten, durch die Eltern finanzierte Mahlzeiten in der Kantine, Zugriff auf das Handy, mehr Zugriff auf sein Geld sowie eine substanzielle Belohnung durch die Eltern.

In der 16. Behandlungswoche konnte mit diesen Interventionen der Eltern ein großer Erfolg erreicht werden: Yves lieferte seinen ersten komplett sauberen Drogentest ab!

Behandlungsphase (Wochen 17 bis 20): Erfolge feiern und festigen

Durch Anreize werden alternative, positive Verhalten attraktiver

Nach diesem ersten komplett sauberen Drogentest wurde der Erfolg genossen, aber auch sofort gefestigt. So wurden im nächsten Schritt prosoziale Aktivitäten als Alternative zum Besuch der verrufenen Clubs eruiert. Die Eltern informierten sich über die Clubszene und fanden einen Club, der Mitglied im „Verein Safer Clubbing" war. Dieser Club hatte sich dadurch zu einer stringenten Kontrolle von illegalen Drogen und Abgabe von Alkohol an Minderjährige verpflichtet. Zusätzlich gab er Jugendlichen die Chance, eigene Konzerte zu organisieren. Yves widmete sich wieder aktiver dem Gitarrespielen und benutzte sein verdientes Geld des Belohnungsplans, um einen Gitarrenverstärker anzuschaffen. In diesen vier Wochen der Stabilität konnten wichtige andere Behandlungsziele, Verhalten und Muster angesprochen werden. Insbesondere prosoziale Aktivitäten für Yves sowie der Aufbau positiver Familienbeziehungen wurden hier bearbeitet.

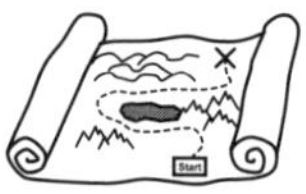

Abschlussphase (Wochen 21 und 22): Nachhaltigkeits- und Abschlussplanung

Nach vier Wochen mit „sauberen" Tests begannen die Eltern und der Therapeut, aktiv die Nachhaltigkeit der erreichten Behandlungserfolge zu planen. Im Laufe der Abschlussplanung wurde für jedes aktiv bearbeitete Verhalten eine sogenannte positive Fit-Analyse erstellt, d. h. für jede positive Entwicklung wurden die multiplen Einflussfaktoren aus den verschiedenen Systemen erhoben (vgl. Abb. 22). Positive Fits schaffen ein besseres Verständnis, welche Interventionen und Maßnahmen zur Verbesserung der Symptomatik beigetragen haben und werden damit zu einem „Rezept" für nachhaltigen Erfolg. Diese positiven Fits werden zusammen mit den Eltern ausgewertet und in einem Abschlussplan zusammengefasst. Ein weiterführender Drogenplan mit Fokus auf prosoziale Aktivitäten wurde aufgestellt (Yves konnte sich jede Woche mit sauberen Urinproben den Eintritt in einen Safer-Clubbing-Club verdienen). Diese Belohnung erschien uns besonders innovativ, da sie einerseits Yves' Abstinenz belohnte und zur gleichen Zeit einen Schutzfaktor für weitere Abstinenz darstellte, da Yves so nur noch Clubs besuchte, die Drogenkonsum klar kontrollierten. Die Eltern nahmen Kontakt mit einem Drogenberatungszentrum auf für eine nachfolgende Unterstützung nach Abschluss der MST.

Gezielte Nachhaltigkeitsplanung, keine „Selbstläufer" erwarten

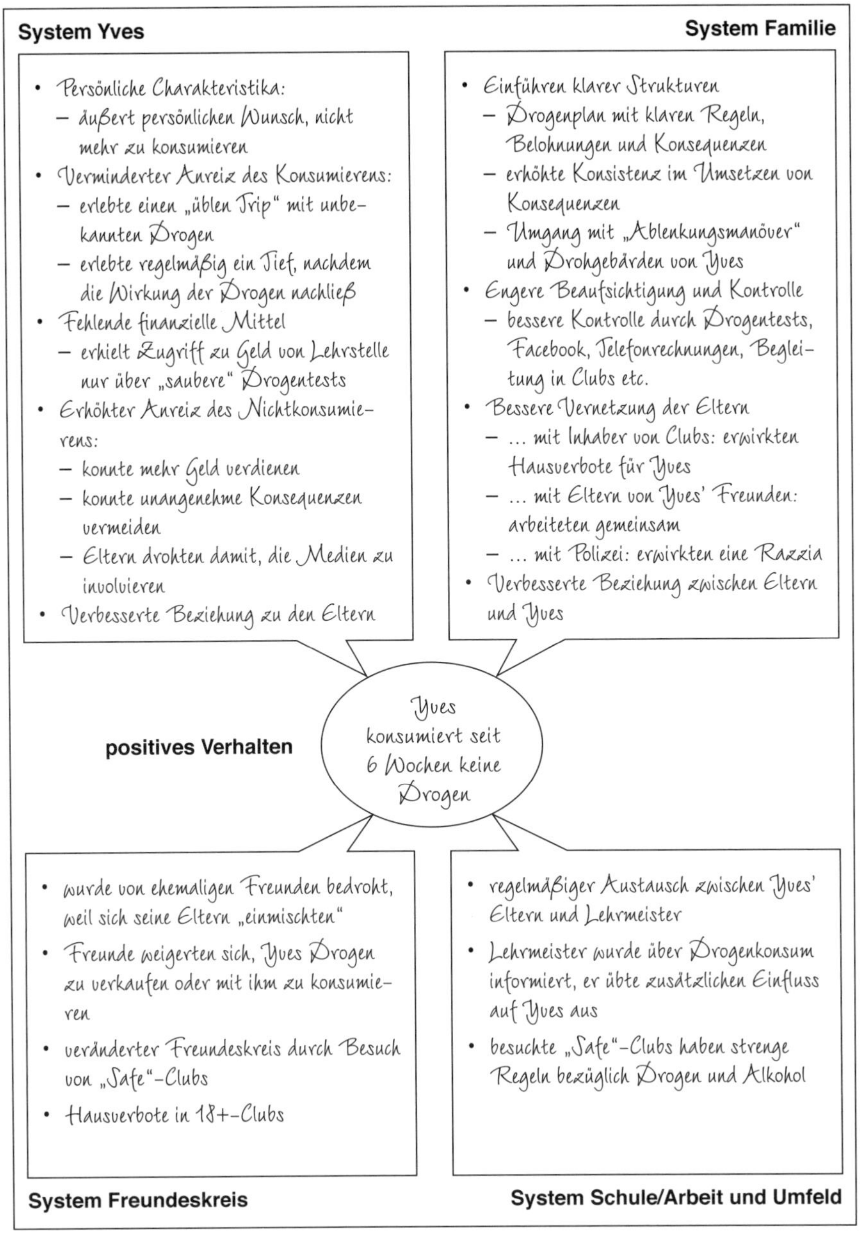

Abbildung 22:
Positive Fit-Analyse für Yves' Drogenkonsum

8.1.5 *Abschließende Beurteilung und Bemerkungen zum Therapieverlauf*

Dadurch, dass die Eltern klarere und nachhaltigere Strukturen einführten, gelang es, ihre erzieherischen Kompetenzen zu stärken und die Hierarchie wiederherzustellen. Die klaren Regeln, konsistente elterliche Beaufsichtigung, wirksame Konsequenzen und motivierende Anreize führten dazu, dass sich Yves vermehrt an die vereinbarten Regeln hielt. Trotz Yves' anfänglich heftigem Widerstand gelang es den Eltern, die Beziehung zu Yves zu halten und sogar zu stärken. Während der Behandlung kam es zu keinen polizeilichen Anzeigen. Yves suchte seine Lehrstelle täglich und pünktlich auf und erhielt dort positive Rückmeldungen. In der Freizeit verfolgte Yves sein Musik-Hobby in sogenannten „Safe Clubs" und kam somit weniger in Kontakt mit Drogen und in die Versuchung zu konsumieren und hielt Distanz zu Freunden mit negativem Einfluss. Bei Behandlungsende konnte Yves anhand der regelmäßigen Drogentests beweisen, dass er insgesamt sechs aufeinanderfolgende Wochen drogenfrei geblieben war.

Wiederherstellung der Hierarchie bei gleichzeitiger Stärkung der Beziehung

Die Behandlung konnte nach Anmeldung innerhalb von zwei Wochen gestartet werden und lag mit 152 Behandlungstagen im Durchschnitt. Insgesamt fanden 30 Termine statt: 3 Einzeltermine mit der Mutter und 27 Familientermine (davon 7 mit Beteiligung von Yves), welche je nach Thema und Bedarf zwischen 60 bis 120 Minuten dauerten. Neben diesen Terminen fand ein reger telefonischer und elektronischer SMS- und E-Mail-Austausch statt, sodass auf die gesamte Behandlungsdauer verteilt durchschnittlich 4 bis 5 Kontakte pro Woche stattfanden.

4 bis 5 Kontakte pro Woche in 5 Monaten

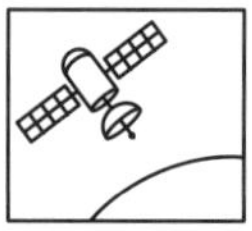

Die Rolle der Qualitätssicherung, insbesondere die des MST-Experten und der Teamleitung, ist so eng in jede Behandlung eingeflochten, dass es schwierig ist, diese im Verlauf adäquat hervorzuheben. Um beim Bild des Navigationsgeräts als Symbol für die Qualitätssicherungsprozesse zu bleiben, schildern wir hier die wichtigsten Inputs bzw. Richtungsänderungen, welche in diesem Fall besonders aus der Arbeit des Consultants hervorgingen. Beispielsweise forderte der Consultant in diesem Fall eine vertiefte Analyse und evidentere Hinweise für das geschilderte Problemverhalten ein. So wurde die Abklärungsphase bewusst verlängert, um das Thema Drogenkonsum und -handeln gezielt zu eruieren. Der zusätzliche Zeitaufwand lohnte sich, da die Behandlung so mit gesicherten „harten Fakten" eine klare Behandlungsplanung erlaubte.

In den 12 Monaten nach dem Behandlungsabschluss haben die Eltern noch einige „Ausreißer" erlebt, Yves hatte auch zweimal positive Drogentests abgeliefert. Die Eltern konnten jedoch die vereinbarten Konsequenzen konsistent durchsetzen und Yves blieb längerfristig drogenfrei. Die Eltern meldeten sich dankbar beim Therapeuten und luden das gesamte Team ein, Yves bei einem seiner organisierten Konzerte in einem „Safe Club" zu besuchen.

Die Erfolge blieben stabil; „Ausreißer" wurden konsequent nach Plan gehandhabt

Aufgrund des großen Behandlungserfolgs in dieser Familie konnten die Therapeuten mehrere Interventionen aus diesem Fall ableiten und in anderen Familien erfolgreich anwenden. Die Eltern erklärten sich auch bereit, Familien, die sich mit ähnlichen Problemen bei MST in Behandlung befinden, auf informeller Ebene mit Informationen, Tipps und Ratschlägen zu ermutigen und zu unterstützen.

8.2 Lilly, 15;9, kombinierte Störung des Sozialverhaltens und der Emotionen

8.2.1 Zuweisung und Indikationsgespräch

Vor der Anmeldung informierte sich die Schulleiterin des 10. Schuljahres anonym bei der Teamleitung über das Behandlungsangebot. Daraufhin motivierte sie Lillys Mutter, eine Anmeldung für eine MST zu machen. Um beide Eltern beim Vorgespräch kennenlernen zu können, reiste die Teamleiterin zur Familie nach Hause.

Vorgespräch bei der Familie zu Hause

Lilly wohnte mit ihren beiden Eltern und ihrer körperbehinderten Schwester in einem Geschäftshaus mitten in einem großen Dorf. In der Nähe lebten die Großeltern väterlicherseits. Lilly besuchte die 10. Klasse mit integrierten Berufspraktika.

Lillys mächtige Position innerhalb der Familie

Neben den beiden verzweifelten Eltern zeigte sich Lilly unbekümmert, jedoch verärgert darüber, dass die Eltern einen Therapeuten zu sich nach Hause holen wollten. Lilly trat als selbstbewusste junge Frau auf, welche ihrem Äußeren gut Sorge trug und sich in gewagten, zum Teil selbst hergestellten, modischen Kreationen präsentierte. Beim ersten Kontakt wurde deutlich, dass sich Lilly sehr gekonnt und in verschiedenen Lebensbereichen effektvoll zu inszenieren wusste. Im Gespräch mit ihren Eltern bildete sich Lillys mächtige Position innerhalb der Familie ab. Auch zeigte sich die deutliche Hilfslosigkeit der Eltern gegenüber Lillys respektlosem, ausuferndem und distanzgemindertem Verhalten. Im Vergleich zu so viel Dynamik wirkten die Eltern eher etwas farblos, müde und ohnmächtig. Abbildung 23 zeigt das erstellte Genogramm für die Familie.

Problemverhalten in der Schule. Die Lehrpersonen hatten den Eltern über Lillys mangelnde Leistungsbereitschaft berichtet und sich beklagt über Zuspätkommen, aufbrausendes Verhalten gegenüber Lehrpersonen, Endlosdiskussionen und negativer Beeinflussung einzelner Klassenmitglieder. Ebenfalls habe Lilly für nicht erfüllte Aufgaben abenteuerliche Erklärungen mit Charme und Raffinesse zum Besten gegeben. Vom Praktikumsplatz wurde über gelegentliche Unpünktlichkeit berichtet, ansonsten sei Lilly freundlich und vertrauenswürdig gewesen.

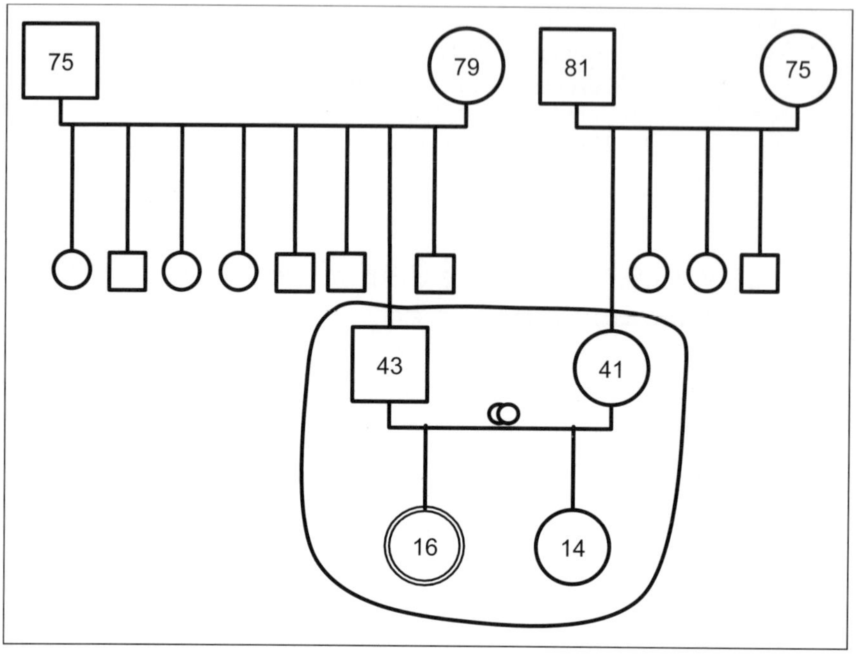

Abbildung 23:
Genogramm für Lillys Familie

Problemverhalten in der Familie. In der Familie kam es täglich bei geringsten Forderungen der Eltern zu heftigen verbalen Auseinandersetzungen mit derben Beschimpfungen und Entwertungen seitens Lillys gegenüber der Mutter. Zwischen Lilly und dem Vater entwickelten sich die Auseinandersetzungen nicht selten derart heftig, dass sie in geringfügigen oder heftigen Tätlichkeiten endeten. Aus der Kasse im elterlichen Betrieb hatte Lilly mehrfach unbestimmte Summen Geld gestohlen. Seit Kurzem entwendete Lilly auch Geld aus den Geldbeuteln beider Eltern. Lilly gestaltete ihr Leben sehr unabhängig, sie hielt sich an keinerlei Abmachungen oder Alltagsregeln und blieb wiederkehrend über Nacht oder über das ganze Wochenende weg. Erstmalig sei Lilly die vergangenen Weihnachts- und Neujahrsfeiertage länger von zu Hause ferngeblieben. Dieses neuauftretende Verhalten hatte damals bei den Eltern zu großer Verängstigung und Sorge geführt. In gemeinsamen Gesprächen gingen die Eltern zumeist davon aus, dass Lilly sie belog oder täuschte. Mehrfach waren Ladendiebstähle und Zugfahren ohne gültigen Fahrschein zur Anzeige gekommen – was meistens Geldstrafen zur Folge hatte. Gegenüber ihrer körperbehinderten Schwester hatte sich Lilly extrem entwertend, beleidigend und kränkend verhalten.

Neue Verhaltensweisen verunsichern Eltern

Problemverhalten in der Freizeit. Lilly ging (abends) exzessiv aus und hielt sich diesbezüglich an keine Abmachungen. Mehrere Male hatte Lilly in

Boutiquen Kleider gestohlen. Lillys Freundeskreis war den Eltern beinahe gänzlich unbekannt. Aus den wenigen gemachten Erfahrungen (telefonische Kontakte, einzelne Besuche) schlossen sie, dass Lillys Freunde hauptsächlich einen negativen Einfluss auf ihre Tochter ausübten. Lilly war mehrfach von der Polizei kontrolliert und einmalig nach starkem Alkoholkonsum auf das Polizeirevier gebracht worden. Lillys Aktionsradius erstreckte sich über den ländlichen Wohnortskanton hinaus bis ins weit entfernte, großstädtische Zürich mit dessen unerschöpflichem Angebot an Bars und Clubs. Der Vater befürchtete, dass Lilly mit fremden Männern sexuell aktiv war und dass sie in großen Mengen Alkohol und andere Substanzen konsumierte.

Der Freundeskreis ist den Eltern beinahe gänzlich unbekannt

Persönliche Anamnese. Die Eltern schilderten einen unauffälligen Entwicklungsverlauf ihrer Tochter mit Ausnahme der seit dem Kleinkindalter bestehenden Impulsivität. Mit Beginn der Pubertät habe Lilly vermehrt grenzsuchendes und provozierendes Verhalten gezeigt, zunächst vor allem innerhalb der Familie, dann jedoch auch im schulischen Rahmen.

8.2.2 Diagnose und Beurteilungen

Die von Lilly gezeigten Verhalten führten nach dem ICD-10-Klassifikationsschema zur Diagnose einer kombinierten Störung des Sozialverhaltens und der Emotionen mit rasch impulsivem und aggressivem Verhalten, Lügen, Stehlen, Weglaufen und Nichteinhalten von Absprachen. In der Beurteilung zeigte sich die klare Absicht der Eltern, ihr Kind bei sich zu Hause halten zu wollen, als große Stärke. Ebenfalls als Ressource sahen wir die zeitliche Verfügbarkeit des Vaters und die große Motivation beider Eltern für die Behandlung an. Im Vorgespräch fielen neben dem großen Engagement der Eltern ihrem schwierigen Kind gegenüber die unterschiedlichen Erziehungskonzepte und Interaktionsmuster beider Eltern auf. Die Mutter zeigte hohe emotionale Anspannung und war stark belastet, der Vater wirkte in seinem Denken festgefahren. Beide Eltern waren in großer Sorge darüber, was geschehen könnte, wenn außenstehende Personen von ihren Schwierigkeiten erfahren würden.

Ressourcen der Familie

8.2.3 Weiteres Vorgehen

Der Behandlungsansatz der MST wurde den beiden Eltern detailliert erläutert und erklärt. Ebenfalls wurden sie auf die zusätzlich stattfindenden Befragungen wie auch auf die Einbettung des Therapieangebotes in den Kinder- und Jugendpsychiatrischen Dienst hingewiesen, inklusive Erläuterungen zur Schweigepflicht. Zum Schluss des Vorgesprächs wurde mit beiden Eltern das weitere Vorgehen festgelegt. Die Eltern waren überrascht, dass sie beide die Entscheidung zur Behandlung treffen sollten, auch wenn Lilly sich gegen eine Behandlung stellen sollte. Basierend auf den systemischen

Entscheidung zur Behandlung obliegt den Eltern

Grundsätzen erklärte die Teamleiterin den Eltern, wie MST mit einer verweigernden oder oppositionellen Haltung von Lilly arbeiten würde. Die Eltern erhielten etwas Zeit, um sich noch einmal Gedanken über die Behandlung zu machen und wurden gebeten, ihren Entscheid der Teamleitung telefonisch mitzuteilen. Bei Behandlungszusage wurde vereinbart, die Therapie in der darauffolgenden Woche zu starten.

Beachte

Die Einwilligung der Eltern, also der elterliche Entscheid, ist maßgeblich für den Behandlungsbeginn. Die Behandlung kann unabhängig von der Kooperation des Jugendlichen erfolgen.

8.2.4 Behandlungsverlauf

Abklärungsphase (1. Monat)

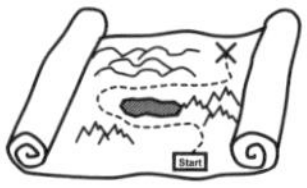

Motiviert und entlastet mit der Aussicht auf handlungsorientierte und zeitnahe therapeutische Unterstützung ließen sich die Eltern auf die Behandlung ein. Lilly war auf Einladung an den ersten Terminen anwesend. Folgende Behandlungsziele wurden in diesen Sitzungen gemeinsam erarbeitet:

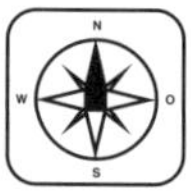

1. Abnehmende verbale und keine weitere physische Gewalt zwischen den Familienmitgliedern bei gleichzeitig zunehmenden positiven Interaktionen.
2. Lilly besucht das 10. Schuljahr gemäß Stundenplan, stört nicht den Unterricht und unternimmt Schritte, um eine berufliche Perspektive zu finden.
3. Lilly begeht keine weiteren Delikte mehr und hält sich an die Ausgangsregeln.
4. Vermehrt einheitliches und Lillys Entwicklung entsprechendes elterliches Handeln.

Die konfrontative Kommunikation zwischen den Familienmitgliedern führte in der Abklärungsphase selbst im Beisein der Therapeutin mehrfach zu heftigen verbalen Eskalationen mit Entwertungen und Platzierungsandrohungen zwischen Vater und Tochter, zu Gewaltandrohung und -anwendung von Lilly und Ohnmachtsgefühlen bei der Mutter. Die Vordringlichkeit, dieses Verhalten zu verringern, wurde allseits erkannt, sodass umgehend eine Fit-Analyse erstellt wurde, um die verschiedenen Einflussfaktoren rasch zu erkennen (vgl. Abb. 24).

Notfallplan zum Vermeiden von Eskalationen

Um weiteren Eskalationen entgegenzuwirken, wurden im Rahmen eines Notfallplanes Risikosituationen benannt, Handlungsstrategien festgelegt und Ausstiegsszenarien, inklusive Einbezug des MST-Bereitschaftsdienstes skiz-

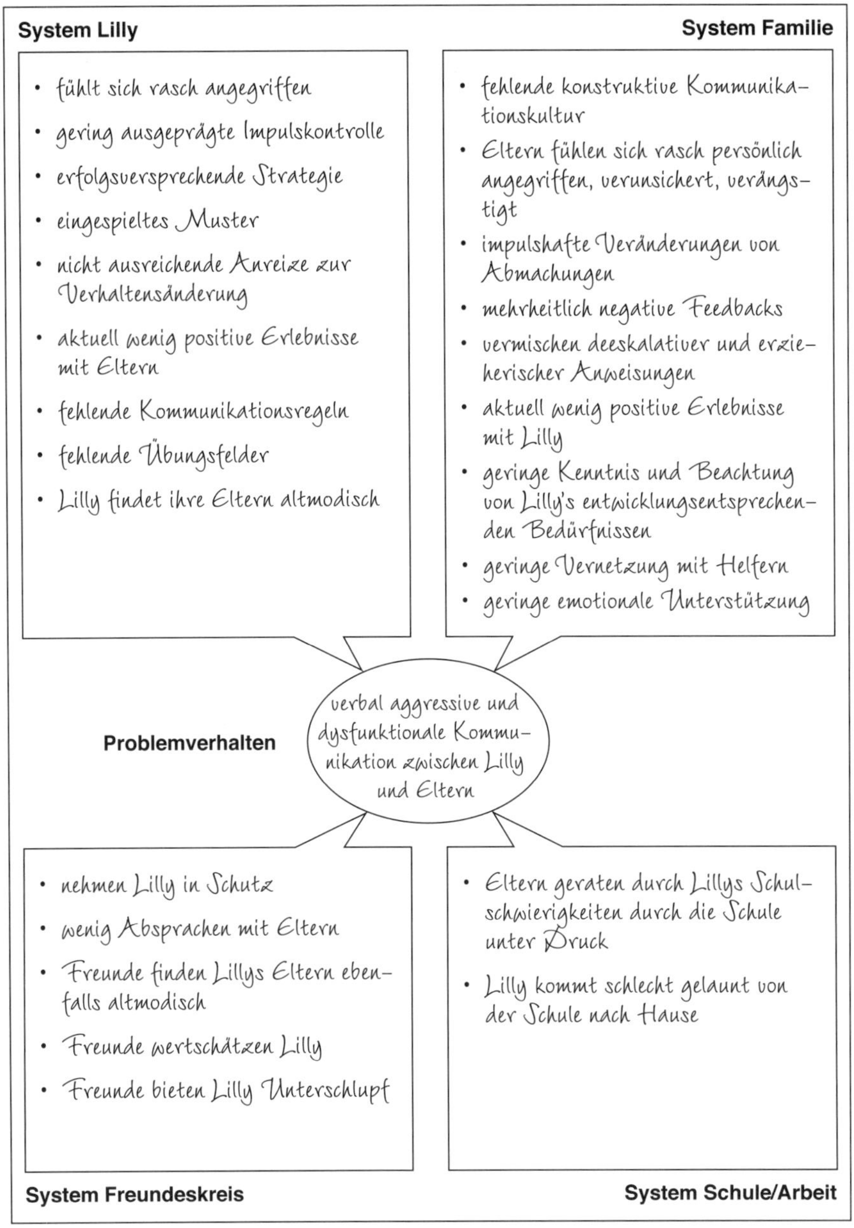

Abbildung 24:
Fit-Analyse für Lilly

ziert und eingeübt. Nach ersten Anwendungen des Notfallplanes wurde dieser in separat geführten Gesprächen mit den Eltern und mit Lilly optimiert. Unter anderem wurde vereinbart, dass das Androhen einer Platzierung („ich versorge dich“[10]) in den kommenden vier Wochen strengstens untersagt sein soll. Dieses Zugeständnis bedeutete eine große Anstrengung für den Vater und eine ebenso große Entlastung für die Mutter.

Beachte

Der Notfallplan kommt zu Behandlungsbeginn zum Einsatz, um eskalierende, physische Konflikte möglichst zu verhindern. Routinemäßig werden Schritte zum Erreichen von räumlicher Distanz, Einbezug weiterer Erwachsener und zum Einbezug des MST-Bereitschaftsdienstes festgelegt.

Als hauptursächlichen Grund für die wiederholt massiv überschrittenen Abmachungen in Bezug auf die Heimkehrzeiten gab Lilly das „ständige Quengeln“ ihrer Eltern an, welches zu heftigen verbalen und auch physischen Eskalationen führen würde. Um diese heftigen Konflikte zu reduzieren und um Lillys Einschätzung zu überprüfen, wurde eine einwöchige Beobachtungsphase der tatsächlichen Heimkehrzeit eingesetzt. Damit wurden bewusst die bisherigen Abmachungen außer Kraft gesetzt und die Eltern von ihrer Verantwortung entlastet. „Beobachten ohne zu kommentieren“ bedeutete für die Eltern zuerst große Anstrengungen im Denken und in ihrer Selbstregulation.

In solchen Situationen setzen wir häufig sogenannte „Reframes“ ein. Der englische Begriff „reframe“ stammt aus der kognitiven Therapie und bedeutet „neu ausrichten“ oder „einen neuen Rahmen geben“. Es geht darum, dysfunktionale und einengende Gedanken umzustrukturieren (neu auszurichten) umd damit neue emotionale Reaktionen und Handlungsmöglichkeiten zu eröffnen. Wenn z. B. ein unartiges Kind als „böse“ bezeichnet wird, führt diese Bezeichnung bei den Erziehern zu dysfunktionalen und eingeengten Reaktionsmöglichkeiten. Wenn jedoch dasselbe unartige Kind als „traurig“ oder „einsam“ bezeichnet wird, eröffnet dies den Erziehern neue emotionale Reaktionen und Handlungsmöglichkeiten. Um die Eltern in dieser für sie sehr anspruchsvollen Aufgabe zu unterstützen, waren bei zu diesem Zeitpunkt nicht verfügbarer sozialer Unterstützung tägliche Wertschätzung und Erinnerung an die Vereinbarung durch das MST-Team notwendig.

Klärung von Risikoverhalten

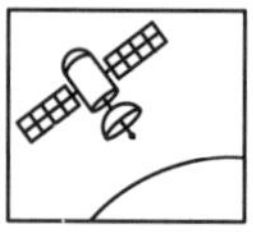

Im Zusammenhang mit dem nächtlichen Wegbleiben wurde zunächst in einem Einzelgespräch Lillys Umgang mit ihrer Sexualität angesprochen. Ihr diesbezüglich potenziell freizügiges Handeln war eine der großen Sorgen auf Elternseite. Bei glaubhaften Äußerungen über einen bewussten und sorgfältigen Umgang mit ihrer Sexualität stellte sich zur Verwunderung der Eltern zusätzlich heraus, dass Lilly sich aus eigener Initiative durch ihre Gynäkologin ein Kontrazeptivum hatte verschreiben lassen. Parallel wurde intensiv am Beziehungsaufbau mittels positiver und zuverlässiger Kommunikation gearbeitet. Während der therapeutischen Arbeit am Thema wies

10 Schweizerisch sinngemäß für: „Ich bringe dich in einer Anstalt unter“.

Rückmeldung durch MST-Experten

der MST-Experte die Therapeutin anlässlich der wöchentlichen telefonischen Fallbesprechung darauf hin, auch Lilly in die Verantwortung für ihr Verhalten zu nehmen und nicht einseitig mit den Eltern zu arbeiten. In einem sozialen Vertrag wurden Kommunikationsstandards (wer spricht wie und mit wem?) und Belohnungen für die Familienmitglieder festgelegt.

> **Beachte**
>
> Die Feedbacks des MST-Experten dienen einerseits dem Erhalt der Methodengenauigkeit, sind aber auch immer wieder hilfreich, um in den hochkomplexen Systemen den Behandlungsfokus bewahren zu können und sich nicht auf Nebenschauplätzen aufzuhalten.

Behandlungsphase (2. Monat): Einigkeit auf der Paarebene, Interventionen auf der Peer-Ebene starten

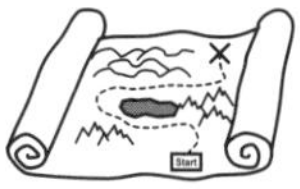

Das Einhalten der Bestimmungen des sozialen Vertrages wurde in den Therapiegesprächen mehrfach pro Woche evaluiert und wo nötig angepasst.

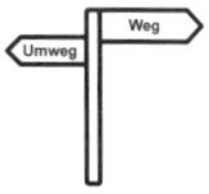

Für den Lerneffekt war das großzügige Anwenden der MST-Prinzipien Stärkenorientierung (Prinzip 2), Gegenwartsorientierung (Prinzip 4), Verantwortung steigern (Prinzip 3) und auf konkrete Interaktionssequenzen fokussieren (Prinzip 5) ebenso bedeutsam, wie das Einschätzen von Lillys Verhalten vor dem Hintergrund altersentsprechenden Normverhaltens und Einsetzen von Humor. Es gelang dem Vater zunehmend, seine entwertende Wortwahl zu unterlassen, sich aus Konflikten früher herauszunehmen oder sich zu distanzieren. Die Eltern machten regen Gebrauch vom Rund-um-die-Uhr-Bereitschaftsdienst: Telefonanrufe morgens um 6 Uhr, wenn Lilly nicht aufstand, oder wegen heftiger Auseinandersetzungen fanden genauso statt wie mitternächtliche Anrufe, wenn Lilly nicht nach Hause kam oder wegen eskalierender Streitigkeiten. Als weiterer Schritt im positiven Beziehungsaufbau wurde im Sinne einer entwicklungsentsprechenden gemeinsamen Aktivität ein Ausflug in ein Shoppingcenter geplant und nach mehreren Anläufen durchgeführt. Trotz gutem Start endete diese Aktivität in einer heftigen Eskalation, da Lilly viel mehr Geld auszugeben plante, als sich die Eltern vorstellen konnten.

Wir stärken die Eltern standardmäßig mit einer Anleitung zum Erkennen und Beenden von manipulativen Kommunikationsstrategien, was wir auch „Knopfdrücken“ nennen. Diese Anleitung (vgl. Anhang auf S. 283) enthält sowohl die gängigsten Knopfdrückstrategien wie auch die sechs bewährtesten Deeskalationsstrategien.

Zunehmender Paarkonflikt

Bei zunehmend einheitlichem elterlichen Handeln kam es gehäufter vor, dass sich die Eltern als Paar Vorwürfe machten und sich in Konflikte verstrickten. Dies führte beim Vater zu vermehrtem Rückzug und bei der Mutter zu einer emotionalen Erschöpfung. Über eine sorgfältige Paaranamnese konnten die gegenseitigen Stärken und die Attraktivität der Partner herausgearbeitet und kleinere Paaraktivitäten vereinbart werden. Es wurden genaue Absprachen über die Zuständigkeit und die Entscheidungskompetenzen erarbeitet, eingesetzt und nachverfolgt. Ebenfalls wurde die Mutter ermuntert, sich wegen ihrer Erschöpfung bei ihrem Hausarzt ärztliche Unterstützung zu holen.

Damit Eltern ihre Wirkweise auf ihr Kind letztendlich besser steuern können, verdeutlichen wir die unterschiedlichen Erziehungsstile auf einer Matrix. Wir gliedern dabei die Stile in autoritär, vernachlässigend, permissiv und autoritativ und helfen den Eltern, sich nach sorgfältiger Einführung selbst einzuschätzen (vgl. hierzu Abb. 25).

Die Erziehungsstil-Matrix versteht einen Erziehungsstil als Kombination zweier Erziehungsdimensionen. Auf der Dimension „Struktur" wird festgehalten, inwiefern die Eltern in ihrer Erziehung klare Strukturen einsetzen. Mit Strukturen sind gemeint: klare Regeln, Vorgehensweise bei Regelverstößen, Routinen und Familienrituale. Auf der Dimension „Wärme" wird der Beziehungsaspekt in der Erziehung angesprochen. Hier geht es darum festzuhalten, inwiefern von den Eltern dem Kind eine warme, wohlwollende Beziehung angeboten wird. Viel Wärme kann z. B. bedeuten: gemeinsame Aktivitäten, Lob und Trost, körperliche Zuwendung etc.

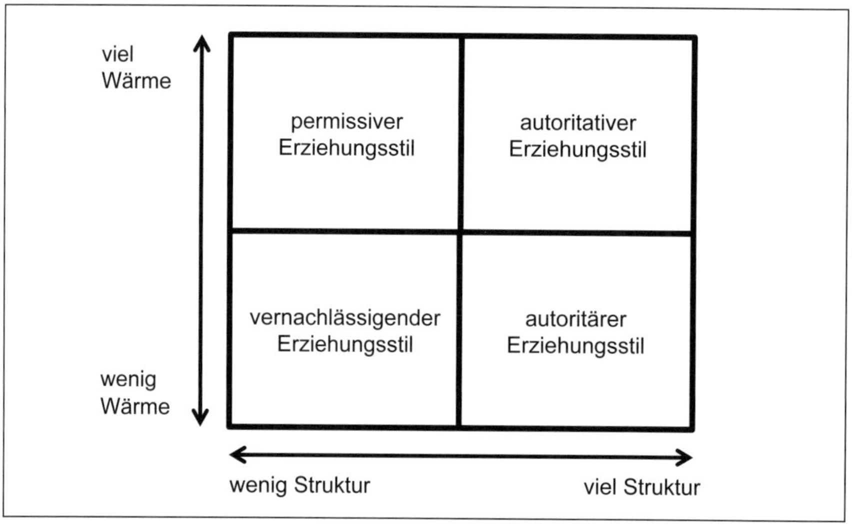

Abbildung 25:
Erziehungsstil-Matrix

Ein vernachlässigender Erziehungsstil (unten links) bietet weder durch klare Strukturen noch durch emotionale Nähe den notwendigen Halt. In ausgeprägten Situationen sollte hier die MST-Adaption „Kinderschutz" als Behandlungsoption angeboten werden (vgl. Kapitel 13).

Ein autoritärer Erziehungsstil (unten rechts) bietet einerseits zwar klare Regeln und Strukturen an, andererseits fehlen jedoch die emotionale Zuwendung und Verbindung. Dieser Erziehungsstil wird auch häufig als „militärisch" beschrieben. Etwas überspitzt formuliert, vermittelt dieser Erziehungsstil die Botschaft: „Du hast zu gehorchen, die emotionale Seite ist dabei zweitrangig".

Ein permissiver Erziehungsstil zeigt (oben links) eine gegenteilige Ausprägung: Bei viel Wärme und Wohlwollen bietet dieser Erziehungsstil wenig Grenzen und klare Anweisungen. Salopp ausgedrückt vermittelt dieser Erziehungsstil diese Botschaft: „Du kannst tun und lassen was du willst, solange wir es zusammen gut haben."

Der autoritative Erziehungsstil (klare Struktur bei gleichzeitiger emotionaler Nähe; oben rechts) hat sich in zahlreichen Studien als der wirksamste Erziehungsstil schlechthin erwiesen. Gerade bei Jugendlichen mit einer SSV ist das gleichzeitige Vorhandensein emotionaler Wärme und klarer Struktur unabdinglich notwendig.

Die Beobachtungsphase in Bezug auf Lillys Heimkehrzeiten zeigte keinen Zusammenhang zwischen Lillys Zuverlässigkeit und den Eskalationen zwischen Lilly und ihren Eltern. Vielmehr führte die Phase „Beobachten ohne zu kommentieren" der Eltern zu noch expansiverer Intensität von Lillys Verhalten. Aus diesem Blickwinkel war das Verhalten der Eltern nicht der hauptverursachende Faktor für Lillys nächtelanges Wegbleiben, wie auch für ihr Wegbleiben über ganze Wochenenden. Stattdessen wurde die geringe Einbindung der Peers als großer Wirkfaktor priorisiert. Da Lilly absolut nicht dazu bereit war, ihre Eltern über ihre Aufenthalte und Kontaktdaten ihrer Peers zu informieren, wurde eine Intervention auf Peer-Ebene eingeleitet. Die Eltern wurden dazu angeleitet, von Lilly gewählte Telefonnummern oder Nummern von eingehenden Anrufern aufzuschreiben, eventuell auch zurückzurufen und die Namen der Angerufenen bzw. Anrufer zu erfragen. Dies wurde Lilly transparent gemacht. In der Folge wurde bei Wegbleiben von Lilly an die gesammelten Handynummern ein kurzer Text mit der Bitte verschickt, über Lillys Aufenthalt zu informieren und darum gebeten, Lilly zur Heimkehr zu motivieren.

Intervention auf Peer-Ebene

Peer-Interventionen
Peer-Interventionen basieren darauf, dass die Eltern Informationen über das Umfeld ihres Kindes sammeln. Dazu werden – bei transparenter Kommunikation an den Jugendlichen – Telefonnummern, Namen von Jugendlichen und deren Eltern und Angaben zu Treffpunkten gesammelt. Diese Daten werden benutzt, um bei anschließenden Interventionen wirkungsvoll kommunizieren zu können.

Reaktion auf elterliche Offensive

Über Facebook fand der Vater Bilder, welche Lillys Aufenthalt in einem Club in Zürich dokumentierten. Mittels hartnäckiger Nachfrage beim Clubbetreiber gelang es, dass dieser Lilly gegenüber ein Clubverbot aussprach. Als Lilly diese sehr konkrete Intervention bemerkte, reagierte sie einerseits verärgert, aber auch verblüfft über diese elterliche Offensive.

Im zweiten Behandlungsmonat kam es zu erneutem Schulschwänzen von Lilly. Während dieser Zeit hielt sie sich bei einer ebenfalls schulabsenten Freundin auf. Durch sofortiges Informieren der Schule und Absprachen zwischen Eltern und Schule konnte vorerst ein angedrohter Schulausschluss verhindert werden. Die nach einer Psychoedukation durchgeführte Kontaktaufnahme von Lillys Eltern zu den Eltern der Freundin erforderte sprachliche Kreativität und Durchhaltevermögen. Die gemeinsam erzielten Absprachen waren jedoch ausreichend wirksam, um Lilly für den weiteren Schulbesuch zu gewinnen. Um Lillys Motivation für den anstehenden Abschluss des 10. Schuljahres zu erhöhen, stellten die Eltern Lilly die Mitfahrt im schon länger geplanten Urlaub zum Familientraumziel in Aussicht. Lilly würde aber nur bei regulärem Schulabschluss mitfahren dürfen. Bei einer vorzeitigen Ausschulung würde die Familie alleine fahren und Lilly über eine Fachorganisation in ein „Timeout"[11] geschickt werden.

Solche Art von Vereinbarungen halten wir generell schriftlich, mit Unterschrift aller beteiligten Personen fest. Eine einfache, aber hilfreiche Vorlage für das rasche Erstellen einer Vereinbarung findet sich im Anhang auf Seite 285 (vgl. auch den Kasten „Verhaltensverträge und Unterschriften" auf S. 144).

Lilly reagierte mit heftigem Zweifel über die angedrohte negative Konsequenz. Vorbereitet und unterstützt, gelang es den Eltern in bewundernswerter Art und Weise, sich wenig auf Lillys anhaltende und subtile Manipulationsversuche einzulassen. Hilfreich dabei waren klare Rollen- und Aufgabentrennungen wie auch gegenseitige Unterstützung der Eltern.

Behandlungsphase (3. Monat): Wochen der Schwankungen und Desintegration

Punktuelle Einzelgespräche

Um Lilly in einem ersten Schritt für ihre große Reizoffenheit zu sensibilisieren, wurden vorübergehend wöchentliche Einzelgespräche eingesetzt. Dabei stellte sich rasch heraus, dass Lillys Motivation für diese Gespräche bei vordergründig hoher Anpassungsleistung gering war und der Transfer in ihren Alltag nicht ersichtlich wurde.

11 Mit einem „Timeout" ist üblicherweise eine kurzfristige, d. h. 2- bis 4-wöchige, Platzierung in einer sozialpädagogischen Institution oder Pflegefamilie gemeint. Eine solche Platzierung ist kostenpflichtig.

Beachte

Bei sozial auffälligen Jugendlichen findet sich oft eine Diskrepanz zwischen der eigenen Einschätzung und Wahrnehmung und der entsprechenden Umsetzung. In der MST wird daher das gezeigte Verhalten ebenfalls als Sprache des Jugendlichen angesehen.

Entlastung durch Einbezug von Verwandten

Bei anhaltend sehr großer Belastung der Eltern wurde einerseits um eine freiwillige Beistandschaft (Maßnahme, angeordnet durch die Kindes- und Erwachsenenschutzbehörde) ersucht, andererseits ein sorgfältig vorbereiteter zwei- bis dreiwöchiger Entlastungsaufenthalt von Lilly bei nahe wohnenden Verwandten vereinbart.

Betreffend dem Einhalten der Heimkehrzeit wurde mit zunächst mäßigem Erfolg versucht, Lilly Einblicke in positiv gestaltete Freizeitentwürfe zu ermöglichen, indem sie an den Ausgängen ihrer Cousins teilnehmen konnte.

Der anhaltend unklare Substanzkonsum, welcher ebenfalls eine elterliche Hauptsorge war, wurde thematisiert. Mittels Testung stellte sich zuverlässig heraus, dass Lilly neben Alkohol, dessen Konsum sie zugab, auch Cannabis konsumierte.

Berufsfindung trotz Schulausschlusses

Gegen Ende des dritten Behandlungsmonats zeigte sich Lilly derart unzuverlässig an ihrem Praktikumsplatz, dass trotz des unmittelbar erhöhten Monitorings durch Eltern und Verwandte der vorzeitige Ausschluss aus dem 10. Schuljahr nicht mehr verhindert werden konnte. Der Vater unterstützte Lilly in dieser Zeit großartig beim Finden und Durchhalten einer Schnupperlehre mit dem Resultat, dass Lilly zu Beginn des folgenden Ausbildungsjahres eine Lehre in ihrem kreativen Traumberuf angeboten wurde.

Behandlungsphase (4. Monat): Die Konsequenzen ziehen

Zusammenarbeit sämtlicher Erwachsener beim Umsetzen der Konsequenz

Aufgrund der im zweiten Behandlungsmonat getroffenen Vereinbarung kam nun der Zeitpunkt, an dem die Familie ihren geplanten Traumurlaub ohne Lilly antreten musste. Nach dem Schulausschluss wurde das angekündigte „Timeout" bei einer Familie in einem anderen Landesteil zeitlich vorgezogen. Lilly weigerte sich heftig. Engste Zusammenarbeit sämtlicher involvierter Erwachsener, inklusive zweier Polizisten der örtlichen Dienststelle, war nötig, um die Überführung möglich zu machen. Im anschließenden mehrwöchigen Timeout verhielt sich Lilly unauffällig. Dass Lilly weiterhin regelmäßig den Kontakt zu den Eltern suchte, erleichterte die Eltern sehr und bestärkte sie in der positiven Interaktionsgestaltung wie auch im Aufrechthalten von Abmachungen.

Das für Lilly erfahrbar gemachte konsistente Handeln ihrer Eltern bei gleichzeitigem Aufrechthalten der Beziehung wurde in den abschließenden

Analysen der Wirkfaktoren als ein Schlüsselwert für Lillys positive weitere Entwicklung eruiert.

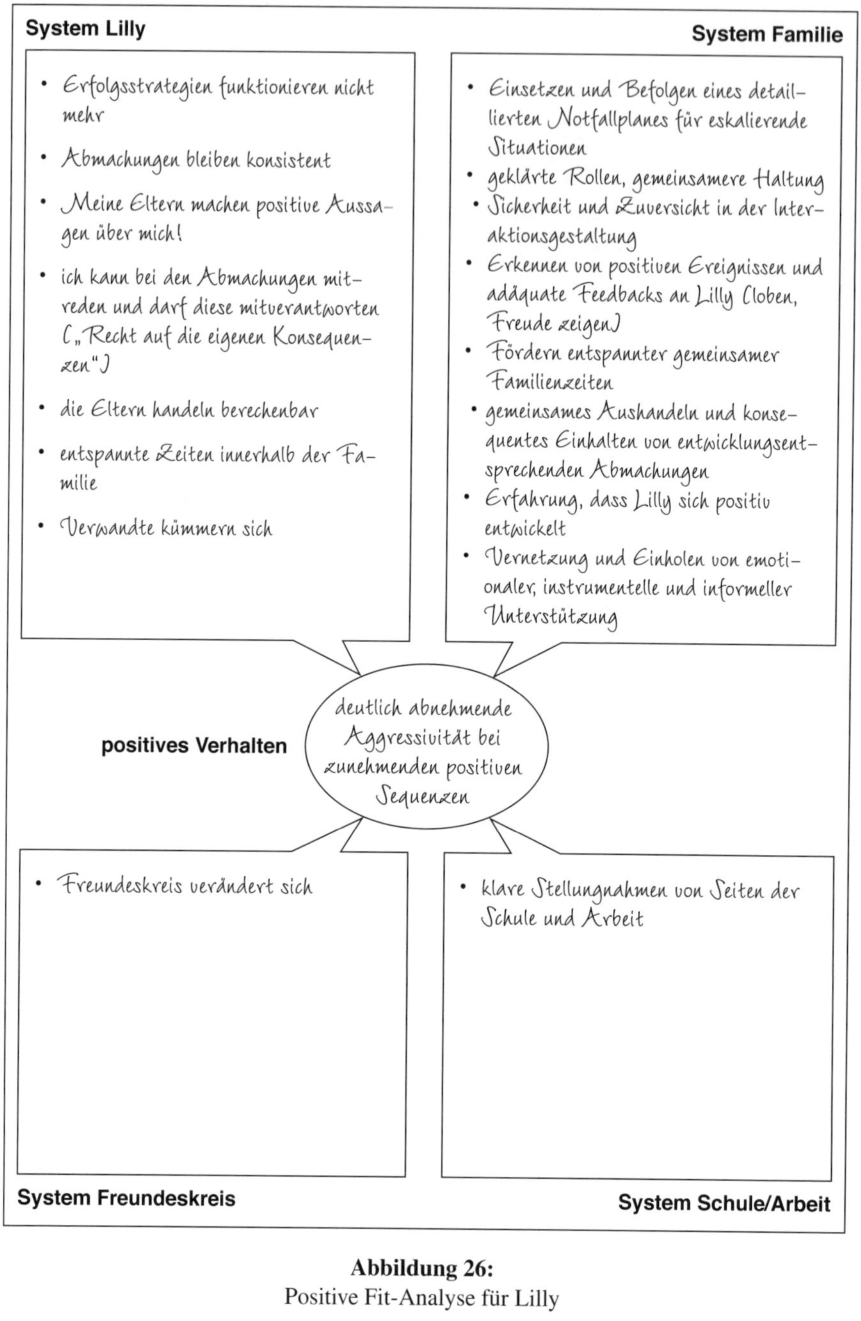

Abbildung 26:
Positive Fit-Analyse für Lilly

Abschlussphase (5. Monat): Fortschritte konsolidieren, Blick in die Zukunft

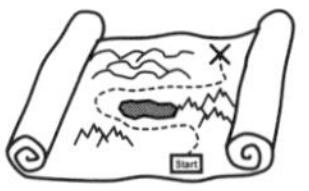

Nachdem die Familie aus den Ferien und Lilly aus dem Timeout zurückgekehrt waren, gestaltete sich das familiäre Zusammenleben trotz gelegentlicher kleinerer Konflikte deutlich entspannter. Kontakte mit der neu eingesetzten Beiständin[12] fanden statt. Im Hinblick auf Lillys Ausbildungsbeginn wurden die Regeln des Zusammenlebens neu angepasst.

Wirkfaktoren evaluieren und verankern

Sehr spannend erwies sich die Analyse der positiven Wirkfaktoren mit den Eltern (vgl. Abb. 26): Wie wurden die Ziele erarbeitet, was ist von den Eltern verstanden worden, wie ließ sich dieses neue Wissen und Handeln im Alltag verankern? Neben grundlegenden Paradigmenwechseln in den Bereichen Kommunikation und Strukturgebung zeigten sich Veränderungen auf Eltern- und Paarebene wie auch das Einbeziehen von unterstützenden Personen als weiterhin nötige Interventionen. In der Abschlussplanung wurden diese schriftlich definiert.

8.2.5 Abschließende Beurteilung und Bemerkungen zum Therapieverlauf

Bei Lillys Familie wurde der multisystemische Therapieansatz aufs äußerste gefordert, erwies sich jedoch schlussendlich als ausreichend wirksam, um die nötigen grundlegenden Veränderungen modellieren, herbeiführen und schließlich auch generalisieren zu können. Dem elterlichen System, welches bereits zu Behandlungsbeginn hoch belastet war und dieser Belastung bis in den vierten Behandlungsmonat hinein standhalten musste, kam die Schlüsselrolle beim Veränderungsprozess zu. Die notwendigen emotionalen, sozialen und instrumentellen Unterstützungen für die Eltern konnten gefunden und eingesetzt werden. Dies schlug sich in zunehmend nachvollziehbaren, entwicklungsfördernden Interaktionen zwischen den Eltern und Lilly und letztendlich in einer stetigen Verhaltensveränderung von Lilly nieder.

Der Belastung im elterlichen System standhalten

Für die Therapeutin und das ganze MST-Team kennzeichnend war, dass sämtliche Teammitglieder die Familie vor Ort oder per Telefon kennengelernt hatten und dank methodentreu umgesetzten Therapiekonzepten der Familie in hochschwierigen Krisensituationen wirksam weiterhelfen konnten. Ebenfalls entscheidend für den Therapieprozess war die sorgfältige

12 Ein Beistand, bzw. eine Beiständin ist eine Person, welcher vom Jugendamt ein Mandat übertragen wird, die Eltern in ihrer Erziehungsaufgabe mit Rat und Tat zu unterstützen und die Interessen und die gesunde Entwicklung des Kindes zu vertreten bzw. zu unterstützen.

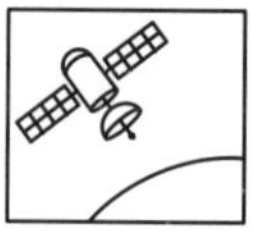

Reflektion und Auseinandersetzung in der Supervision, welche verhinderte, sich in den wiederkehrenden Dynamiken von Spaltung, Gegenübertragung und Instrumentalisierungen zu verirren und so den Behandlungsfokus zu verlieren. Das MST-Therapiekonzept mit enger Zusammenarbeit zwischen Therapeut, therapeutischer Teamleitung und Experten trug in diesem Fall entscheidend dazu bei, bei den anvisierten Interventionen zu bleiben, diese kontinuierlich zu evaluieren und nachzubessern. Durch diese Kontinuität wurde es Lilly möglich, ihre negativen Verhaltensweisen zu verringern. Den Eltern wurde ihre Wirksamkeit mit zunehmender Verhaltensbesserung immer bewusster, was sich wechselwirksam in einer entspannteren Interaktionsgestaltung gegenüber Lilly auswirkte. Die negative Interaktionsspirale, die zu Behandlungsbeginn vorhanden war, konnte durch die intensive Arbeit in eine beflügelnde positive Interaktionsspirale umgewandelt werden!

Die inhaltlich aufwendige Behandlung spiegelt sich auch statistisch wider: In den fünf Behandlungsmonaten fanden knapp 60 Sitzungen, sieben Notfalleinsätze vor Ort, 18 Notfallanrufe, über 50 reguläre Telefonate mit den Eltern, Lilly oder anderen Erwachsenen (Verwandte, Schule, Praktikumsplatz, andere Eltern, professionelle Helfer) und insgesamt sechs Einzelsitzungen mit Lilly statt. Der Verlauf nach Abschluss der MST verlief bei stetiger verhaltensmäßiger Abmilderung weiterhin anspruchsvoll. Um das Weiterführen der Wirkfaktoren zu unterstützen, trafen sich die Eltern in den anschließenden 12 Monaten in loser und abnehmender Frequenz mit der Teamleiterin.

Nachhaltig gelingende Elternarbeit

Der Familie gelang es, die größten Hindernisse im Ausbildungsbereich (Schulbesuch, Lernen), in der Freizeitgestaltung (gute Balance zwischen anwesend und abwesend) und auch in Bezug auf grundsätzliche Bedürfnisse (unterstützend in der Beziehung bleiben, als Familie problemfreie Zeit verbringen) konstruktiv zu überwinden. Mehrere Jahre nach Behandlungsende kam es im Rahmen dieses Buchprojektes zu einem Kontakt mit den Eltern. Lilly hatte ihre Ausbildung erfolgreich abgeschlossen, stand gerade vor einem Arbeitsplatzwechsel und dachte an einen Umzug in die eigenen vier Wände. Die Mutter schilderte, dass es der gesamten Familie „unvergleichlich gut gehe“. Gelegentlich würden „feurige Diskussionen“ stattfinden und Lilly würde „ihre Macken“ zeigen. Dies lasse sich jeweils gut auflösen. Einige Jahre nach Behandlungsabschluss hatte Lilly zu ihren Eltern im Rückblick auf die MST gesagt: „Wenn ihr damals diese Therapie nicht gemacht hättet, wären ich und unsere Familie zerbrochen.“

8.3 Kevin, 13;9, hyperkinetische Störung des Sozialverhaltens

8.3.1 Zuweisung und Indikationsgespräch

Die Anmeldung zur MST erfolgte durch die Eltern, unterstützt durch die Familienberatungsstelle, mit welcher sie bisher zusammengearbeitet hatten. Die Eltern schilderten beim Telefonkontakt eine große Dringlichkeit, weshalb das Vorgespräch auf den folgenden Tag terminiert wurde. Für die Eltern war es entlastend zu wissen, dass bei Kevins etwaiger Verweigerung das Indikationsgespräch trotzdem stattfinden könnte und sie den Termin unbeirrt auch ohne ihn wahrnehmen sollten. Abbildung 27 zeigt das Familiengenogramm.

Bei hoher Dringlichkeit zeitnahe Terminplanung

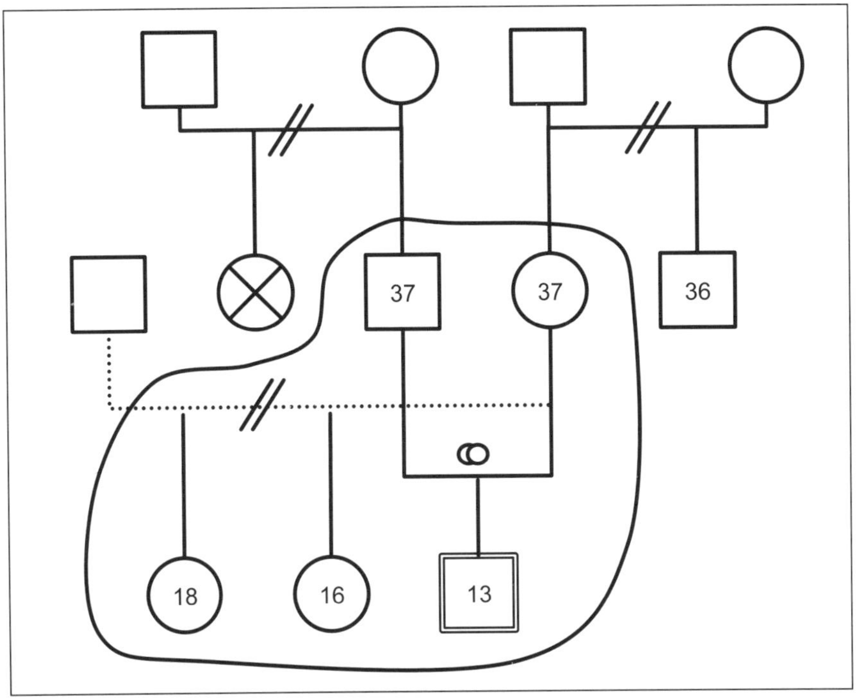

Abbildung 27:
Genogramm von Kevins Familie

Problemverhalten in der Schule. In der Schule zeigte Kevin eine schwache Leistung, er arbeitete nicht mit, erledigte Aufträge nicht und führte nicht das nötige Material mit sich. Als Klassenclown störte er mittels komischer Einlagen den Unterricht, er rief oft dazwischen und verwickelte die Leute in endlose Diskussionen. Gelegentlich lief Kevin grundlos aus dem Unterricht davon.

Problemverhalten in der Familie. Zu Hause habe es seit jeher ein Auf und Ab mit Kevin gegeben. Seit ca. vier Wochen sei er aber kaum noch für die Eltern erreichbar und nicht mehr zu führen. Kevin sei gekommen und gegangen, wie es ihm beliebte. In der Nacht sei er aus dem Fenster geklettert, damit er die abgesperrte Haustür habe umgehen können. Einmalig sei er drei Tage am Stück weggeblieben, ohne Angaben zu seinem Aufenthalt zu machen. Bei den selten gewordenen Gesprächen mit seiner Familie sei Kevin rasch verbal aggressiv geworden: Er beschimpfte und verfluchte die Familienmitglieder, wurde laut und zeigte einschüchterndes und bedrohliches Verhalten. Die geplanten gemeinsamen Abendessen fanden selten statt. Wenn Kevin daran teilnahm, kam es rasch zu unkontrollierbaren, eskalierenden Situationen. Zwischen dem Vater und Kevin war es zu gegenseitigem Festhalten, Schubsen und Faustschlägen gekommen. Etwa zwei Wochen vor dem Indikationsgespräch hatte Kevin während eines Konfliktes eine Glastür zerstört und Mobiliar verwüstet, was bei den Eltern zu Einschüchterung und Hilflosigkeit geführt habe.

Aggressives und bedrohliches Verhalten

Hilflosigkeit bei den Eltern

Kevin stahl zu Hause und auch auswärts Geld. Einmal sei er zusammen mit einem Freund bei einer Bekannten ins nicht abgeschlossene Haus eingedrungen und habe sFr. 900.– und Gegenstände entwendet. Das Geld hätten Kevin und sein Freund unmittelbar danach auf einem Jahrmarkt ausgegeben. Nach gütlicher Einigung zwischen den Erwachsenen sei von einer Anzeige abgesehen worden. Angesichts seiner vorhandenen persönlichen Habe gingen die Eltern davon aus, dass Kevin sich wohl öfter unrechtmäßig gewünschte Gegenstände beschaffte.

Kevin verbrachte exzessiv Zeit an seinem Computer. Hauptsächlich spielte er Gewalt- und Online-Spiele. Begrenzungen mittels installierter Softwareprogramme konnte Kevin rasch umgehen, übrige Begrenzungen führten regelmäßig zu heftigen Eskalationen.

Problemverhalten in der Freizeit. Seit Kurzem traf sich Kevin mit unbekannten Freunden und hielt sich an unbekannten Orten auf. Kevin hielt die Ausgangsregeln nicht ein, blieb unerlaubt über Nacht weg oder verließ das Haus zu frühmorgendlicher Stunde. Ebenfalls war Kevin ganze Wochenenden über abwesend und nicht erreichbar. Die Eltern äußerten ihre Sorge, dass Kevin Alkohol trinken oder Cannabis konsumieren würde. Die bislang regelmäßige Freizeitaktivität – Gitarrenunterricht – habe Kevin kommentarlos abgebrochen. Zu Hause verbrachte Kevin übermäßig viel Zeit vor dem Bildschirm oder hielt sich zurückgezogen in seinem Zimmer auf.

Persönliche Anamnese. Die Mutter berichtete über eine unauffällige Schwangerschaft und Geburt. Kevin sei ein anstrengendes Baby und von Geburt an

Allergiker gewesen. Er habe viel geweint und übersensibel auf Veränderungen der Tagesabläufe reagiert. Ab dem Babyalter sei er oft und schnell wütend geworden und habe sich jeweils kaum mehr beruhigen lassen. Die motorische und sprachliche Entwicklung seien unauffällig verlaufen. Kevin habe bis zur Spielgruppenzeit ausgeprägte Trotzanfälle gehabt, Menschen beschimpft und geschlagen. In Extremsituationen habe er wie „ein Käfer auf dem Rücken gelegen und gezappelt".

Kevins zappeliges, jähzorniges und impulsives Verhalten hätten auch nach der Einschulung weiter angehalten. Die Schule berichtete über große Leistungsschwankungen. Bei vorhandener Motivation habe er sehr ausdauernd bei einer Aufgabe bleiben können, sonst habe Kevin kaum Interesse und Ausdauer gezeigt. Bei der Einschulung habe er bereits lesen können, danach hätten seine Leistungen aber immer mehr nachgelassen, und zwei Jahre später hätte er eher unterdurchschnittliche Leistungen gezeigt. Körperlich war Kevin gegen viele Stoffe allergisch und zeigte auch asthmatische Beschwerden. Seit einiger Zeit fielen bei Kevin Tics mit Zuckungen im Gesichtsbereich auf. Sein Gesamt-IQ lag im oberen Drittel des Normalbereiches.

8.3.2 Diagnose und Beurteilungen

Diebstähle, Weglaufen, Schulschwänzen

Die von Kevin gezeigten Verhaltensweisen führten nach dem ICD-10-Klassifikationsschema zur Diagnose einer hyperkinetischen Störung des Sozialverhaltens, begleitet von rasch aufbrausendem und aggressivem Auftreten, Diebstählen, Weglaufen, geringer Schulleistungen und Stören des Unterrichtes.

Kevin entzog sich zunehmend in ungünstiger Weise dem Einfluss der Erwachsenen und bewegte sich in nahezu unbekannten Freundeskreisen, mit wiederkehrenden delinquenten Verhaltensweisen. Die familieninternen Interaktionsmuster wirkten eingespielt, dysfunktional und verstrickt bei differierendem elterlichem Handeln. Ebenfalls bildeten sich die zunächst ungeklärten Rollen von Kevins beiden Halbschwestern mit deutlicher Sündenbockzuschreibung gegenüber Kevin ab. Auffallend war, dass, obwohl mehrjährige Schwierigkeiten berichtet wurden, bisher keinerlei schulpsychologische oder fachärztliche Abklärungen eingefordert worden waren. Wir schrieben dies der durchgängig hohen mütterlichen Kooperation und Präsenz zu, welche wir ebenfalls als wichtige Ressource für die Durchführung einer MST ansahen. Als weitere Ressource stellte sich die insgesamt klar geäußerte Absicht dar, Kevin trotz hoher Beanspruchung der Familienmitglieder in der Familie halten zu wollen.

8.3.3 Weiteres Vorgehen

Unmittelbare Behandlungsaufnahme

Aufgrund der extremen Belastung der Familie wurde vereinbart, die Behandlung am Tag nach dem Indikationsgespräch aufzunehmen. Die zuständige Therapeutin war zufälligerweise gerade verfügbar, sodass sie den Eltern direkt vorgestellt und Zeitpunkt wie auch Setting für den Ersttermin vereinbart werden konnten.

8.3.4 Behandlungsverlauf

Abklärungsphase (1. Monat)

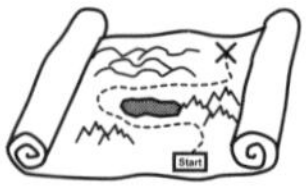

Die aktuelle Krise verhalf sowohl den Eltern als auch Kevin zu einer hohen Behandlungsmotivation. Beim Erarbeiten einer Übereinstimmung bezüglich des inhaltlichen Vorgehens, dem sogenannten „Alignment", machten sich Widerstände der Eltern hinsichtlich der verhaltenstherapeutischen Ausrichtung des Behandlungsangebotes bemerkbar. Dabei hinterfragten sie vor allem das Setzen von Anreizen zur Verhaltensveränderung und wünschten sich, dass mehr an der Förderung intrinsischer Motivation gearbeitet werden könnte. Die elterliche Erwartungshaltung, dass Kevin zuerst einsichtig werde und danach eigenmotiviert sein Verhalten verändere, wurde in den Fokus genommen. Psychoedukativ wurden mit den Eltern die Bedeutung der Diagnose einer SSV, die unterschiedlichen Grundhaltungen, unterschiedliche Theorien über Entwicklungen und Entwicklungsstörungen wie auch Forschungsergebnisse erarbeitet.

> **Beachte**
>
> Bei Behandlungsbeginn wird in der MST ein sorgfältiger Fokus auf die therapeutische Beziehung gelegt – inhaltlich orientiert sich die therapeutische Beziehung an den neun MST-Prinzipien.

Beim Setzen der übergeordneten Behandlungsziele forderten ähnliche Themen zusätzliche Aufmerksamkeit ein. Für deren Validierung boten die griffigen MST-Prinzipien hilfreiche Grundlagen, sodass die Einigung auf die nachfolgend aufgeführten Behandlungsziele gelang:

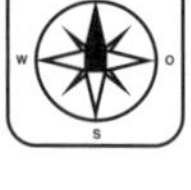

1. Kommunikation und Konfliktlösung ohne physische Gewalt erarbeiten und einüben, verbale Eskalationen zwischen den Eltern, Kevin und übrigen Familienmitgliedern deutlich reduzieren.
2. Einsetzen und Einüben von Familienregeln.
3. Kevin begeht keine Diebstähle zu Hause und außerhalb.
4. Kevin sichert seinen Verbleib in der Schule mittels angemessenem Verhalten.

Parallel zum Abklärungsprozedere mit Erhebung der Verhaltensweisen, die zur Zuweisung geführt haben, der gewünschten Behandlungsziele aller involvierten Schlüsselpersonen, des Genogramms, des Stärken-/Schwächendiagramms und dem abschließenden Vereinbaren der erwähnten Behandlungsziele, wurden die heftigen Eskalationen priorisiert und ein Notfallplan zum Vermeiden physischer Eskalationen erarbeitet und eingesetzt. Solche Notfallpläne basieren in der Regel auf klaren Vereinbarungen, Erkennen der Risikosituationen, rechtzeitiger räumlicher Trennung und Einholen außerhäuslicher sozialer Unterstützung. Für Kevin wirkte das schriftlich vereinbarte Prozedere mit klaren Zwischenschritten bereits beruhigend – für die Eltern war das bewusste Unterscheiden zwischen Krisensituation und therapeutischer Arbeit grundlegend wichtig für das konsequente Anwenden des Notfallplanes. Abbildung 28 zeigt das Ergebnis der Fit-Analyse.

Notfallplan zur Vermeidung physischer Eskalationen

Behandlungsphase (2. Monat): Krisen deeskalieren vor dem Aufbau neuer Strukturen

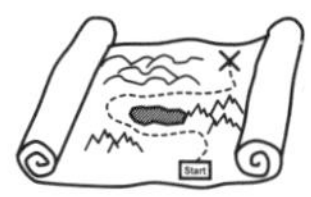

Die systemischen Verhaltensanalysen ergaben mehrfache Hinweise auf nicht entwicklungsangepasste elterliche Interaktionen und ebensolche Kommunikationsmuster. In gemeinsamen Sitzungen wurden entsprechende Sequenzen beobachtet und genauer analysiert (vgl. Abb. 29). Mithilfe dieser Sequenzanalysen wurde an einer passenderen Kommunikation gearbeitet. Dabei wurde beispielsweise die Sitzordnung am Tisch geändert (Kevin saß nicht mehr seiner einen Halbschwester gegenüber) und Kevin durfte den Tisch früher verlassen. Die Eltern probierten unterschiedliche neue Kommunikationsstrategien aus: problemunbelastete Gespräche führen, positive Erlebnisse mit Kevin rückmelden und dabei die positive Emotion zeigen, bei schwierigen Gesprächen den grundsätzlich motivierenden Charakter aufrechterhalten, Gespräche besser strukturieren, Pausen anbieten/ermöglichen, nicht moralisierend kommunizieren und Kevin in der Verantwortung behalten. Das sorgfältige Studium und Einüben der Strategien des Arbeitsblattes zum gegenseitigen „Knopfdrücken“ (vgl. Anhang auf S. 283) erwies sich für die Eltern als erfolgsfördernd, verdeutlichte jedoch ebenfalls, wie sehr in kritischen Situationen ungeeignete Kognitionen zu Entgleisungen beitragen konnten.

Das Einsetzen einer weniger konfrontativen Reaktionsweise der Eltern brachte eine deutliche Beruhigung in den Familienalltag. Die Konflikte mit der älteren Schwester nahmen deutlich ab, nachdem klarere Verhaltensabsprachen zwischen den Familienmitgliedern erarbeitet und praktiziert wurden.

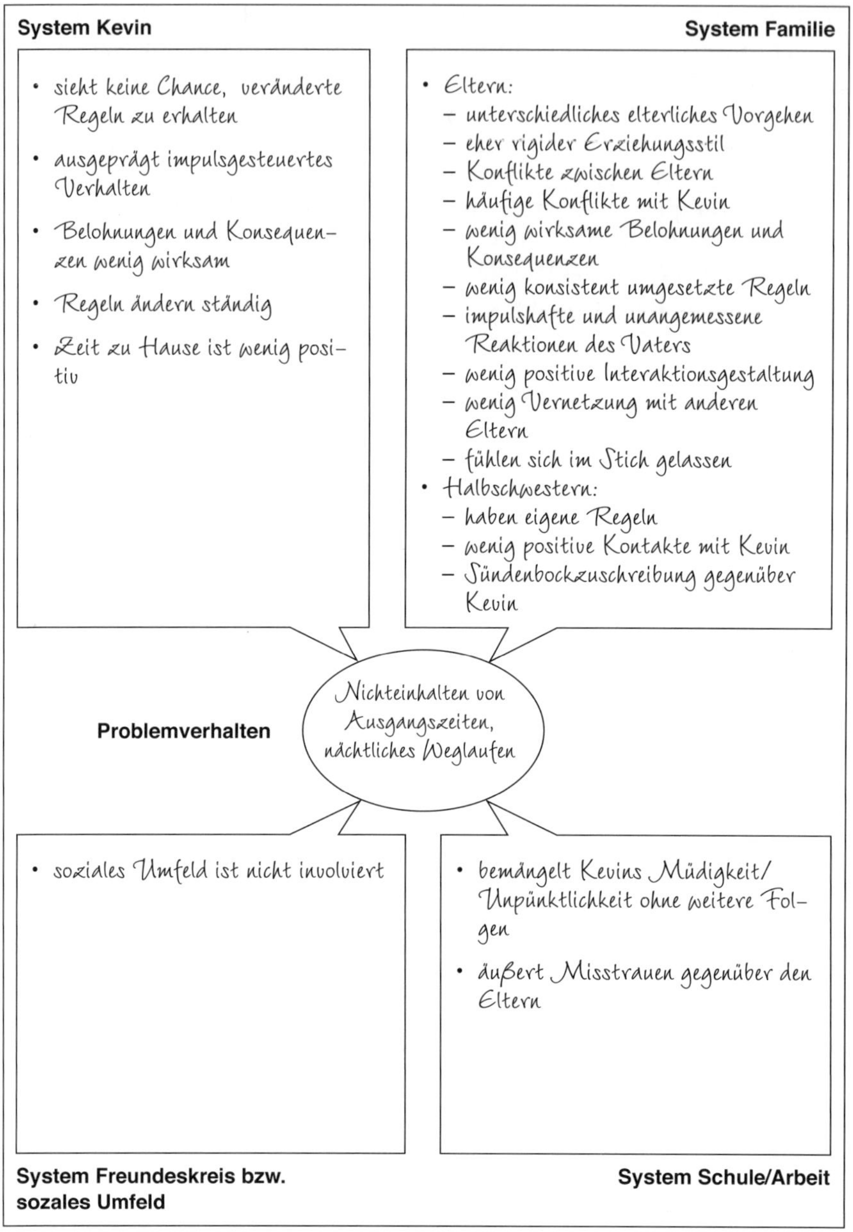

Abbildung 28:
Fit-Analyse für Kevin

Parallel wurde Kevins exzessives Ausgangsverhalten in Arbeit genommen. Der MST-Experte wies mit seinem Feedback auf die Wichtigkeit hin, trotz erheblichem Druck der Eltern zuerst den Fit für dieses Verhalten gut verste-

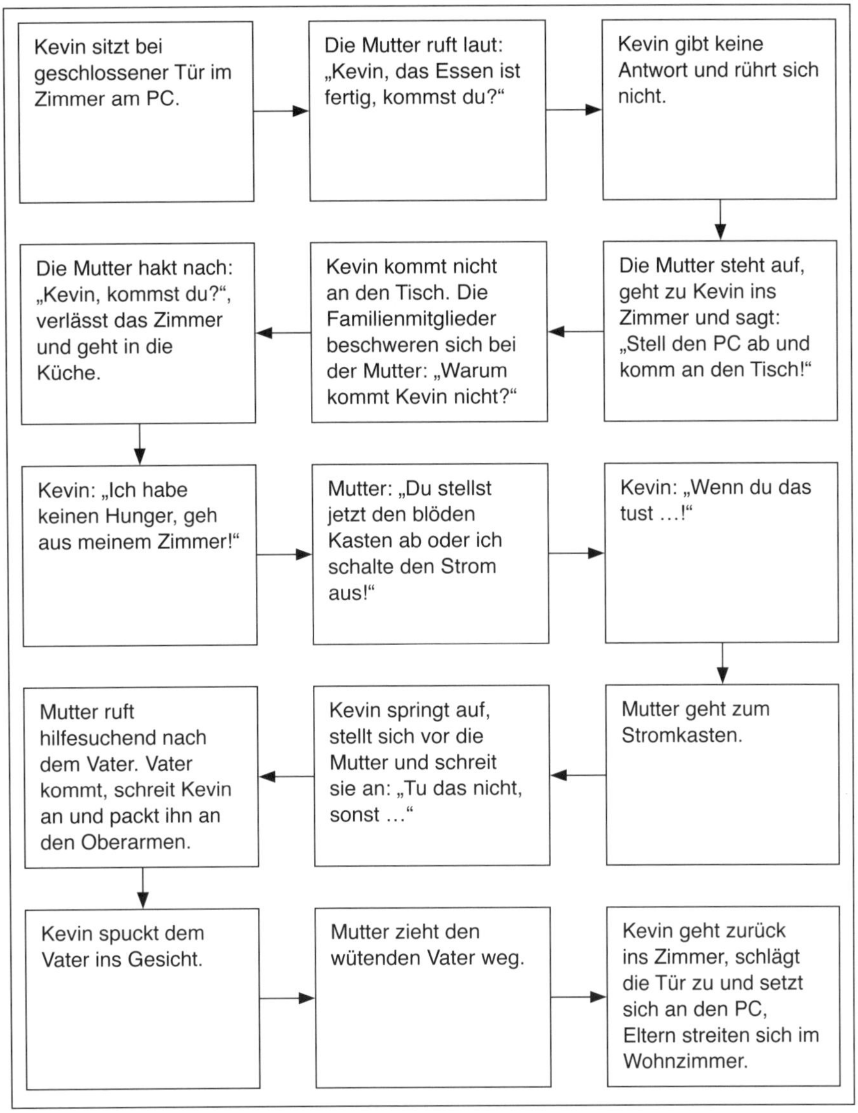

Abbildung 29:
Eine typische Verhaltenssequenz in Kevins Familie

hen zu können, bevor eine Intervention eingeführt werden kann. In den folgenden telefonischen Fallbesprechungen behielt er das Monitoring auf diesen Aspekt und unterstützte die Arbeit mit zusätzlichen forschungsbasierten Hinweisen zum Problemverhalten. Dabei wurden zunächst folgende Wirkfaktoren priorisiert: hohe Findigkeit von Kevin, die elterlichen Strategien auszuhebeln bei gleichzeitig gering wirksamen innerfamiliären und offenbar intensiv wirksamen außerfamiliären Anreizen. Ebenso bestand wenig Trans-

Arbeit am nächtlichen Wegbleiben

parenz in Bezug auf den Freundeskreis und Orte, an denen Kevin sich aufhielt. Nachdem die Eltern Abmachungen eindeutiger definiert hatten, wurde daran gearbeitet, die Anreize effizienter und wirksamer zu gestalten. Dazu wurde vereinbart, das nächtliche Weggehen und das zu lange Wegbleiben (mehr als 30 Minuten) unter Einbezug der Verwandtschaft zu sanktionieren. Dies hatte zur Folge, dass Kevin nach Übertretung der Abmachung jeweils ein Wochenende außerhalb der Kernfamilie zu verbringen hatte. Beim erstmaligen sich abzeichnenden Umsetzen dieser Intervention wurden auftretende Schwierigkeiten antizipiert und Hilfsszenarien aufgebaut, um einen möglichst hohen Erfolgsgrad zu erreichen. Dies hatte zur Folge, dass Kevin im Beisein mehrerer Erwachsener über das Umsetzen der Konsequenz informiert wurde. Um Kevins bekannte und findige Ausweichstrategien umgehen zu können, wurde die Maßnahme im Anschluss an die Information zeitnah umgesetzt. Dennoch gelang es Kevin, sich der Sanktion erstmalig zu entziehen. Unterstützt durch den MST-Bereitschaftsdienst konnten die Eltern erfolgreich den Fokus beibehalten und die Maßnahme bei nächster sich bietender Gelegenheit umsetzen. Nach zweimaligem Erfahren derselben Konsequenz schien sich bei Kevin ein Lerneffekt anzubahnen. Ebenfalls sprach Kevin gut auf die positiven Anreize und die verbesserte Kommunikation an.

Um Kevins Findigkeit im Umgehen der Ausgangsregeln und seinem impulshaften Handeln entgegenwirken zu können, sperrten die Eltern nach augenzwinkernder Ansage jeweils über Nacht sämtliche Schuhe mit Kevins Größe weg und brachten vor Kevins Zimmerfenster ein schützendes Drahtgeflecht an.

Beachte

Das Einbeziehen von Humor zeigt auf die meisten bereits sehr eingespielten Verhaltensmuster gute Wirkung. Humor hilft den Eltern, stringent verlaufende Denkprozesse aufzuweichen und begünstigt den Zugang zu neuen Verhalten bei Jugendlichen.

Zum Erlangen größerer Transparenz in Bezug auf den Freundeskreis und Aufenthaltsorte wurden sogenannte „Peer- Interventionen" eingesetzt: Die Mutter vernetzte sich mit der Mutter von Kevins bekanntem Freund. Gemeinsam wurden Telefonnummern und Informationen gesammelt und ausgetauscht. Ebenfalls führten die Erwachsenen vermehrt abendliche Spaziergänge durch, welche sie an öffentliche Plätze und Orte brachten, an denen sich die Jugendlichen potenziell aufhalten konnten.

Von Anfang an Zusammenarbeit mit der Schule

Mit der Schule wurde von Behandlungsbeginn an der Informationsaustausch sichergestellt und am Einsetzen eines Verhaltensplanes gearbeitet. Bei dessen Umsetzen schien sich Kevins schulisches Verhalten derart zu verschlechtern, dass er zeitweise akut durch einen Schulausschluss bedroht war. Ebenfalls entzog er sich den gemeinsamen Gesprächen mit der Lehrerin und den

Eltern. Auffallend in dieser Behandlungsphase war, dass Kevin sich jeweils in nur einem der Lebensbereiche Schule und Elternhaus sehr angepasst zu verhalten vermochte, jedoch nie in beiden Bereichen zugleich. Die systemeigene Unterstützung in der Schule wurde mittels wöchentlichen Gesprächen zwischen Schulsozialarbeiterin und Kevin ausgebaut.

Beachte

Wenn Jugendliche sich den Gesprächen entziehen, sollte viel unternommen werden, um sie über die Gesprächsinhalte auf dem Laufenden zu halten. Dazu werden elektronische Medien genauso genutzt wie auch handschriftliche Notizen auf dem Kopfkissen oder am Badezimmerspiegel.

Behandlungsphase (3. Monat): Das in Bewegung gebrachte Familiensystem muss sich neu finden

In dieser Behandlungsphase reagierten die Halbgeschwister mit Irritation auf das spürbar veränderte erzieherische Verhalten ihrer Eltern. Mit den Eltern wurden dazu Analysen und Rollenspiele durchgeführt. Die so ermächtigten Eltern setzten Familiengespräche ein und passten den erzieherischen Rahmen für die beiden adoleszenten Halbgeschwister an. Ebenfalls schienen sich die Eltern in dieser Phase in ihrem gemeinsamen erzieherischen Handeln neu finden zu müssen und beklagten zunehmende Spannungen auf Paarebene. Unterstützt durch die fortlaufenden therapeutischen Gespräche wurden gemeinsam als Paar verbrachte Zeiten vereinbart. Die Eltern fanden tiefere Einsicht in die anspruchsvolle Familien- und Paardynamik und konnten sich individuell als Vater und Mutter, als Eltern und als Paar wieder stabilisieren.

Verändertes Erziehungsverhalten hat Auswirkungen auf die Geschwister und die Paarbeziehung

Die Familienpyramide (vgl. Abb. 30) dient hierbei als Modell, um die aktuellen Belastungssituationen abzufragen und um die Bedeutung einer ausgewogenen Familienkonstellation mit klaren Rollen zu erklären. Das Bild der Familienpyramide kann dazu genutzt werden, Belastungssituationen bzw. den Einsatz von Ressourcen (Zeit, Energie, Emotionen) in einer Familie abzubilden. Dieses Werkzeug setzten wir psychoedukativ ein, um den Eltern zu verdeutlichen, dass die Stabilität des Familiensystems auf einem stabilen Fundament aufbaut. Zuerst präsentieren wir die Pyramide auf der linken Seite in Abbildung 30, welche das „Idealbild" einer ausgewogenen Familienkonstellation zeigt. Die gleichmäßige Verteilung aller Komponenten der Familie bedeutet, dass diese alle genügend Platz haben und Ressourcen innerhalb der Familie gleichmäßig verteilt werden. Danach zeigen wir den Eltern die Pyramide auf der rechten Seite, welche eine unausgewogene Familienkonstellation aufzeigt, in der Mutter, Vater und die Paarbeziehung wenig Ressourcen haben, da das Kind diese beansprucht. In einem dritten Schritt bitten wir die Eltern, in einer leeren Pyramide die Aufteilung so auf-

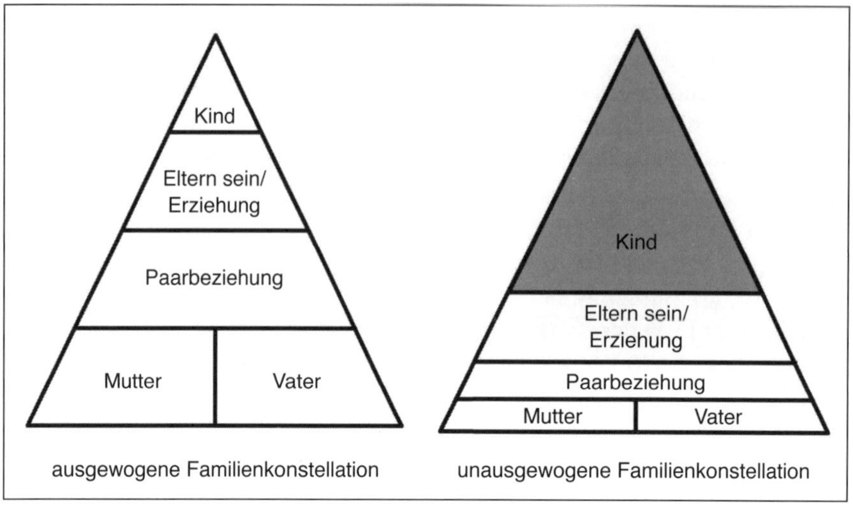

Abbildung 30:
Zwei Familienpyramiden, die eine ausgewogene und eine unausgewogene Familienkonstellation widerspiegeln

zuzeichnen, wie sie sie in ihrer aktuellen Situation erleben. Dieses Bild dient als „Sprungbrett", um die Familie dann im Hinblick auf die „unterrepräsentierten" Komponenten gezielt zu stärken. Insbesondere wenn zeitliche und emotionale Ressourcen nicht ausreichend vorhanden sind, helfen wir den Eltern, ihre individuellen Bedürfnisse abzudecken und die Paarbeziehung gezielt zu stärken.

Behandlungsphase (4. Monat): Aufbau weiterer Interventionen auf gefestigtem elterlichen Fundament

In mehreren Anläufen wurde auf eine positivere Freizeitgestaltung in organisiertem Rahmen, wie z. B. Verein, Club, Kurs, hingearbeitet. Trotz konsistenter Arbeit konnte sich Kevin nicht für eine wiederkehrende Aktivität entscheiden. Bei Behandlungsende war vereinbart worden, dass Kevin zusammen mit seinem Onkel sein Mofa reparieren und diesem im Gegenzug bei praktischen Arbeiten helfen würde.

„Gesichtskontrolle" in Geschäften

Die Diebstähle innerhalb der Familie (Zigaretten und wiederholt größere Geldsummen bei der älteren Halbschwester) wurden analysiert. Wiedergutmachung durch Kevin und sichere Verwahrung von Geld durch die Schwester wurden als erste Interventionen eingesetzt. Während der Behandlung ereigneten sich keine weiteren Diebstähle mehr. Betreffend der außerfamiliären Diebstähle verdeutlichte die systemische Verhaltensanalyse, dass Kevins Bekanntheit und Erkanntwerden in den Läden ihm dabei helfen würden, nicht zu stehlen. Zusammen mit Kevin wurde eine Liste der bestohlenen Läden erstellt. Dabei handelte es sich hauptsächlich um Multimedia-Geschäfte. Unter klarer Absprache und Mitsprachemöglichkeit von Kevin hinterlegten die Eltern Kevins Foto mit Mobiltelefonnummer der Mutter beim Verkaufspersonal verknüpft mit der Bitte um sofortige Meldung beim Eintreffen von Kevin ohne erwachsene Begleitung.

Die Vereinbarungen zwischen Elternhaus und Schule wie auch die familieninternen Interventionen wurden fortlaufend evaluiert und angepasst. Um die Eltern gegenüber negativen Denkspiralen und entsprechenden Interaktionen zu stärken, wurden Strategien der kognitiven Verhaltenstherapie erörtert und eingeübt.

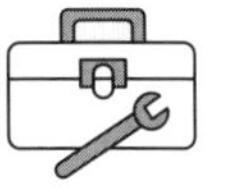

Schon in den ersten Wochen der Behandlung wurde offensichtlich, wie rasch und wie häufig die Eltern, insbesondere die Mutter, auf Kevins provozierendes Verhalten reagierten. In diesen Eskalationen spielten die Denkprozesse der Mutter eine wichtige negativ verstärkende Rolle. Um ihr aus diesen beinahe automatischen Reaktionsmustern herauszuhelfen, wurde gezielt ein Gedankenprotokoll eingesetzt (vgl. Abb. 31). Dieses Protokoll dient dazu, reflexive Eskalationen zu verstehen (1. bis 3. Zeile im Protokoll), diese zu bewerten (4. und 5. Zeile im Protokoll) und mit den Eltern alternative Denkprozesse einzuüben (6. und 7. Zeile im Protokoll). Dieses Werkzeug setzen wir häufig dann ein, wenn eingefahrene Denkmuster der Eltern Eskalationen begünstigen. Mithilfe des Gedankenprotokolls gelang es Kevins Mutter, sich vermehrt von Provokationen abzugrenzen und ihre eigenen reaktiven Handlungen zu verstehen, zu verlangsamen und letztendlich zu ändern.

Abschlussphase (5. Monat): Wirkfaktoren erkennen und Nachhaltigkeit vorbereiten

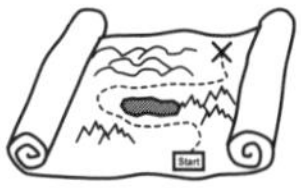

Erneute Straftat zu Behandlungsende

In der Schlussphase der Behandlung hatte Kevin zusammen mit zwei Freunden einen Getränkeautomaten aufgebrochen. Das Übernehmen der Verantwortung und sich bei der Polizei zu stellen, erforderte einen längeren familieninternen Prozess, welcher sich über das Behandlungsende hinauszog. Anlässlich dieser Krise konnte zu diversen Themen und Interventionen der Grad der Generalisierung der gemachten Lernerfahrungen festgestellt werden und notwendige Anpassungen der Interventionen konnten getätigt werden. Parallel wurden in enger Zusammenarbeit mit den Eltern, der Schule und Kevin die für die Abschlussphase vorgesehenen systemischen Analysen zu positiv veränderten Verhalten (positive Fit-Analysen, vgl. Abb. 32) vorgenommen. Darauf aufbauend wurden Interventionspläne mit weiterzuführenden Maßnahmen und definierten Handlungsschritten zum Vorgehen in Krisensituationen erstellt.

Gedankenprotokoll	
Situation	(Wer? Was? Wann? Wo?) Kevin verwendet beim Essen provozierende Sprache
Gefühle	Was haben Sie empfunden? Verunsicherung Angst: Was passiert als nächstes? Stärke des Gefühls (0 bis 100 %) 90%
Automatische Gedanken („heiße" Gedanken)	Was haben Sie gedacht, bevor dieses Gefühl bei Ihnen auftauchte? Irgendwelche anderen Gedanken? Oder Bilder? Markieren Sie den „heißen Gedanken". Er macht das extra. Er ist ein frecher Kerl. Wenn er nur wollte, könnte er dies unterlassen. Wir sind ihm ausgeliefert.
Beweise für das Zutreffen des heißen Gedankens	Beinahe tägliche, hässlich verlaufende Eskalationen.
Fakten, die den heißen Gedanken widerlegen	Es ist mir auch schon gelungen, dass Kevin aufgehört hat. Wir haben auch schon ruhige Abendessen erlebt.
Alternativgedanken	Schreiben Sie einen Alternativgedanken auf. Wenn Kevin genügend Orientierung bekommt, kann er sein Verhalten steuern. Schätzen Sie, wie stark Sie vom Zutreffen jedes einzelnen Alternativgedankens überzeugt sind (0 bis 100 %) 80%
Aktuelle Beurteilung der Gefühle	Beurteilen Sie erneut die in Zeile 2 aufgeführten und alle neuen Gefühle (0 bis 100 %). Sicher, unablenkbar, handlungsfähig 85%

Abbildung 31:
Gedankenprotokoll von Kevins Mutter (nach Greenberger & Padesky, 2007)

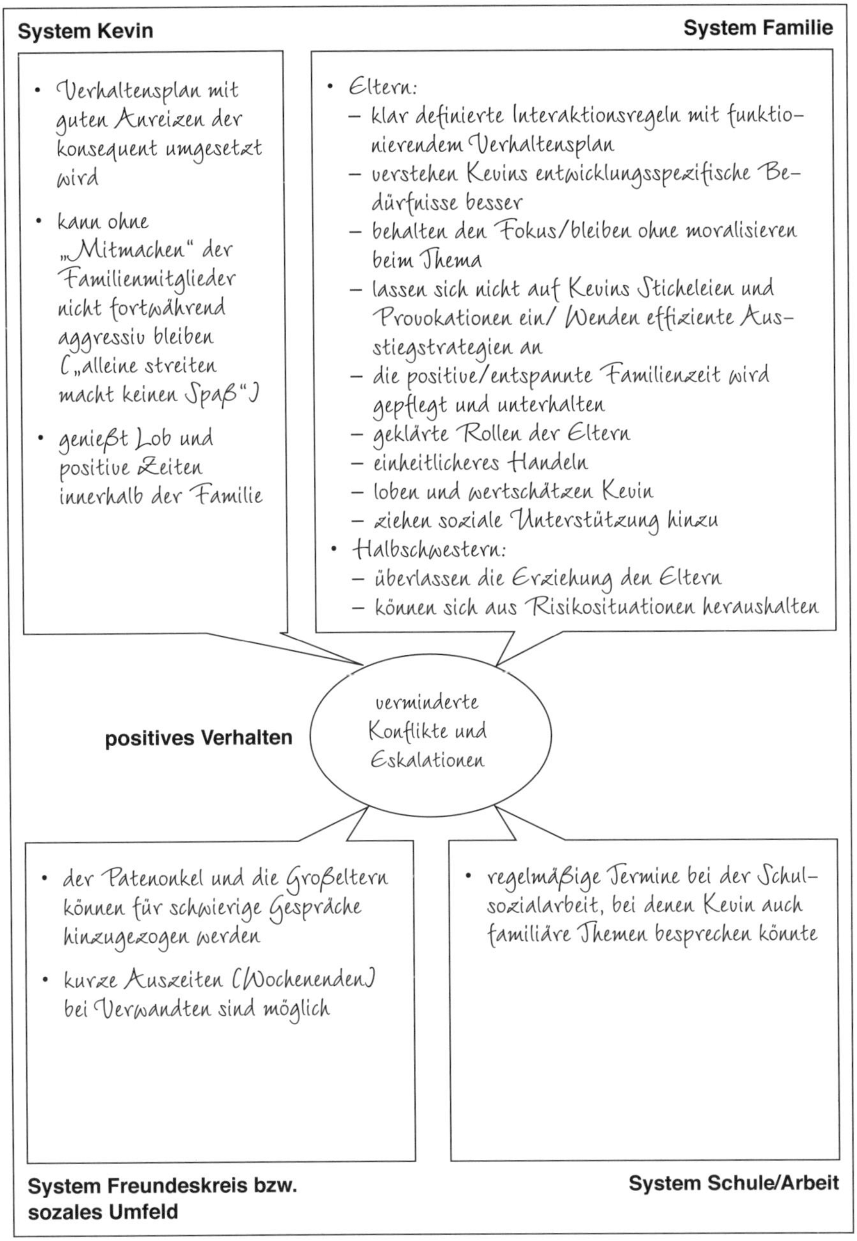

Abbildung 32:
Positive Fit-Analyse für Kevin

Diese Phase der Therapie ist grundsätzlich auch durch den Ablöseprozess der Familie vom Therapeuten und dem MST-Team geprägt. Gleichzeitig muss akzeptiert werden, dass die Arbeit durch die verbleibenden Erwach-

Joker-Anrufe stärken die Eltern in der Phase nach Behandlungsende

senen weitergeführt werden soll und muss. Für die Erwachsenen ist es erleichternd zu wissen, dass sie während der kommenden sechs Monate mittels „Joker-Telefonaten“ direkt den Therapeuten oder das Team kontaktieren können. Unserer Erfahrung nach macht etwa ein Drittel der Familien Gebrauch von diesem Angebot.

In der Abschlussphase wurde basierend auf den gemachten Beobachtungen, testpsychologischen Abklärungen und Erfahrungen nochmals eingehend die Diagnostik diskutiert. Es wurde ersichtlich, dass nach Erreichen eines guten erzieherischen Rahmens und eines strukturierten Alltags weiterhin eine deutliche ADHS-Symptomatik bestehen blieb. Durch die fachärztliche Leitung wurde die Empfehlung zur Behandlung mit Methylphenidat gegeben, welcher die Eltern und Kevin nach längerer Überlegung zustimmen konnten.

8.3.5 Abschließende Beurteilung und Bemerkungen zum Therapieverlauf

Für die Familie von Kevin war die MST inhaltlich wie auch strukturell ein geeigneter Therapieansatz, um ausreichend Verständnis, Wissen, Mut und Unterstützung zu erhalten und die langjährig eingespielten Interaktionsmuster anzugehen und zu verändern. Damit konnte die anhaltende Überforderungssituation der Eltern aufgelöst und der Fokus auf adäquatere Antworten auf die entwicklungsspezifischen Bedürfnisse von Kevin gelenkt werden.

Den Eltern, die dem verhaltenstherapeutischen Ansatz gegenüber zu Beginn sehr kritisch eingestellt waren, verhalfen besonders der ausgeprägte systemtherapeutische Ansatz, die hohe zeitliche Verfügbarkeit und Bereitschaft zur Mitverantwortung des MST-Teams zur nötigen Behandlungsmotivation. Im Behandlungsverlauf gelang es den Familienmitgliedern, Konflikte mit minimalen verbalen und ohne tätliche Eskalationen zu lösen. Entspanntere Kommunikation, wirksamere positive Verstärker und klare vorbesprochene Konsequenzen hatten einen günstigen Einfluss auf Kevins auffälliges Sozial- und Interaktionsverhalten. Die weiter bestehenden Anteile der ADHS-Symptomatik wurden gegen Behandlungsende nun auch medikamentös therapiert. Daraufhin konnte sich Kevin im schulischen Bereich deutlich besser konzentrieren und war zu Hause weniger aufbrausend.

Medikamentöse Behandlung der ADHS-Symptomatik

Die größte Herausforderung für den Therapeuten war es, in dieser Familie eine Behandlungsmotivation, ein „Engagement“, das phasenweise starken Schwankungen unterlag, zu erarbeiten und aufrecht zu erhalten. In vielen Handlungsschritten galt es, eine Übereinstimmung und eine gemeinsame Sprache zu finden, um sich im Hinblick auf die Interventionen einig zu werden. Besonders herausfordernd war es für die Eltern, nicht auf Kevins provokante Manipulationsstrategien („Knopfdrücken“) einzugehen und dabei gleichzeitig eine wertschätzende Kommunikation beizubehalten. In der Schule war es wichtig, ein besseres Verständnis für Kevins Verhalten zu schaffen, da der schulische Rahmen und die Bereitschaft, ihn nach wie vor mitzutragen, immer wieder gefährdet waren.

Die Intensität der in 153 Kalendertagen durchgeführten Behandlung bildet sich rein formal in knapp 60 Gesprächen, fünf Notfalleinsätzen des Bereitschaftsdienstes vor Ort und über 50 Telefonaten mit Schlüsselpersonen ab.

Verantwortungsübernahme für die Straftat

Die Eltern konnten die Beziehung zu Kevin nach Behandlungsende weiter entspannen und ihre erarbeiteten Konfliktlösestrategien bei neu auftauchenden Schwierigkeiten erproben und verfeinern. Das im „Stand-by"-Modus vorbereitete Setting der Familienberatung wurde letztlich nicht in Anspruch genommen. Die von der Jugendanwaltschaft verfügten drei Tage soziale Arbeit leistete Kevin ab – zwar mürrisch, aber vollständig.

Schulisch wurde Kevin in seinem letzten Schuljahr für vier Monate an eine Timeout-Schule versetzt. Bei seiner Rückkehr wurden die regelmäßigen Gespräche mit der Schulsozialarbeit weitergeführt. Nach regulärem Schulabschluss trat er eine Ausbildung im Gartenbau an, welche er inzwischen erfolgreich abgeschlossen hat. Während der Erstellung dieses Buches beschäftigte er sich damit, eine weiterführende Ausbildung zu finden.

Die Durchführung einer MST hat in dieser Familie eine außerhäusliche Platzierung von Kevin verhindern können. Die erreichten neuen Strategien konnte die Familie anschließend über schulische, strafrechtliche und medizinische Beratung weiter stabilisieren.

8.4 Blick auf die Fallverläufe anhand der MST-Grundprinzipien

In diesem Kapitel haben wir drei unterschiedliche Fallbeispiele präsentiert, an welchen ersichtlich wird, dass sich die Behandlungen trotz ähnlicher psychiatrischer Diagnosen und Einhalten des manualisierten MST-Behandlungskonzepts sehr individuell entfalten und gestalten. Nachfolgend skizzieren wir die Auswirkungen einzelner der neun Grundprinzipien in den unterschiedlichen Fallverläufen.

Grundprinzip 1: Den „Fit" finden. Das Verhalten des Jugendlichen wird multisystemisch und multifaktoriell analysiert und verstanden. In allen drei Fällen stellte dies die grundlegende Arbeit dar, welche dazu führte, dass unterschiedliche und erstmalige Interventionen konzipiert und eingesetzt wurden (z. B. den Club aufsuchen in Yves' Fall, zensierte Wortwahl in Lillys Familie und bei Kevin die Schuhe über Nacht wegschließen).

Grundprinzip 2: Die therapeutische Arbeit und entwickelten Interventionen fokussieren auf das Positive und nutzen die Stärken der Familie und der Sys-

teme. Dieser Ansatz vermittelt Hoffnung, indem eine Atmosphäre von „Wir schaffen diese Entwicklung!“ erzeugt wird. Die Familienmitglieder erleben ihre Selbstwirksamkeit und lernen, dass auch Misserfolge eine Chancen bieten. Die Eltern von Yves konnten sein Interesse am Gitarrespielen als Stärke sehen und fanden einen positiven Rahmen, um ihm dieses Freizeitverhalten ohne Risiko zu ermöglichen. Lillys Familie verhielt sich den Verwandten gegenüber nicht mehr durch Scham gelenkt und isoliert, sondern erfuhr durch die Zusammenarbeit mit ihnen mutmachende Unterstützung und Entlastung. Kevins Eltern sahen die Eltern seiner Peers nicht als „schlechtes Umfeld“, sondern als mögliche Bündnispartner an. Diese Zusammenarbeit hatte einen positiven Einfluss auf Kevins Heimkehrzeit.

Grundprinzip 3: Interventionen sollen zu einer Steigerung der Selbstverantwortung aller Teilnehmenden führen. Yves' Eltern arbeiteten intensiv daran, Belohnungen für den Verhaltensplan in Bezug auf die Drogenabstinenz zu finden, welche mit ihren Werthaltungen wie auch im Hinblick auf die ältere Tochter verträglich waren und trotzdem einen ausreichend starken Anreiz für Yves boten. Lillys Eltern lernten, Verantwortung für die Auswirkungen ihrer eigenen Kommunikation Lilly gegenüber zu übernehmen und die Kommunikation zu verändern. Kevin erlebte durch den von den Eltern aufgebauten Verhaltensplan, wie er in die Verantwortung genommen wurde, und durch die konsistente Umsetzung des Planes erlebte er die Zuverlässigkeit seiner Eltern.

Grundprinzip 5: Wiederkehrende Interaktionsmuster innerhalb und zwischen Systemen bearbeiten, welche die problematischen Verhaltensmuster verstärken. In gemeinsamen Gesprächen wurde Yves in die Interventionsplanung einbezogen und lernte, schwierige Themen, wie z. B. Lohnverwaltung, konstruktiv zu besprechen. Klare Regeln über das Gestalten von positiven Aktivitäten und der Einsatz von kognitiven Umstrukturierungsübungen verhalfen Lilly und ihren Eltern zu vermehrter entspannt verbrachter gemeinsamer Zeit. Unter Zuhilfenahme von Techniken aus der kognitiven Verhaltenstherapie gelang es Kevins Mutter, sich weniger auf seine negativen Verhaltensweisen einzulassen und dafür konsistent bei ihren Ansagen zu bleiben.

Grundprinzip 8: Behandlungsfortschritte werden kontinuierlich und aus diversen Perspektiven heraus betrachtet ausgewertet. Der Therapeut ist verantwortlich für das Erkennen und Überwinden von Behandlungshindernissen: Bei aufkommenden Behandlungshindernissen, wie z. B. Unverständnis der Eltern, als selbstverständlich erachtete Verhalten von Kevin belohnen zu müssen, obliegt es dem Therapeuten und der Teamleitung, diese Hindernisse transparent zu machen und passende Schritte einzuleiten, um sie zusammen mit den Familienmitgliedern zu überwinden. Mit Kevins Eltern wurde ihre kritische Haltung gegenüber der Verhaltenstherapie verbalisiert: „Verhalten belohnen und bestrafen ist minderwertig, Kevin soll sich aus eigenem Antrieb – intrinsischer Motivation – besser verhalten.“ Danach wurden sowohl Ergebnisse aus diesbezüglicher Forschung wie auch entwicklungspsychologische und neurologische Aspekte vertieft, um den Eltern einen Zugang zum geplanten Therapieansatz zu ermöglichen.

Grundprinzip 9: Die Eltern werden befähigt, nachhaltige Veränderungen langfristig aufrechtzuerhalten und neue Probleme erfolgreich angehen zu können. Bereits im Behandlungsverlauf lernen die Eltern die Denkschritte und die Grundprinzipien der MST kennen und üben diese beim Erstellen von Fits, beim Gestalten von Interaktionen und beim Ausarbeiten von gelingenden Interventionen ein. Gegen Therapieende wenden sie bei auftretenden Schwierigkeiten die Handlungsschritte eigenständig an, z. B. passten Yves' Eltern die nötigen Belohnungen sehr entwicklungsentsprechend und wirksam einer neuen Situation an oder gestalteten Lillys Eltern schöne und entspannte Interaktionen unabhängig von Lillys Verhalten. Die Eltern verinnerlichen dabei oft Erfahrungen und Lernfortschritte aus den Therapiegesprächen und sprechen davon, „den Therapeuten in Miniaturform auf der Schulter sitzen zu haben, welcher ihnen einflüsternd zur Seite stehe".

Zusammenfassung

In diesem Kapitel wurde das therapeutische Vorgehen bei der MST anhand von drei Fallverläufen dargestellt. Trotz der sehr unterschiedlichen Fälle und Schwerpunktsetzungen wird bei der Behandlung immer wieder auf das Erreichen der Kernziele und der Verbesserung des priorisierten Problemverhaltens hingearbeitet. Die Fit-Analysen und individuelle Interventionen spielen eine wichtige Rolle. In der abschließenden Beurteilung der Fallverläufe wurden die Grundprinzipien der MST hervorgehoben und verdeutlicht.

Teil IV: Resultate und Rückmeldungen

9 Eigene Ergebnisse[13]

Die wissenschaftliche Forschung zur Multisystemischen Therapie (MST) aus den vergangenen drei Jahrzehnten lieferte nicht nur die evidenzbasierte Grundlage für das MST-Behandlungskonzept, sondern begleitet und fördert die kontinuierliche wirksame Implementierung dieses Verfahrens. In dieser Hinsicht spiegelt die Funktion der Forschung den MST-Qualitätssicherungsprozess wider: Überprüfungsprozesse gehen Hand in Hand mit Förderungsprozessen. Die hohe Rechenschaftspflicht ist ein prägendes Element der Arbeit mit MST, welche einer gewissen Gewöhnung bedarf. Die beachtlichen Resultate der MST aus der internationalen Forschung wurden bereits in Kapitel 4 präsentiert. In diesem Kapitel berichten wir ausführlicher über die Forschungsergebnisse zu unserer eigenen Arbeit in der Schweiz. Dabei fokussieren wir aufgrund der Vergleichbarkeit zu den internationalen Teams auf die Daten, die wir im Auftrag von MST Services erfasst haben.

Die Kinder- und Jugendpsychiatrischen Dienste der Spital Thurgau AG betreiben seit 2007 ein MST-Team im Kanton Thurgau und seit 2012 ein zweites Team im Kanton Aargau. Beide Teams wurden in der Form eines zweijährigen Pilotprojekts eingeführt, welches durch einen Beirat begleitet und evaluiert wurde. Zur Qualitätssicherung fordert MST standardmäßig die Erhebung verschiedener Daten. Es werden für jede Behandlung die Fallabschlusskriterien, Behandlungsdauer sowie die Erreichung der Kern- und Prozessziele erfasst. Alle im Folgenden präsentierten Daten beziehen sich auf alle unsere MST-Behandlungen, die wir vom 1. September 2007 bis 14. Februar 2014 erfasst haben. Zusätzlich zu den von MST Services verlangten Verfahren zur Qualitätssicherung wurden im Rahmen einer kontinuierlichen Begleitforschung neben der Zuweiserzufriedenheit auch durchgehend weitere psychometrische Outcome-Daten mit den Familien gesammelt, sodass es möglich war, zum Ende der Projektphase jeweils eigene Daten zur Wirkung und Zufriedenheit der Familien und der Zuweiser vorzulegen. Die Bestätigung der internationalen Ergebnisse durch die eigenen Teams und die hohe Zufriedenheit der Mitarbeiter in ihren zuweisenden Stellen beeindruckten die politischen Entscheidungsträger erheblich und förderten die Wahrscheinlichkeit, dass die Projektphase verlängert wird.

9.1 Behandlungsdauer und -abschlüsse

Die durchschnittliche Behandlungszeit dauerte 146,1 Tage. Damit liegen die schweizerischen MST-Teams innerhalb des empfohlenen Behandlungszeitraums von maximal 150 Tagen. Der internationale Durchschnitt beträgt

13 Wir danken Tania Pérez für die Mitarbeit an diesem Kapitel.

129,83 Tage. Die verhältnismäßig lange Behandlungsdauer gründet mitunter in der geringen Abbruchrate (vgl. Tab. 7).

Tabelle 7:
Durchschnittliche Behandlungsdauer und -abschlüsse von MST-Schweiz im Vergleich

	Zielwert von MST Services	**Internationaler Durchschnitt**	**Durchschnitt MST-Schweiz**
Behandlungsdauer in Tagen	90 bis 150	129,83	146,1
Behandlungsabschlüsse	85 %	84,6 %	95 %

95 % reguläre Therapieabschlüsse

Bezüglich der Abschlusskriterien unterscheidet MST Services zwischen *regulären Abschlüssen* und *außerordentlichen Abschlüssen.* Unter einem regulären Abschluss versteht MST Services all diejenigen Fälle, deren Verlauf durch MST maßgeblich beeinflusst werden konnte. Von den 287 in der Schweiz mit MST behandelten Jugendlichen wurden 274 Fälle (95 %) regulär abgeschlossen und können folgendermaßen charakterisiert werden:
- 262 Behandlungsabschlüsse erfolgten in gegenseitigem Einvernehmen.
- 5 Behandlungen wurden aufgrund fehlender Therapiebereitschaft der Familien trotz kontinuierlichem Einsatz und Aufwand des Therapeuten abgebrochen.
- 7 Jugendliche wurden aufgrund von Vorfällen während der Behandlungszeit außerfamiliär platziert, was das Weiterführen der MST-Behandlung unmöglich machte.

Außerordentliche Abschlüsse gelten als Behandlungen, welche außerhalb des Einflusses der Therapeuten standen, d. h. aus nicht behandlungsspezifischen Gründen beendet werden mussten. Im Zeitraum Oktober 2007 bis Februar 2014 wurden durch uns insgesamt 287 Jugendliche mit MST behandelt, wobei 13 Fälle (5 %) zu einem außerordentlichen Abschluss kamen:
- 4 Platzierungen des jeweiligen Jugendlichen fanden aufgrund von Vorfällen, die sich vor Beginn der MST-Behandlung ereignet hatten, statt.
- 4 Behandlungen wurden aus administrativen, nicht behandlungsspezifischen Gründen abgebrochen.
- 3 Behandlungen mussten aufgrund fehlender Kostendeckung vorzeitig beendet werden.
- 2 Behandlungen wurden aufgrund eines Wohnortwechsels außerhalb des Einzugsgebietes beendet.

Weniger als 5 % Abbrüche aufgrund fehlender Therapiebereitschaft oder Platzierung des Jugendlichen

Diese Zahlen belegen die gute Fähigkeit des MST-Konzepts, Familien in der Behandlung zu halten. Über 95 % der Behandlungen kommen in gegenseitigem Einvernehmen zu einem regulären Abschluss, d. h. weniger als 5 % der statistikrelevanten Fälle werden aufgrund fehlenden Engagements der Familien oder Platzierungen beendet. Angesichts der anspruchsvollen Patientengruppe ist diese hohe Quote der vollständig abgeschlossenen Behandlungen bemerkenswert und liegt somit über der von anderen Therapieverfahren für die Störung des Sozialverhaltens (SSV).

9.2 Zielerreichung bei Behandlungsende

Zur Überprüfung der *Wirksamkeit* der MST-Behandlung werden bei Behandlungsende die Erreichung der Kern- und Prozessziele aller regulären Behandlungen mit folgender Fragestellung erfasst:

Wirksamkeit ist die Zielerreichung bei Behandlungsende

1. Lebt der Jugendliche weiterhin zu Hause? Das heißt, konnte eine außerfamiliäre Platzierung verhindert werden?
2. Besucht der Jugendliche weiterhin die Schule oder Arbeit? Das heißt, konnte ein Schul- oder Arbeitsabbruch verhindert werden?
3. Sind seit der letzten Befragung Strafanzeigen gegen den Jugendlichen erfolgt? Das heißt, konnten (erneute) Delikte verhindert werden?

Die vorliegenden Prozentzahlen für die erreichten Behandlungsziele (vgl. Tab. 8) weisen im internationalen Vergleich einen überdurchschnittlichen Behandlungserfolg bei Behandlungsabschluss auf. Bei den internationalen Werten tragen die Behandlungsabbrüche mit zu dieser Zahl bei. In der Schweiz wurde bei 94% der abgeschlossenen Behandlungen erreicht, dass der Jugendliche bei Abschluss der Behandlung weiterhin zu Hause lebte. Auch die beiden weiteren Kardinalziele, Integration in einen Ausbildungsprozess und Verhinderung von weiteren Delikten, zeigen eine sehr hohe Erfolgsrate.

Tabelle 8:
Prozentsatz der erreichten Behandlungsziele von MST-Schweiz im Vergleich

Behandlungsziel	Zielwert von MST Services	Internationaler Wert	MST-Schweiz
Jugendlicher lebt noch zu Hause	90%	88%	94%
Jugendlicher besucht Schule/Arbeit	90%	85%	92%
Keine neuen Delikte	90%	85%	89%

9.3 Zielerreichung in den Nachbefragungen

Um die *Nachhaltigkeit* der Behandlungserfolge zu überprüfen, wurden in den zwei schweizerischen Teams zusätzlich drei Nachbefragungen (6, 12 und 18 Monate nach Behandlungsende) durchgeführt, in denen wir uns nach dem Erreichen der drei Kernziele der Behandlung mit der o.g. Fragestel-

Die Behandlungserfolge weisen hohe Stabilität auf

lung erkundigten. Die Resultate dieser Nachbefragungen werden, gemeinsam mit den Ergebnissen bei Behandlungsende, in Abbildung 33 zusammengefasst.

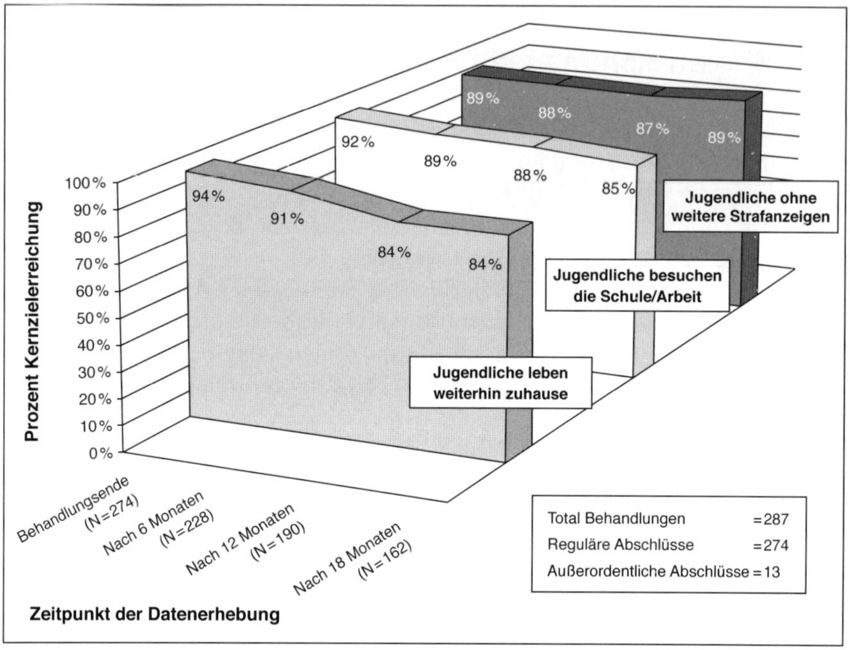

Abbildung 33:
Nachhaltigkeit der Behandlungserfolge (umfasst sämtliche von uns durchgeführten MST-Behandlungen im Zeitraum Oktober 2007 bis Februar 2014)

Hoher Rücklauf in Nachbefragungen

Der Rücklauf zu diesen vier Befragungszeitpunkten war sehr hoch, wie die Zahlen in Tabelle 9 verdeutlichen.

Tabelle 9:
Rücklauf der Nachbefragungen

Zeitpunkt der Befragung	Anzahl behandelter Familien	Anzahl Befragungen	Fehlende Befragungen	Rücklauf-quote
Behandlungsende	274	274	0	100%
nach 6 Monaten	228	220	8	96%
nach 12 Monaten	190	181	9	95%
nach 18 Monaten	162	155	7	96%

Bei Behandlungsende wurden die Kernziele der MST mit sehr hoher Erfolgsquote erreicht. So lebten bei Behandlungsende 94 % der Jugendlichen weiterhin in ihrer Herkunftsfamilie, 92 % besuchten regelmäßig die Schule oder ihre Arbeitsstelle und 89 % der Jugendlichen fielen keine Strafanzeigen zur Last. Nach Behandlungsende kam es zu einer erwarteten, jedoch nur geringen Reduktion der Behandlungserfolge. Besonders beachtlich sind die Resultate 18 Monate nach Behandlungsende: Zu diesem Zeitpunkt lebten 84 % der Jugendlichen zu Hause, 85 % besuchten die Schule oder Arbeit und gegen 89 % der Jugendlichen wurden in den 6 Monaten vor der Befragung keine Strafanzeigen erhoben.

Sehr hohe Erfolgsquoten bei Behandlungsende

Aus Abbildung 33 ist jedoch nicht ersichtlich, wie es den einzelnen Jugendlichen in den 18 Monaten nach der Behandlung ergangen ist. Dies wirft relevante Fragen auf: Handelt es sich z. B. bei den 10 % bis 15 % der Jugendlichen mit negativen Behandlungsergebnissen 18 Monate nach Behandlungsabschluss um dieselben Jugendlichen, welche schon 6 oder 12 Monate nach Behandlungsende negative Ergebnisse aufwiesen? Weisen diese Ergebnisse auf einen kleinen Kern von besonders schwierigen Jugendlichen mit vielen Delikten und langfristigen Platzierungen hin? Oder handelt es sich um eine größere Gruppe von Jugendlichen, welche sich zu verschiedenen Zeitpunkten in vereinzelten Delikten oder kurzfristigen Platzierungen bzw. Schul- oder Arbeitslosigkeit befanden?

Mit dieser Fragestellung wurden die Ergebnisse aus den Nachbefragungen nochmals genauer analysiert. Die Resultate sind für die drei Kernziele in den Abbildungen 34, 35 und 36 dargestellt. Um die Aussagekraft dieser Dar-

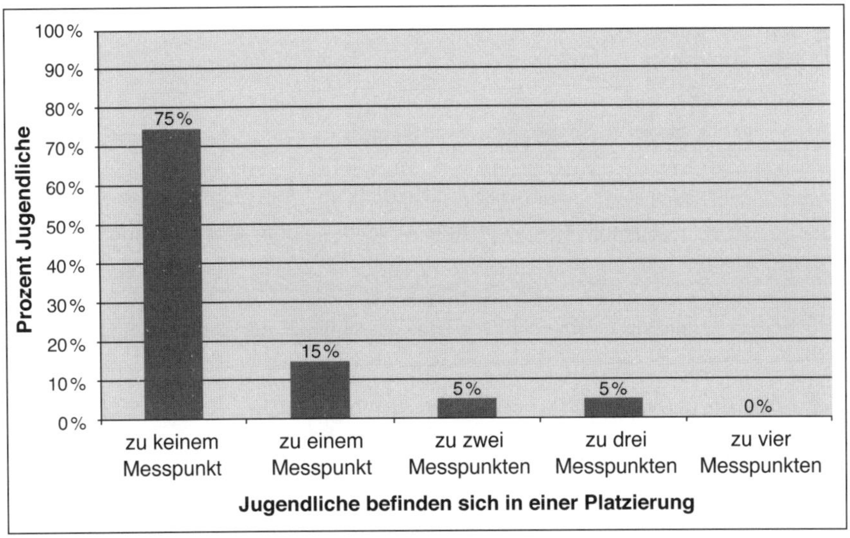

Abbildung 34:
Kernzielerreichung „Verhindern von Platzierungen“

stellung nicht zu verfälschen, wurden nur die Resultate derjenigen Familien aufgenommen, bei denen die Behandlung bereits vor mehr als 18 Monaten abgeschlossen wurde bzw. die zu allen vier Messzeitpunkten befragt worden waren (n = 162).

75 % waren zu keinem Messzeitpunkt in Platzierung

Das Kernziel „Verhindern von außerfamiliären Platzierungen“ wurde sehr gut erreicht (vgl. Abb. 34). So zeigte sich, dass sich 75 % der behandelten Jugendlichen *zu keinem Messzeitpunkt* von Behandlungsende an bis 18 Monate nach der Behandlung in einer außerfamiliären Platzierung befunden hatten. Eine bereits fünffach kleinere Zahl von 15 % war zu *einem* der vier Befragungszeitpunkte platziert gewesen. 6 % der Jugendlichen hatten sich zu *zwei* und 5 % zu *drei* Messzeitpunkten in einer Platzierung befunden. Kein einziger Jugendlicher war durchgehend von Behandlungsende bis 18 Monate danach platziert gewesen. Aus diesen Zahlen lässt sich schließen, dass, auch wenn Platzierungen erfolgten, diese in 60 % der Fälle weniger als ein Jahr dauerten (d. h. das Kernziel war zu nur einem Messzeitpunkt nicht erreicht worden).

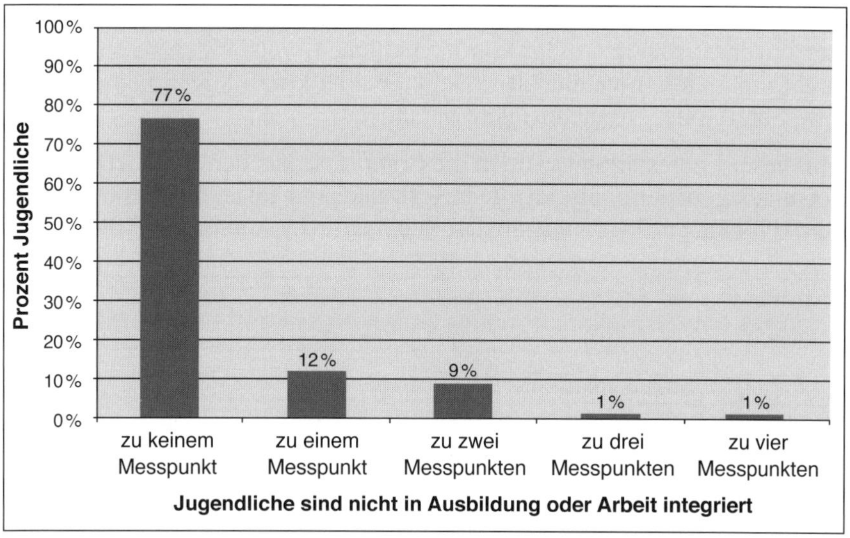

Abbildung 35:
Kernzielerreichung „Verhindern von Schulausschlüssen oder Arbeitsabbrüchen“

77 % waren zu allen Messzeitpunkten integriert in Schule oder Arbeit

In Bezug auf das Kernziel „Verhindern von Schulausschlüssen oder Arbeitsabbrüchen“ wird ersichtlich, dass 77 % der behandelten Jugendlichen *zu allen Messzeitpunkten* in eine Tagesstruktur wie Schule, Ausbildung oder Arbeit integriert waren (vgl. Abb. 35). Eine über sechsmal kleinere Zahl von 12 % der Jugendlichen war zu *einem Messzeitpunkt* nicht in Ausbildung oder Arbeit integriert gewesen. Für 9 % der Jugendlichen war dies zu *zwei Messzeitpunkten* der Fall gewesen und bei weniger als 1 % der Jugendlichen zu *drei* oder gar *vier Messzeitpunkten*. Aus diesen Zahlen lässt sich schließen, dass, auch wenn Jugendliche zeitweise nicht in Schule oder Arbeit integriert waren, diese Phasen meist weniger als ein Jahr andauerten (d. h. die Nichtintegration war nur zu einem Messzeitpunkt vorhanden gewesen).

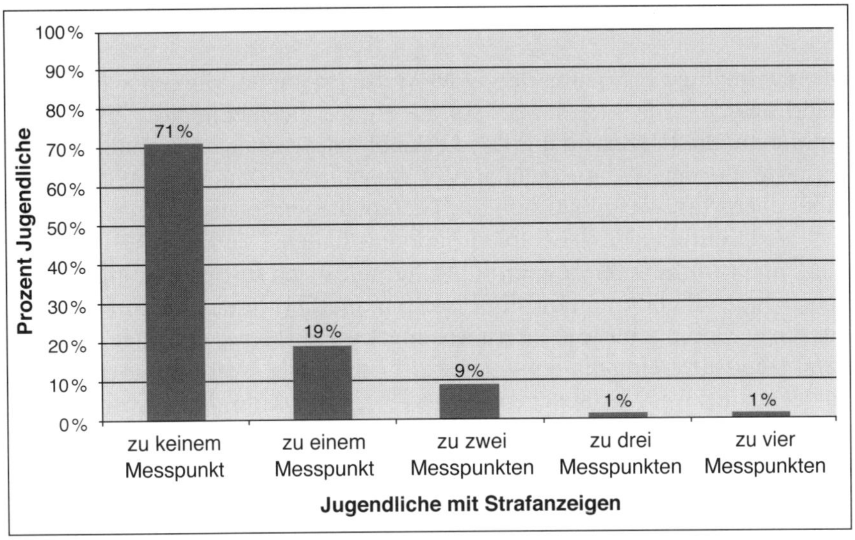

Abbildung 36:
Kernzielerreichung „Verhindern von Strafanzeigen“

In Bezug auf das Kernziel „Verhindern von Strafanzeigen“ (vgl. Abb. 36) wird ersichtlich, dass 71 % der Jugendlichen zu *keinem Zeitpunkt* von Behandlungsbeginn an bis 18 Monate nach Behandlungsende ein Delikt mit Strafanzeige verübt hatten. Gegen 19 % der Jugendlichen war zu *einem Messzeitpunkt* Strafanzeige erhoben worden, gegen 9 % zu *zwei*, 1 % zu *drei*, und 1 % zu gar *vier Messzeitpunkten*. Auch wenn es trotz MST zu erneuten Delikten kam, so wurden diese in mehr als der Hälfte der Fälle nur einmalig berichtet. Mit insgesamt 11 % erwies sich eine vergleichsweise kleine Gruppe von Jugendlichen als wiederholte Straftäter (Strafanzeige zu zwei oder mehr Messzeitpunkten).

In 71 % zu keinem Zeitpunkt Strafanzeigen

Zwei essenzielle Schlussfolgerungen lassen sich aus diesen Nachbefragungen ableiten:

1. Für eine überwiegende Mehrheit der behandelten Jugendlichen konnten außerfamiliäre Platzierungen, Schulausschlüsse/Arbeitsabbrüche und Strafanzeigen gänzlich verhindert werden.
2. Wenn es trotz abgeschlossener Behandlung mit MST zu außerfamiliären Platzierungen oder Schulausschlüssen/Arbeitsabbrüchen gekommen war, waren diese jedoch generell von kurzer Dauer. Wenn es zu Strafanzeigen gekommen war, waren dies in den meisten Fällen einmalige Ereignisse.

Negative Vorfälle zumeist von kurzer Dauer oder kleiner Anzahl

Durch die Behandlung mit MST gelingt es in den meisten Fällen, die gesetzten Kernziele zu erreichen, und wenn negative Vorfälle berichtet werden, sind diese zumeist von kurzer Dauer oder geringer Anzahl.

9.4 Zahlen zur Manualtreue

Die regelmäßige Erfassung der TAM-Werte (therapist adherence measurement) und SAM-Werte (supervisor adherence measurement) gibt laufend Einblick in die Prozessqualität und erlaubt entsprechende Maßnahmen zur Verbesserung der Therapiequalität (vgl. Kapitel 6.4.2). Im Wesentlichen wird dabei überprüft, wie genau sich die Therapeuten und der Supervisor an die zentralen Leitlinien des Therapieprogramms halten. Für die TAM-Werte befragt eine externe Interviewerin die Eltern des sich in Behandlung befindlichen Jugendlichen regelmäßig einmal monatlich in einem telefonischen Interview. Dabei geben die Eltern Auskunft, ob die therapeutischen Behandlungsgrundsätze eingehalten wurden. Für die SAM-Werte füllen die Therapeuten alle zwei Monate einen Online-Fragebogen des MST Services aus, mithilfe dessen die Qualität der Konzepteinhaltung durch den Supervisor überprüft wird. Die Auswertung erfolgt durch MST Services und erfasst in einem riesigen Vergleich alle 500+ internationalen Teams gleichzeitig. Diese Evaluationen werden von MST Services verpflichtend eingefordert und garantieren einen hohen internationalen Qualitätsstandard. Die Prozessqualität unserer MST-Teams wird so in einen ständigen Qualitätsvergleich mit allen anderen internationalen Teams gestellt. Im Zeitraum vom 1. September 2007 bis 14. Februar 2014 wurden insgesamt 1.052 TAM-Interviews durchgeführt (im Aargau 260, im Thurgau 792).

Tabelle 10:
Durchschnittliche Manualtreue sämtlicher in der Schweiz tätigen MST-Therapeuten im Vergleich

	TAM-Wert
Durchschnittswert sämtlicher Therapeuten der schweizerischen MST-Teams	0,61
Internationaler Vergleich (2011 MST Data Report)	0,74
Zielwert vom MST Services	0,61

Anmerkung: Der TAM-Wert entspricht einer durchschnittlichen Prozentzahl aller Befragungen. Ein TAM-Wert von 0,61 bedeutet, dass aus allen erfolgten Befragungen 61 % der Fragen von den Familien mit der Höchstnote, d. h. „sehr häufig“, beantwortet wurden.

Wie aus Tabelle 10 ersichtlich ist, erfüllen beide schweizerischen MST-Teams die von MST gesetzte Benchmark für die Manualtreue. Der im Vergleich höhere internationale Durchschnitt erklärt sich hauptsächlich dadurch, dass die Ergebnisse von sehr erfahrenen amerikanischen Teams bestimmt werden, die viel höhere Werte erreichen als jedes andere international tätige Team. Die internationalen Teams müssen zudem kulturelle Adaptionen vornehmen und die Fremdsprache erschwert die Supervision und Kommunikation, was in allen nicht englischsprachigen Ländern zu erheblichen Reibungsverlusten führt.

In Tabelle 11 sind die Werte der schweizerischen MST-Teamleitungen im internationalen Vergleich aufgelistet (insgesamt 132 durchgeführte SAM-Befragungen). Diese liegen trotz der Sprachbarriere alle im oberen Durchschnitts- oder gar im überdurchschnittlichen Bereich und weisen die hohe Qualität in der Umsetzung der MST aus.

Tabelle 11:
Mittlere SAM-Werte der drei MST-Teamleiter in der Schweiz

Kategorie der Manualtreue der Teamleiter	Unterdurchschnittliche Werte	Durchschnittliche Werte	Überdurchschnittliche Werte	Mittlere SAM-Werte der Teamleiter in der Schweiz
Einhalten der Therapiestruktur und des -prozesses	0,0 bis 0,669	0,67 bis 0,799	0,80 bis 1,0	0,79
Einhalten der Grundprinzipien	0,0 bis 0,679	0,68 bis 0,839	0,84 bis 1,0	0,80
Einhalten des analytischen Prozesses	0,0 bis 0,659	0,66 bis 0,829	0,83 bis 1,0	0,82
Förderung und Unterstützung der Therapeuten	0,0 bis 0,569	0,57 bis 0,719	0,72 bis 1,0	0,73

Anmerkungen: Der SAM-Wert entspricht einer durchschnittlichen Prozentzahl aller Befragungen. Ein SAM-Wert von 0,80 bedeutet, dass aus allen erfolgten Befragungen 80 % der Fragen von den Therapeuten mit der Höchstnote, d. h. „sehr häufig“, beantwortet wurden. Die Angaben bezüglich unterdurchschnittlichen, durchschnittlichen und überdurchschnittlichen Werten werden von MST-Services basierend auf Forschungsresultaten vorgegeben.

9.5 Gesundheitsökonomische Auswertungen

Im Rahmen der Projekt-Evaluation von MST im Kanton Thurgau untersuchten Rehberg, Fürstenau und Rhiner (2011) die Einsparungseffekte der MST, indem sie die Kosten der MST mit den Kosten der alternativen außerfamiliären Platzierungen verglichen. Dazu wurde den zuweisenden Fachpersonen der ersten 70 Jugendlichen (erfolgte Behandlungen von 2007 bis 2009), die im Thurgau mit MST behandelt worden waren, ein Fragebogen zugesandt mit der folgenden Fragestellung:

- Was wäre die alternative Behandlung zu MST gewesen?
- Welche Kosten wären für diese alternative Behandlung angefallen?

Bei zwei Dritteln der Jugendlichen wäre eine außerfamiliäre Platzierung wahrscheinlich oder sehr wahrscheinlich gewesen. Um die hypothetischen Fallkosten der außerfamiliären Platzierungen zu berechnen, gingen die Autoren von derselben Dauer aus wie bei der Behandlung mit MST:
- Die durchschnittliche Behandlungsdauer lag bei 151,68 Tagen.
- Die Durchschnittskosten pro MST-Fall betrugen sFr. 30.336.
- Für die zu erwartenden Platzierungen hätten sich durchschnittliche Fallkosten zwischen sFr 44.759 und sFr 80.463 ergeben.

Die Fallkosten der MST waren 40 bis 64 % niedriger als die hypothetischen alternativen Fallkosten für außerfamiliäre Platzierungen und/oder psychotherapeutische Maßnahmen und stationären kinder- und jugendpsychiatrische Behandlungen. Dies bedeutet eine Ersparnis zwischen sFr 14.423 und 50.127 pro Fall bzw. zwischen 32 und 62 %.

Im März 2012 beauftragte das Departement Bildung, Kultur und Sport, Abteilung Volksschule, die Forschungsabteilung der Kinder- und Jugendpsychiatrischen Klinik der Universitären Psychiatrischen Kliniken Basel mit der Durchführung einer gesundheitsökonomischen Evaluation zur Einführung der MST im Kanton Aargau. Dasselbe Vorgehen und dieselbe Fragestellung wie in der Studie von Rehberg et al. (2011) wurden auch hier angewendet, um das Einsparpotenzial der MST im Aargau zu untersuchen. Die zuweisenden Fachpersonen der ersten 24 Fälle (erfolgte Behandlungen 2012) wurden angeschrieben, um die Kosten der Alternativbehandlung zu MST zu eruieren.

Gut drei Viertel der Zuweiser hielten eine Platzierung außerhalb der Familie für die behandelten Jugendlichen ohne MST für wahrscheinlich oder sehr wahrscheinlich, wovon etwas weniger als die Hälfte dieser Platzierungen in einer sozialpädagogischen Institution erfolgt wäre, etwas weniger in einem Sonderschulheim und ca. jede fünfte in einer Klinik. Eine Platzierung in einer Pflegefamilie wurde von keinem Zuweiser als Alternative genannt. Die Befragung ergab:
- Die durchschnittliche Behandlungsdauer mit MST lag bei 154,1 Tagen.
- Die Durchschnittskosten je MST-Fall betrugen sFr 30.820.
- Für die zu erwartenden Platzierungen hätten sich durchschnittliche Fallkosten zwischen sFr 21.574 und 146.087 ergeben.

50 bis 66 % niedrigere Fallkosten

Die Fallkosten für die Durchführung der MST liegen um 50 bis 66 % unter den Kosten für außerfamiliäre Platzierungen, die ohne MST in den meisten Fällen nötig gewesen wären.

Diese Ergebnisse der gesundheitsökonomischen Evaluation der MST in den Kantonen Thurgau und Aargau zeigen ein deutliches Einsparpotenzial durch dieses Angebot. Das gesamte, durch Einsatz von MST realisierbare Einsparpotenzial dürfte aber noch deutlich höher liegen, da Fremdplatzierungen gewöhnlich auf mehrere Jahre ausgelegt sind und sich diese Analysen lediglich auf den Zeitraum der MST-Behandlung beziehen. Neben der Vermeidung von Platzierungen zählen auch längerfristige Einsparungen durch die Vermeidung von Schul- und Ausbildungsabbrüchen zum möglichen Einsparpotenzial, welche in den hier durchgeführten Analysen noch nicht berücksichtigt werden konnten.

Zusammenfassung

Die Behandlungserfolge der MST in der internationalen Forschung konnten durch eigene Forschungsbemühungen in der Schweiz bestätigt werden: Durch diese Therapiemethode gelingt es in einer überwiegenden Mehrheit nachhaltig, außerfamiliäre Platzierung von Jugendlichen zu vermeiden und sie vor einem Abbruch der Schule und Ausbildung oder vor dem Verüben von weiteren Delikten zu bewahren. Die Manualtreue der Therapeuten und Teamleiter liegt ebenfalls auf oder über dem Niveau der internationalen MST-Teams (Pérez & Schmid 2013). Somit konnte gezeigt werden, dass sich das amerikanische Behandlungskonzept – mit geringfügigen kulturellen Anpassungen – in der deutschsprachigen Schweiz erfolgreich adaptieren lässt.

10 Erfahrungen und Rückmeldungen

Nach dem Blick auf die Ergebnisse aus unseren eigenen Untersuchungen richten wir den Fokus auf die Rückmeldungen der involvierten Systeme. Wir berichten über *unsere Erfahrungen in* und über die *Erfahrungen der Betroffenen aus* den verschiedenen Systemen. Dabei beleuchten wir die häufigsten systemischen Stärken und Ressourcen (die positiven Wirkfaktoren) sowie die häufigsten systemischen Schwächen und Hindernisse (die negativen Wirkfaktoren), die wir bei der Arbeit mit den verschiedenen Systemen feststellen konnten. Zudem wollen wir die Betroffenen direkt zu Wort kommen lassen. Diese Rückmeldungen spiegeln das zweite MST-Grundprinzip wider: „Der Fokus liegt auf dem Positiven, den Stärken in Familie und Systemen. Grundsätzlich wollen wir das Gelingende verstärken." Ebenfalls geben wir direkte Rückmeldungen von Therapeuten zu ihren Erfahrungen wieder.

10.1 System „Jugendlicher"

10.1.1 Eigene Erfahrungen

Die erfolgreiche Durchführung der MST ist grundsätzlich unabhängig von der Kooperation des betroffenen Jugendlichen möglich. In Bezug auf die Indikationsstellung und Zielsetzung stehen die Entwicklungssituation des Jugendlichen und seine Problemverhalten im Fokus. Im Verlauf der Behandlung wird der Fokus jedoch bewusst und gezielt auf die umgebenden Systeme wie Familie, Schule, Freundeskreis und soziales Umfeld gelegt. Der Prozess der Verhaltensänderung des Jugendlichen wird primär über die Einflussnahme durch die Erwachsenen aus den verschiedenen Systemen initiiert und gründet weniger auf einer einzeltherapeutischen Arbeit mit dem Jugendlichen. Die große Wirkung der individuellen Einflussfaktoren der Jugendlichen auf ihr Verhalten wird bei der MST keineswegs ausgeblendet.

Die Kooperation der Jugendlichen ist förderlich, aber nicht erforderlich

Wir können Jugendliche grundsätzlich auch dann erfolgreich behandeln, wenn sie sich weigern, mit uns zu sprechen, die Arbeit wird jedoch deutlich erleichtert, wenn sie sich auf eine Zusammenarbeit einlassen. Somit ist die Kooperation der Jugendlichen durchaus ein therapierelevantes Thema, welches jedoch aus einer relativ „entspannten" Position heraus angegangen werden kann. In der Praxis haben wir die im folgenden Kasten zusammengestellten begünstigenden Wirkfaktoren und Hindernisse für eine erfolgreiche Durchführung einer MST, die mit dem Jugendlichen zusammenhängen, beobachtet. Dabei konnten wir eine hohe Übereinstimmung der festgestellten Hindernisse bzw. systemischen Schwächen mit den in der Forschung belegten Risikofaktoren feststellen (vgl. Kapitel 1 und 2).

Begünstigende Wirkfaktoren und verlaufserschwerende Hindernisse für eine MST von Seiten des Jugendlichen

Beobachtete begünstigende Wirkfaktoren:
- spürbarer Leidensdruck des Jugendlichen (Problemeinsicht)
- geklärte berufliche Perspektive (Aussicht auf Ausbildungsplatz)
- Alter bis ca. 15 Jahre
- geht noch zur Schule
- noch kein eigenes Geld, größere finanzielle Abhängigkeit von den Eltern
- verbindliche und strukturierte Freizeitaktivitäten, z. B. Sportvereine
- Kontakte in prosozialer Peergroup
- kognitive Fähigkeiten mindestens im durchschnittlichen Bereich
- emotionale Verbindung zu den Eltern
- Reue und schlechtes Gewissen gegenüber Bezugspersonen

Beobachtete verlaufserschwerende Hindernisse:
- langjährig vorbestehendes auffälliges Sozialverhalten
- andauerndes therapievermeidendes Verhalten, mangelnde Problemeinsicht
- kognitive Fähigkeiten im unterdurchschnittlichen Bereich
- unbehandelte komorbide Störungen wie z. B. ausgeprägte ADHS, Depressionen Angststörungen, ausgeprägter Drogenkonsum etc.
- deutlich ältere Freunde mit problematischen Verhaltensweisen
- fehlende Tagesstruktur, insbesondere Schule, berufliche Ausbildung oder Arbeit
- berufliche Perspektivlosigkeit, unrealistische Erwartungen, Diskrepanz zwischen Selbstbild und Leistungsfähigkeit
- Persönlichkeitseigenschaften wie limitierte prosoziale Fertigkeiten und narzisstische Persönlichkeitszüge
- verfügt über viel Geld, Freunde, die ihn oder sie aushalten, geringe finanzielle Abhängigkeit von den Eltern

10.1.2 Rückmeldungen von Jugendlichen[14]

Positive Rückmeldungen von Jugendlichen sind seltener und müssen herausgehört werden

Positive Rückmeldungen von Jugendlichen sind selten und werden eher zufällig gemacht. Trotzdem führen Zufallsbegegnungen mit den Jugendlichen oder durch die Eltern weitergeleitete Aussagen zu kurzen Einblicken in ihr Erleben. Die Rückmeldungen der Jugendlichen sind oft kurz gehalten: „Meine Eltern sind nicht mehr so rasch genervt", „Es läuft etwas besser zu

14 Sämtliche Rückmeldungen in diesem Kapitel wurden entsprechend verändert, um die Anonymität der Familien zu gewährleisten.

Hause", „Mein Lehrer hat mich heute vor der Klasse gelobt!". Im Folgenden präsentieren wir einige Rückmeldungen zur Therapie, die wir von Jugendlichen erhalten haben.

Eine Würdigung von Lilly aus dem zitierten Fallbeispiel erfolgte ungefähr drei Jahre nach Behandlungsabschluss an ihre Eltern:

> Ich danke euch, dass ihr die Therapie gemacht habt, obwohl ich euch dafür gehasst habe. Ohne die Therapie wäre es nicht so gut herausgekommen mit uns und ich und unsere Familie wäre zerbrochen.

Ein männlicher Jugendlicher schrieb dem Behandler Monate nach Abschluss der Therapie eine SMS:

> Es geht mir gut. Mit der Lehre habe ich wieder neu angefangen und zu Hause ist alles bestens. Das ist dank Ihnen so gekommen.

Ein Therapeut berichtete über eine Zufallsbegegnung mit der Mutter eines behandelten Jugendlichen:

> Einige Zeit nach der Behandlung berichtete mir die Mutter von den Fortschritten des Jugendlichen. Ich schrieb ihm daraufhin eine SMS, dass es mich freut und dass er so weitermachen soll. Der Jugendliche schrieb prompt zurück: *„Hallo Herr … Danke ihnen vielmals. Ja dank ihnen ist alles super gekommen. M."*

Die (damals behandelnde) Therapeutin traf zwei Jahre nach Abschluss der Behandlung zufälligerweise die Eltern auf einem Weihnachtsmarkt:

> Auf Anfrage, wie es dem Jugendlichen ginge, berichteten die Eltern stolz, dass er bereits im dritten Lehrjahr sei, gute Noten habe und kein Problemverhalten mehr zeige. Der Jugendliche habe sich ca. zwei Jahre nach der Behandlung bei den Eltern bedankt, dass sie MST gemacht haben und gesagt: „Ohne diese Hilfe wäre es mit mir nicht gut gekommen."

Ein Therapeut schrieb kurz nach Abschluss der Behandlung:

> Ich hatte die Möglichkeit, während der Behandlung mit einem Jugendlichen ein Graffiti-Denkmal zu besuchen, das er für einen Kollegen[15], der sich im Vorjahr suizidierte, an eine Eisenbahnunterführung gesprayt hatte. Durch den multisystemischen Ansatz wird erst ermöglicht, dass man sich als Therapeut mit den Jugendlichen direkt vor Ort an für sie so wichtigen Stellen austauschen kann. Dies führte zu einem sehr hohen Engagement des Jugendlichen für die gesamte Therapie – zum Abschied schenkte er mir ein grosses Bild, auf dem er mit Graffito „Danke" darstellte (vgl. Abb. 37).

---

15 In der Schweiz wird der Begriff „Kollege" von Jugendlichen für „Freund" bzw. „Kumpel" verwendet.

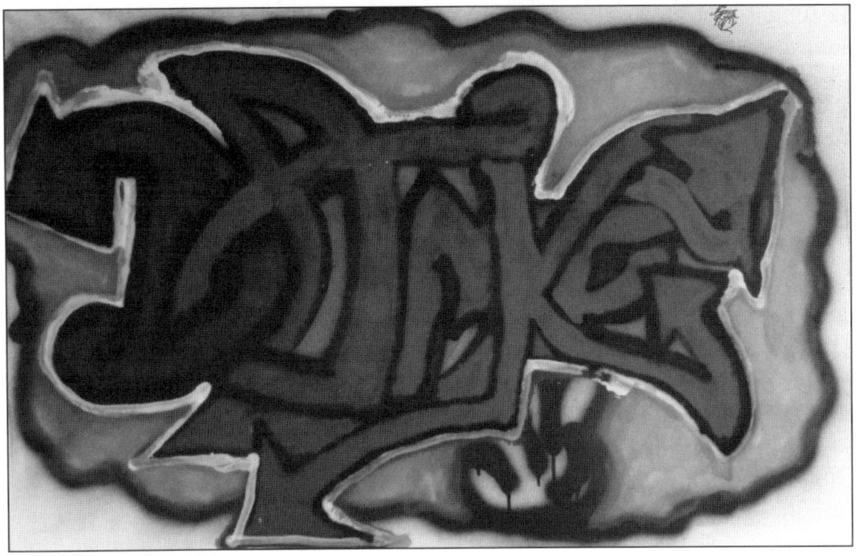

Abbildung 37:
„Danke"-Graffito eines Jugendlichen
(Abdruck erfolgt mit freundlicher Genehmigung des Künstlers)

10.2 System „Familie"

10.2.1 Eigene Erfahrungen

MST kommt erst dann zum Zuge, wenn andere Mittel für eine Veränderung nicht ausreichen, um eine Ausschulung, Fremdplatzierung und/oder Delikte zu verhindern. Es wird im Rahmen der begrenzten Behandlungszeit von drei bis fünf Monaten nicht gelingen, das Krankheitsbild vollständig zu heilen. Ziel ist es, die Symptomausprägung ausreichend zu reduzieren, sodass der Jugendliche nicht mehr ausgeschult oder fremdplatziert werden muss bzw. keine Delikte mehr begeht. Die Familie und die Systeme werden soweit mit „Werkzeugen" bzw. Techniken und Fähigkeiten ausgestattet, dass der Jugendliche in seinem gewohnten Umfeld wieder tragbar und das ihn umgebende System wieder tragfähig wird. MST ist in diesem Sinne keine abschließende Therapie, die dem Jugendlichen und der Familie den „Feinschliff" verpasst. Auch nach der Behandlung ist ein aktives Weiterwirken der Beteiligten in den verschiedenen Systemen erforderlich, um die Behandlungsfortschritte aufrechtzuerhalten. Diese Arbeit kann noch für viele Monate sehr intensiv und herausfordernd sein. Einige Familien benötigen daher auch nach Behandlungsabschluss weiterführende, wenngleich weniger intensive, professionelle Unterstützung.

MST ist eher mit „Pannendienst" vergleichbar als mit „Tuning-Garage"

Die meisten Eltern sehen sich vor Behandlungsbeginn einer maximalen Belastungssituation ausgeliefert, welche einerseits durch die extremen und bislang wenig wirkungsvoll angegangenen Verhaltensweisen ihrer Jugendlichen und andererseits durch Konflikte und Schuldzuweisungen zwischen den involvierten Erwachsenen fortlaufend befeuert wurden. Die detaillierte und neutrale Abfrage der Verhaltensweisen zwecks Indikationsklärung bewirkt meistens Gefühle in Richtung von „Endlich nennt jemand die Dinge beim Namen!“ und eine Entlastung im Sinne von „Aha, wir sind nicht die einzige Familie mit solchen Jugendlichen!“ und bestärkt die Hoffnung auf Veränderung.

Ein Paradigmenwechsel der Eltern erforderlich

Der klar angezeigte systemische Fokus, der auf der Arbeit an Beziehungen, Rollen, Hierarchie und Erwartungen liegt und explizit die Befähigung der primären Bezugspersonen zum Ziel hat, stellt eine erste, durch die Eltern zu akzeptierende Hürde dar. So schlüssig diese Grundhaltung auch dargestellt wird, verlangt sie doch den Eltern einen Paradigmenwechsel ab: Nicht die Spezialisten „kommen und reparieren“ ihren sozialauffälligen Jugendlichen, sondern die natürlichen Bezugspersonen werden in die Arbeit eingespannt. Gehäuft äußerten Eltern ihr Erstaunen über den systemischen und den verhaltenstherapeutischen Grundgedanken, dass sie selber die für ihr Kind wirksamsten Personen seien und dass verändertes Verhalten belohnt werden darf und muss.

Die mittels der neun Grundprinzipien durchgängig gelebte und vermittelte Grundhaltung bewirkt bei den meisten Eltern eine zunehmende Sicherheit und Entlastung. Rund um die Uhr das Therapieteam erreichen zu können, durchgängig auf eine stärkenorientierte Unterstützung, Haltung und Sprache zu treffen und sorgfältig in den Therapieprozess einbezogen zu werden, initiiert und fördert die Bereitschaft zur intensiven Zusammenarbeit.

Zumeist bleiben den Eltern ihre eigenen Entwicklungsschritte verborgen und sie äußern sich selbstkritisch. Der sorgfältigen gemeinsamen Analyse der Verhaltensweisen und der Veränderungen aus den vergangenen Wochen folgen im guten Fall ungläubige Blicke und erst viel später ein entspanntes, kleines Lächeln. Oft wehren die Eltern ab und brauchen mehr Zeit und mehr Evidenz, um Veränderungen zugestehen und würdigen zu können. Das Prinzip von „analysieren, experimentieren, evaluieren und nachbessern“ hilft entscheidend mit, nicht übermäßig erfolgsfixiert und damit enttäuschungsanfällig zu sein, sondern sich Fehler zuzugestehen und sich nicht vom Ziel ablenken zu lassen.

Rückfälle sind Testfälle

Rückfälle sind immer auch Testfälle für die Erwachsenen, da die gezeigten negativen Verhaltensweisen meistens so intensiv sind, wie dies vor der Behandlung der Fall war. Die therapeutische Beziehung zum Behandler ist in solchen Situationen einer der Schlüsselfaktoren für zeitnahe und nachhaltige Krisenbewältigung. Sehr spannend mitzuerleben ist der Umgang der Eltern mit ihrem Kompetenzzuwachs. Zum Beispiel informieren sie den Therapeuten im Rahmen eines Familiengesprächs ganz gelassen, wie ruhig sie in aufgeheizter Situation bleiben konnten, wie sie die Manipulationsversuche des Jugendlichen erkannt haben und benennen konnten („Das ist ein Knopfdruck, darauf steige ich nicht ein!") und wie ihr Kind dadurch in seinem Verhalten beeinflusst worden ist. Solche Momente sind eigentliche „Sternstunden" für den Therapeuten, da sie zeigen, dass es gelungen ist, zentrale Fertigkeiten zu vermitteln, die dann auch in den Alltag transferiert werden konnten.

Familien generalisieren Erlerntes auf neue Situationen

Die Erfahrung aus den vergangenen sieben Jahren mit MST zeigt, dass die Generalisierung der erlernten Fähigkeiten innerhalb der Familien gut gelingt. Eine überwiegende Mehrheit von Eltern äußert, dass sie „altbekannte Wahrheiten überraschend neu" oder „ein ganz anderes Vorgehen" gelernt und zunehmend sicher angewendet haben. Für die allermeisten Eltern bedeutet die erlangte Sicherheit im Umgang mit ihrem Kind den größten Zugewinn. „Wir hätten nicht geglaubt, dass wir jemals so handeln könnten!", „Die Arbeit war extrem hart für uns, aber es hat sich gelohnt!", „Es sind kleine Veränderungen geschehen, welche uns für die weitere Arbeit Mut machen", lauten Aussagen von Eltern. Im folgenden Kasten stellen wir von uns beobachtete Wirkfaktoren und Hindernisse für die Durchführung einer MST vor, die mit der Familie zusammenhängen.

Begünstigende Wirkfaktoren und verlaufserschwerende Hindernisse für eine MST von Seite der Familie

Beobachtete begünstigende Wirkfaktoren:
- stabile Paarbeziehung (auch in zusammengesetzten Familien mit nicht biologischem Elternteil)
- die Bereitschaft, über eigene Kontaktängste oder Schamgefühle hinaus auf andere Helfer in den Systemen zuzugehen
- tragfähige Beziehungen innerhalb der Familie, gemeinsame Familienrituale oder Aktivitäten
- Flexibilität bei der Terminfindung, Bereitschaft der Eltern, berufliche Verpflichtungen für die Dauer der MST mit denen der intensiven Behandlung zu vereinbaren
- Offenheit

Beobachtete verlaufserschwerende Hindernisse:
- instabile Paarbeziehung
- isolierte Familien
- Familiengeheimnisse
- Unruhe durch andere Probleme der Eltern (Arbeitslosigkeit, eigene Gerichtsverfahren etc.)
- bereits erfolgte Platzierungen des Jugendlichen in der Vorgeschichte
- starke Teilhabebeeinträchtigung der Eltern
- ausgeprägte psychiatrische Beeinträchtigung eines oder beider Elternteile

– stereotype Argumentationsmuster und stark verankerte Überzeugungen und Grundhaltungen: „Mein Kind ist das Problem, warum arbeiten Sie mit mir?“, „Der Jugendliche muss zuerst zeigen, dass er es ernst meint, bevor wir uns für ihn einsetzen“, „Der Jugendliche macht doch einfach nur Theater/will einfach nicht, warum sollen wir uns darauf einlassen?“

10.2.2 Rückmeldungen von Familien

Im Folgenden geben wir einige direkte Rückmeldungen von Eltern an die Therapeuten wieder. Das Feedback einer Mutter an die Therapeutin war:

> Als Sie mit mir erarbeiteten, dass ich meinen Sohn loben soll für positives Verhalten, wäre ich Ihnen am liebsten an die Gurgel gegangen! Loben war für mich sehr schwer in [die] Tat umzusetzen und obwohl mir die vorbereiteten Ideen und die Rollenspiele sehr halfen, habe ich dieses Wissen nur widerwillig genutzt. Als ich dann die Wirkung meines positiveren Handelns auf meinen Sohn gesehen habe, war ich wahnsinnig überrascht!

Eine Therapeutin berichtet über die bislang „wunderbarste Rückmeldung“ von Eltern an sie:

> Ohne Sie und MST hätten wir unseren Sohn platzieren müssen, wir hätten sonst keinen Ausweg gewusst. Nun können wir eine Familie bleiben.

E-Mail einer Mutter an den Therapeuten:

> Hallo Herr K.,
> Alles klar mit der Jugend?! Bei uns läuft alles bestens. Ein paar kleine, nicht wirklich nennenswerte Zwischenfälle, die wir alle dank MST, Ihnen und unserem gemeinsamen Durchhaltevermögen seriös bewältigt und alle „schadenfrei“ überstanden haben. Pascal hat eine Lehrstelle als Sanitär-Installateur antreten können. Diese Last von all unseren Schultern zu haben ist echt super und war natürlich ein Grund, mit Pascal in ein Restaurant seiner Wahl essen zu gehen. Die Urinproben, die wir noch hatten und von Pascal mit Freude gemacht wurden, waren alle sauber :).

Eine Mutter schrieb an die Teamleitung:

> David [der Jugendliche] und ich hatten bis Ende August 2013 eine sehr schwierige Zeit. Anfang März lernte ich Sie und Ihr Team kennen. Ich bin heute noch erstaunt, wie Sie die Auswahl Ihres Mitarbeiters getroffen haben. Es hätte nicht besser passen können. Herr J. war die richtige Person für uns. Er half uns viel, war immer für uns da, machte eine hervorragende Arbeit – zum Teil sicher viel, viel mehr als er hätte tun müssen. Er zeigte mir auf, wie ich den richtigen Weg mit David finden konnte. Es brauchte viel Zeit, bis ich dahin kam, aber ich habe immer sehr genau hingehört und konnte dann die Ratschläge umsetzen, als ich endlich einmal mehr Zeit für mich hatte.
>
> In der Zwischenzeit hat David seinen Weg gefunden – er macht es wirklich sehr gut in der Schule, lernt viel und bringt dementsprechend auch gute Noten mit nach

Hause. Ich bemuttere ihn nicht mehr so sehr, das heißt, ich lasse ihn mit den Hausaufgaben alleine – ich mache „fast“ keinen Druck mehr und es geht. Bestimmt hat auch die Schule einen großen Anteil daran, aber es läuft wirklich gut. Gott sei Dank treten „nur“ noch die Pubertätsschwierigkeiten auf. Ich schaffe mir auch mehr Freiräume und das hilft sehr.

Auch das (Sozialkompetenz-)Training hilft David sehr und er geht auch gerne hin. Ende dieses Monats wird das Training abgeschlossen sein und das Bewährungsjahr von David läuft im Monat darauf auch ab.

Mir ist bewusst, dass wir Herrn J. sehr viel verdanken – er war unser Leitstern am bedeckten oder eher sehr düsteren Himmel. Nun können wir die Sterne wieder klar sehen. Er ist wirklich ein ganz toller Mensch und weiß, wie er seine Fähigkeiten gut einsetzen kann. Ein hervorragender Therapeut.

10.3 System „Schule“

10.3.1 Eigene Erfahrungen

Der durch Professor Klaus Schmeck anlässlich seiner Rede zum „5 Jahre MST“-Jubiläum geprägte Lehrsatz „Jugendliche mit Störungen des Sozialverhaltens verursachen zumeist Störungen in der Kommunikation zwischen den Erwachsenen“, lässt sich bei Anmeldungen, die durch die Schulen erfolgen, allzu oft nachvollziehen: Uneinheitliche Beurteilungen und Handlungsweisen führen zu Zielkonflikten zwischen Eltern und Schule, zwischen Lehrpersonen und Schulsozialarbeit oder zwischen Schulleitungen und Lehrpersonen. In einer erfolgreichen Behandlung ist die Bearbeitung einer gemeinsamen Sicht- und Vorgehensweise unabdingbar und vorrangig. Je besser sich diese Konflikte bereinigen lassen, umso eher ist die Behandlung erfolgreich. Systemische und strukturelle Begrenzungen in der Zusammenarbeit zwischen Familie und Schule können zu gewaltigen Behandlungshindernissen werden. Dies gilt speziell, wenn die unterschiedlichen Aufträge und Rollen oder die nicht ausreichenden Ressourcen den Blick auf das Veränderungspotenzial des Jugendlichen verstellen und sich dieser Blick entgegen aller Bemühungen nicht wiederherstellen lässt. Die der Schule angegliederten Systeme, wie Schulsozialarbeit, schulpsychologischer Dienst, Schulaufsicht, können in solchen Situationen mitunter vermittelnd weiterhelfen.

Die einvernehmlichere Zusammenarbeit zwischen Elternhaus und Schule wird in der Regel als deutliche Entlastung beschrieben und der Verbleib in einem Regelschulrahmen wird zumeist erreicht. Die erfolgreiche Bildungsarbeit mit sozial auffälligen Jugendlichen bleibt anspruchsvoll, auch wenn die investierten Ressourcen im guten Fall wahrnehmbare Auswirkungen auf die Lernmotivation des Jugendlichen zeigen.

In Schulen wirken sich die unmittelbar erzielten Resultaten in der Zusammenarbeit mit MST aus: Ein erfolgreicher Verlauf einer MST eines Schü-

Eine erfolgreiche Therapie eines Schülers führt oft zu weiteren Anmeldungen

lers hat oft weitere Anmeldungen von Schülern und weitere gute Zusammenarbeit zur Folge. Bei raschen und positiven Verläufen wird der MST eine hohe Wirksamkeit zugeschrieben, bei eher komplexen Fallverläufen mit negativen Erfahrungen kommt es zu ausbleibenden Neuanmeldungen. Bei wiederkehrender Zusammenarbeit verstärkt sich das Verständnis für das Behandlungskonzept und der damit verbundenen Dynamik auf Seiten der Schule. In derart durch eine positive Zusammenarbeit „gestärkten" Schulen können in der Folge auch komplexer verlaufende Behandlungen erfolgreicher bewerkstelligt werden.

Grundlegend für eine zufriedenstellende Zusammenarbeit zwischen Schule und MST-Team ist eine Grundhaltung, die eine nicht linear verlaufende Entwicklung von Jugendlichen akzeptiert und in welcher zudem ein gesundes Maß an beruflichem Idealismus und Pragmatismus gelebt wird. In solchen Schulen kann der Zielkonflikt zwischen den beteiligten Erwachsenen meistens rasch abgemildert und eine konstruktive Zusammenarbeit eingesetzt werden.

Schulen sind neben den Eltern die wichtigsten Partner

Schulen sind bei einer MST aufgrund ihrer pädagogischen Rolle und ihres gesetzlichen Bildungsauftrages die wichtigsten direkten Partner neben den Eltern. Gelingende Zusammenarbeit zwischen Schulen und MST-Team bewirkt eine äußerst motivierende Dynamik und lässt Familien und Therapeuten von „Lieblingsschulen" sprechen. Zuweisende Schulen haben meistens schon unterschiedliche Maßnahmen rund um den auffälligen Jugendlichen eingeleitet und äußern sich in der Regel als sehr beansprucht durch ihre Arbeit. Die Hoffnung auf eine rasche und nachhaltige Entlastung durch die Zuweisung zur Behandlung ist groß. Leider gehen die Verhaltensveränderungen des auffälligen Jugendlichen weder rasch noch ohne Rückfall vonstatten. Hierfür muss bei den Schulen Verständnis und eine gelassenere Erwartung geschaffen werden. Die Erfahrung zeigt, dass sich die bildungsorientierte und die therapeutische Grundhaltung im Denken und Handeln stark unterscheiden. Vereinfacht ausgedrückt bewertet der Pädagoge erbrachte Leistungen als genügend oder ungenügend, der MST-Therapeut analysiert gezeigtes Verhalten, um weitere entwicklungsfördernde Interventionen planen zu können. Wichtig ist, dass die Schule bereits das Bemühen und die Anstrengungsbereitschaft des Jugendlichen verstärkt und nicht nur das Ergebnis und die Zensuren betrachtet.

Beachte

Schulen können grundlegend unterschiedliche Erwartungen an die Rolle der MST haben, sodass ein Behandlungserfolg aus Sicht der MST nicht immer auch einen Erfolg für die Schule darstellt.

Gelegentlich haben Schulen unausgesprochene Erwartungen oder „versteckte Behandlungsziele", z. B. dass die Schule durch eine MST entlastet werden würde, dass der Jugendliche durch MST rasch „repariert" werden würde und zukünftig keine weiteren Probleme machen werde oder die Schule hofft gar, den schwierigen Jugendlichen endlich loszuwerden. MST mit Schulen und Familien als gleichwertige Partner beginnt mit dem Finden einer gemeinsamen Sprache, dem Verstehen und Definieren der unterschiedlichen Rollen und Aufgaben und erfordert dabei fortlaufend eine höchst sorgfältige Kommunikation und Vorgehensweise. Normalerweise nimmt die Schule dabei einen Mehraufwand an zeitlichem Einsatz auf sich, bevor sich später entlastende Veränderungen einstellen.

Im Folgenden werden unsere Erfahrungen hinsichtlich der Wirkfaktoren und Hindernisse bei der Zusammenarbeit mit der Schule zusammengefasst.

Begünstigende Wirkfaktoren und verlaufserschwerende Hindernisse für eine MST auf Seite der Schulen

Beobachtete begünstigende Wirkfaktoren:
- in die Behandlung involvierte Schulleitung
- in die Behandlung involvierte Schulsozialarbeiter
- Bereitschaft, neue Wege zu gehen, zusätzliche Arbeit auf sich zu nehmen
- ein regelmäßiger und wohlwollender Informationsfluss zwischen Schule und Familie
- auch die Stärken des Jugendlichen werden gesehen
- Möglichkeit, zusätzliche Ressourcen einzusetzen
- gut aufgestellte Klasse, die im Schnitt ihre Klassenziele gut erreicht
- selbstsichere Lehrperson, die von den meisten Schülern und Kollegen geschätzt wird

Beobachtete verlaufserschwerende Hindernisse:
- Lehrpersonen, die nicht durch die Schulleitung unterstützt werden
- festgefahrene Gedanken wie z. B. „Der Jugendliche muss ja nur wollen!" oder „Ich habe noch 20 andere Schüler, ich kann doch nicht für jeden einen Spezialzug fahren"
- versteckter Wunsch nach Schulausschluss und Fremdplatzierung
- neben dem MST-Patienten gibt es noch viele andere Belastungsfaktoren für die Klasse
- andere Belastungsfaktoren, die auf die Lehrpersonen im privaten Bereich einwirken
- Druck auf Lehrpersonen, wenn die ganze Klasse im Stoff nicht nachkommt

10.3.2 Rückmeldungen von Schulen

Im Folgenden geben wir direkte Rückmeldungen wieder, die wir aus der Schule zum MST-Behandlungskonzept bekommen haben.

Rückmeldung eines Schulsozialarbeiters:

> Ich schätze die pragmatische und unkomplizierte Art der Mitarbeiterinnen und Mitarbeiter vom MST sehr. Durch die klare und offene Kommunikation wird erreicht, dass das Helfersystem an den gleichen Zielen arbeitet.

Rückmeldung eines Hauptlehrers:

> Ich bin überzeugt, dass es uns alle als Team brauchte, auch die Eltern, und so möchte ich auch Ihnen und der Teamleitung für die gute Arbeit danken. Ich bin froh, dass sie etwas nützte und noch nützen wird, und Verbesserungen waren deutlich erkennbar, auch wenn es zwischendurch Rückschläge gab, aber die positiven Schrittchen haben motiviert weiterzumachen und Weiteres zu probieren. Nicht immer konnte ich alle Wünsche ganz erfüllen, doch habe ich versucht zu tun, was mir möglich war und bin guter Hoffnung, dass es nun einfacher weiter geht mit Markus, wobei die Unterstützung der Eltern ein wichtiger Einfluss bleiben wird.

Für weitere Rückmeldungen aus schulischer Sicht sei dem Leser das Interview mit Victor Brun, einem Entscheidungsträger der Schule, im Kapitel 12 empfohlen.

10.4 System „Therapeuten"

10.4.1 Eigene Erfahrungen

Die Persönlichkeit, Stil, Erfahrung der Therapeuten sind wichtige Faktoren

Wie in allen Therapieverfahren ist auch bei MST der Einfluss der Therapeuten auf die Behandlung ein entscheidender Wirkfaktor. Trotz aller Struktur und systematisiertem therapeutischem Vorgehen, das MST anbietet, spielt die therapeutische Beziehung in der Behandlung eine entscheidende Rolle. Bedingt durch das aufsuchende Setting sind die Therapeuten noch viel stärker in das System involviert und befinden sich mit einem Bein innerhalb und mit einem Bein außerhalb des betroffenen Systems. Für die Zeit der Behandlung werden die Therapeuten ein Teil der verschiedenen Systeme. Dadurch können sie Einfluss ausüben und Veränderungen erwirken. Zur gleichen Zeit werden jedoch auch sie von den Systemen beeinflusst und zu Veränderungen bewegt. Die Persönlichkeiten, Vorlieben, Erfahrungen, das Wissen sowie der persönliche Therapiestil der Therapeuten kommen gleichsam in der Behandlung zum Tragen. Die vorgegebene Struktur der MST, insbesondere die enge Betreuung und Unterstützung durch die verschiedenen Qualitätssicherungsprozesse, dient dazu, die wichtigen Therapeuten-Faktoren zu strukturieren und gezielt einzusetzen. Eine enorm wichtige Rolle kommt hier der hochintensiven Supervision zu, die Therapeuten vor Verstrickungen schützt und sie, zusammen mit den klassischen MST-Kernelementen, vor „Fallen"

Die vorgegebene Struktur der MST vermindert nicht den Einfluss des Therapeuten, sondern strukturiert und steuert

und Umwegen bewahrt. Die von uns beobachteten Stärken und Wirkfaktoren sowie Schwächen und Hindernisse in Bezug auf die Therapeuten werden in Kapitel 11 beschrieben (vgl. S. 211 ff.).

10.4.2 Rückmeldungen von Therapeuten

Im Folgenden geben wir einige Rückmeldungen von Therapeuten zum MST-Behandlungskonzept unkommentiert wider:

> Als ehemaliger MST-Therapeut und nun Teamleiter habe ich die Struktur der MST aus zwei Perspektiven erleben können. Ein Bild, welches nicht nur mir, sondern auch neu beginnenden Therapeuten geholfen hat, die Funktion der MST-Struktur zu verstehen, ist das einer Sanduhr (vgl. Abb. 38). Der obere Teil der Sanduhr enthält alle bekannten Informationen über den Jugendlichen, die Familie und die anderen Systeme. Die Struktur der MST kann als der Engpass in der Mitte der Sanduhr betrachtet werden. Alle vorhandenen Informationen müssen erstmals durch das Nadelöhr des MST-Behandlungskonzepts bzw. die MST-Konzeptualisierung. Sobald dies jedoch geschehen ist, die Verhalten und Einflussfaktoren priorisiert und die Interventionen gesetzt wurden, hat der Therapeut wieder enorm viel Freiheit in der Umsetzung in der Familie. Die Persönlichkeit des Therapeuten, sein therapeutischer Stil, seine besonderen Stärken und Fähigkeiten können sich entfalten und frei eingesetzt werden.

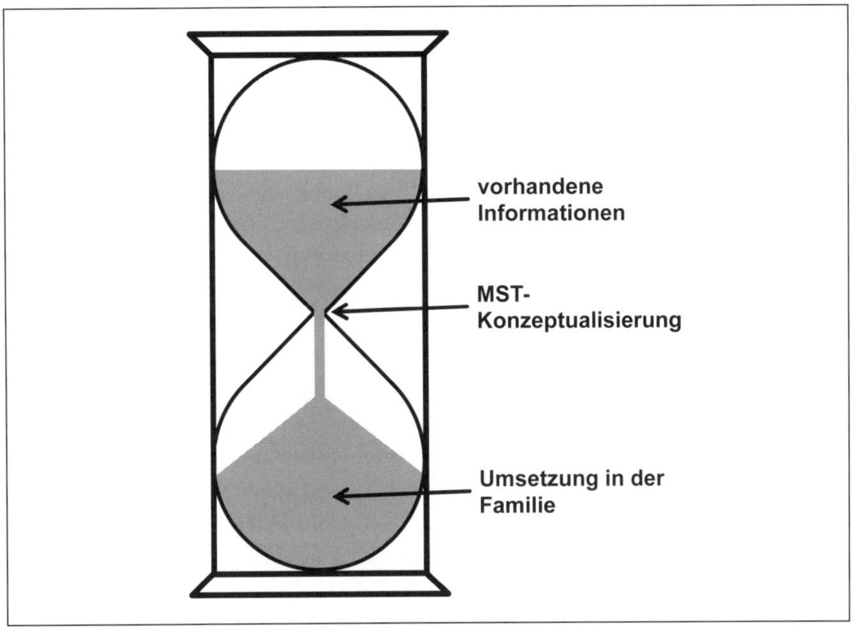

Abbildung 38:
Vergleich der MST-Struktur mit einer Sanduhr

Zu den sehr besonderen Momenten in der MST-Arbeit zählte für mich als Therapeutin das „feierliche Zelebrieren“ von einem Monat Konfliktlösung ohne den Einsatz von Gewalt. Bisher waren Familienkonflikte in massiven körperlichen Aggressionen des Jugendlichen gegen den Vater eskaliert, welcher mit Gewalt konterte. Mit den Eltern wurde auf den Erfolg ganz offiziell mit einem Glas Sekt angestoßen. Die Familie selber verwöhnte sich mit einem gemeinsamen Restaurantbesuch.

In der Arbeit mit den Familien in der MST habe ich gelernt, wie wichtig es ist zu erkennen, dass die für mich aus therapeutischer Perspektive kleinen Entwicklungsschritte für manche Familien bereits Elefantenschritte sind. Als Beispiel eine Mutter, die es schaffte, einen heftigen Konflikt mit ihrer Tochter auszutragen ohne sie zu ohrfeigen. Diese Mutter hatte in diesem Konflikt ihre eigenen Erziehungserfahrungen, ihre bisher gelernten Konfliktlösungsstrategien auf ihrem kulturellen Hintergrund, ihre Impulsivität und ihre Angst, ihre Autorität zu verlieren, überwinden müssen, um diese Ohrfeige zurückzuhalten und alternativ zu reagieren.

Der Vater der Familie war ein lustiger Typ. Das heißt, auch bei ernsten Themen machte er Faxen oder Sprüche. Die Tochter (Indexpatientin) fühlte sich oft nicht verstanden, wurde sehr laut und lief davon. Als Intervention wurden in der Familie Kommunikationsregeln eingeführt. Die Therapeutin besprach die Regeln mit der Familie, führte diese im Test mit ihnen ein und sie wandten sie auch sogleich an. Damit diese Regeln aber auch präsent sind, wenn MST nicht vor Ort ist und die Familie diese internalisiert, hatte die Familie eine tolle Idee: Sie kreierten ein Tischset für jedes Familienmitglied. Weil die Familie Hunde liebte, nahmen sie für jedes Mitglied den Lieblingshund als Hintergrundbild, schrieben die Kommunikationsregeln darüber und laminierten das Tischset. Geniale Umsetzung, und hat super funktioniert für diese Familie.

Was mir besonders an der Arbeit gefällt, ist die die enorme Handlungsfreiheit, auch bei widerwilligen und verweigernden Jugendlichen eine Verhaltensveränderung und somit eine positive Veränderung der Situation bewirken zu können, indem über die Erwachsenen-Ebene gearbeitet wird. Was gleichzeitig auch bedeutet, dass den Erwachsenen der unterschiedlichen Systeme (d. h. nebst Eltern auch Lehrpersonal, Lehrmeister, Schulen, Vereine etc.) sowohl die Macht als auch die Verantwortung zurückgegeben wird und die negativen Verhalten nicht alleine an den „ach so schlimmen“ Jugendlichen festgemacht werden.

Besonders eindrücklich für mich ist es immer wieder, wenn sich die Theorie in der Praxis direkt widerspiegelt. Wenn Jugendliche in MST-Sitzungen z. B. auf eine Intervention direkt mit heftigem Aufbäumen reagieren, indem sie anfangen zu fluchen, hin und wieder mal eine Liste zerreißen, aufstehen und gehen – um dann nach 10 bis 15 Minuten wieder aufzutauchen und nachzufragen, wie es jetzt eigentlich weitergehe. In diesen Momenten kann man den Eltern einerseits direkt vorführen, dass sich Ruhigbleiben lohnt und schneller zum Ziel führt als mit den Jugendlichen mitzuschwingen und ihrem Knopfdrücken Aufmerksamkeit zu schenken. Andererseits finde ich es immer wieder spannend, wie stark in solchen Situationen selbst im Therapeuten der Impuls entsteht, direkt zu reagieren, und wie viel

Kraft es dann braucht, um ruhig zu bleiben. Dies gibt zu einem Bruchteil einen Eindruck, wie schwer es Eltern in solchen Situationen haben können, was die empathische Arbeit erleichtert.

Zusammenfassung

MST arbeitet in unterschiedlichen Systemen an unterschiedlichen Problemstellungen und stößt dabei auch auf unterschiedliche Ressourcen und Hindernisse. Was jedoch für die MST als Ganzes gilt, gilt auch für das einzelne betroffene System: Es gibt keine entscheidenden Stärken oder Ressourcen, die den Verlauf der Behandlung voraussagen. Jede Behandlung und jedes System präsentiert eine einzigartige und spezifische Konstellation von positiven und negativen Einflussfaktoren, die sich während der Behandlung auch kontinuierlich verändern. Mechanistisch ausgedrückt ist es jeweils die Anzahl, Ausprägung und Veränderbarkeit *positiver Wirkfaktoren* gegenüber der Anzahl, Ausprägung und Veränderbarkeit *negativer Wirkfaktoren*, die den Verlauf einer Behandlung ausmachen (vergleiche „harte" und „weiche" Indikatoren in Kapitel 7). Um systemische Ressourcen und Hindernisse zu erkennen, ist Erfahrung notwendig. Es besteht eine regelrechte Kunst darin, vorhandene Ressourcen zielführend einzusetzen oder nicht vorhandene aufzubauen. Gleichsam herausfordernd ist es, veränderbare Hindernisse zu beseitigen und unüberwindbare Hindernisse zu umgehen. Mit einer grundlegenden und im Alltag praktizierten positiven Grundhaltung gelingt es jedoch, verborgene und verhinderte Ressourcen freizusetzen und damit Veränderungspotenzial nutzbar zu machen.

Teil V: Implementierung von MST

11 Implementierung eines MST-Teams

MST konnte sich in zahlreichen Ländern etablieren, arbeitet weltweit mit über 500 Teams und behandelt jährlich um die 23.000 Jugendliche. Bei genauerem Blick auf die Verbreitung von MST fällt ein etwas einseitiges Muster auf (vgl. Abb. 39). Das Programm hat sich bevorzugt in englischsprachigen Ländern verbreitet, also neben den USA im Vereinigten Königreich, Kanada, Neuseeland und Australien. Dies steht sicherlich in Zusammenhang mit der einfacheren kulturellen Übertragbarkeit und besseren sprachlichen Verständlichkeit. In Europa hat sich MST verstärkt in skandinavischen Ländern, in den Niederlanden und in Dänemark etablieren können. Auch hier scheint der dem Englischen nähere Kulturraum die MST einfacher umsetzen zu können, die romanischen Sprachregionen sind noch gar nicht vertreten (außer Chile in Südamerika). Dies ist neben der in der Regel geringeren Sprachbarriere der skandinavischen Länder (dort finden oft auch Teile der universitären Ausbildung auf Englisch statt und Filme werden im Fernsehen im – häufig englischsprachigen – Original mit Untertiteln ausgestrahlt) vor allem auf die einheitliche Finanzierung von Gesundheitsleistungen, Jugendhilfeleistungen und Strafverfolgungsbehörden durch den Staat zurückzuführen, sodass es in den skandinavischen Ländern einfacher war, Mischfinanzierungen für Programme an der Schnittstelle von Medizin, Jugendhilfe und Strafvollzug zu implementieren. Hinzu kommt vielleicht auch noch eine größere Nähe der Sozialwissenschaften zu naturwissenschaftlichen Forschungsmethoden in den nordischen Ländern, die im deutschsprachigen Raum traditionell eher geisteswissenschaftlich geprägt sind.

Mit der erfolgreichen Implementierung und Etablierung des ersten MST-Teams im Kanton Thurgau im deutschsprachigen Raum ist mit der Ausweitung auf andere Kantone (Aargau, Basel) ein wichtiger Schritt gelungen, MST im schweizerischen Versorgungssystem zu etablieren, was in Zentraleuropa vielzählige Möglichkeiten eröffnet. Der nächste Schritt wäre, analog zu den skandinavischen Ländern, die Bildung eines Netzwerkes, welches es erlaubt, Berichte und Supervisionen nicht in Englisch, sondern mit eigenen Experten in der Landessprache zu realisieren.

In diesem Kapitel entfernen wir uns deshalb einen Schritt weg von der klinischen Arbeit und beleuchten einen nicht weniger wichtigen Aspekt in der erfolgreichen Anwendung der MST: die sachgerechte Implementierung eines Behandlungsteams. Wir betrachten die institutionellen Voraussetzungen der Anbieterorganisation und diskutieren die praktischen Voraussetzungen bezüglich Personal und Infrastruktur. In Kapitel 12 erweitern wir dann den Blick auf die politischen Vorbereitungsprozesse in der Implementierung eines MST-Teams.

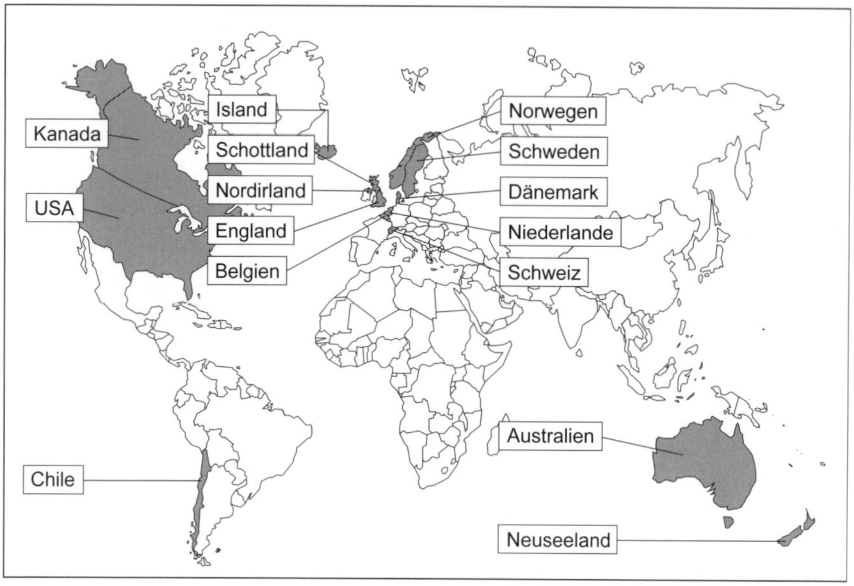

Abbildung 39:
Einsatz vom MST weltweit (Stand: Januar 2015, nach www.mstservices.com)

11.1 Institutionelle Rahmenbedingungen der Anbieterorganisation

MST hat langjährige Erfahrung darin, interessierte Anbieterorganisationen bei der Implementierung von MST zu begleiten und auch den Anspruch, deren Arbeit kritisch zu überprüfen. Forschungsergebnisse konnten den Einfluss der Programmträger auf den Therapieerfolg oder -misserfolg nachweisen. Auf dem Boden dieser Erfahrungen hat MST ein Manual mit Leitlinien entwickelt, die die Träger bei der Implementierung und Realisierung von MST-Programmen unterstützen (Strother, Swenson & Schoenwald, 1998). Damit wird sichergestellt, dass die Kernelemente gegeben und Rahmenbedingungen erfüllt sind. So wird z. B. spezifiziert, dass alle MST-Therapeuten zu 100 % arbeiten und ausschließlich dem MST-Team zugeteilt werden, ohne weitere Arbeitsverpflichtungen innerhalb oder außerhalb der Anbieterorganisation. MST-Therapeuten arbeiten zu flexiblen Arbeitszeiten und benutzen dazu ihre persönlichen Fahrzeuge, sodass sie den Bedürfnissen der behandelten Familien gerecht werden können. Die einzelnen MST-Teams sind des Weiteren dazu verpflichtet, einen Bereitschaftsdienst, welcher den Familien 24 Stunden pro Tag, 7 Tage die Woche zur Verfügung steht, zu organisieren. Darüber hinaus wird zwingend eine professionelle Qualitätskontrolle und Evaluation gefordert. Leitlinien gibt es auch für eine sichere Finanzierungsgrundlage sowie gewisse Grundbedingungen zu An-

Ein manualisiertes Vorgehen unterstützt die Implementierung neuer Teams

stellungsverfahren und Arbeitsverträgen von Mitarbeitern. Diese US-amerikanischen Richtlinien waren oft nicht ganz einfach auf unser schweizerisches System zu übertragen. Neben der sprachlichen Barriere mussten auch kulturelle, rechtliche und arbeitsrechtliche Unterschiede zwischen den Systemen geklärt und bereinigt werden.

Dazu ein Beispiel: Mit dem Wissen, dass die direkte Erreichbarkeit des Therapeuten ein wesentlicher Faktor für den Behandlungserfolg ist, schreibt MST eine Rund-um-die-Uhr-Erreichbarkeit des individuellen Therapeuten für seine jeweiligen Familien vor. Diese 24-Stunden-pro-Tag-Bereitschaft des Therapeuten während 47 Arbeitswochen im Jahr ist nicht nur arbeitsrechtlich problematisch, sondern gefährdet auch die Gesundheit der Therapeuten. Wie lässt sich also die gesetzlich geregelte Höchstarbeitszeit mit dem Anspruch einer zeitlich möglichst hohen direkten Erreichbarkeit des zuständigen Therapeuten für die Familie vereinbaren? Wir mussten unseren Bereitschaftsdienst so organisieren, dass im Wochentakt innerhalb eines Therapeutenteams mit vier Therapeuten immer einer jeweils eine Woche den Bereitschaftsdienst gewährleistet.

Arbeitsrechtliche Hürden müssen adäquat angesprochen und adaptiert werden

Was aus diesen Vorgaben hervorsticht, ist die Exklusivität der MST: Sie erwartet von den Anbieterorganisationen und Therapeuten hohe Flexibilität und ein 100 %-iges Engagement für MST ohne weitere Arbeitsverpflichtungen. MST bietet sehr gut strukturierte Hilfestellungen in Form von Leitlinien und Arbeitspapieren, die dem Anbieter von MST in einer Region einen möglichst optimalen, aber auch raschen Start mit einem Team erlauben. Diese institutionellen Vorgaben werden nicht nur bei Implementierung sichergestellt, sondern in sechsmonatlichen, sogenannten Programm-Implementationsberichten fortlaufend überprüft.

MST in Bereich Kinder- und Jugendpsychiatrie der Psychiatrischen Dienste des Spitals Thurgau

Einbettung in das medizinische System erweist sich als Vorteil

Das erste MST-Programm im deutschsprachigen Raum wurde im Kanton Thurgau, Schweiz, durch die Spital Thurgau AG eingeführt. Als ausführende Institution bot sich der kantonale kinder- und jugendpsychiatrische Dienst an, bei welchem das neu aufzubauende Behandlungsteam in gute Rahmenbedingungen eingegliedert werden konnte und welcher im Gegenzug von den dazukommenden Kompetenzen profitierte. Die Einbettung in das medizinische System hat sich in unserem Angebot in der Schweiz als besonderer Vorteil erwiesen. Mit der Kinder- und Jugendpsychiatrie als Träger im Hintergrund können sorgfältige medizinische/psychiatrische Abklärungen zeitnah gemacht und in die Behandlung integriert werden. Medikamentöse Behandlungen können so parallel zu den Behandlungen eingesetzt, eng begleitet und angepasst werden. Außerdem können Synergien mit dem Nacht- und Wochenenddienst der Klinken genutzt werden. Die medizinische Diagnose eines Leidens nach ICD-10 der

WHO berechtigt zu einer medizinisch-therapeutischen Behandlung und kann damit teilweise über das Gesundheitswesen mitfinanziert werden. Der institutionelle Anbieter übernimmt als Arbeitgeber personalrechtlich die Verantwortung für die mindestens fünf Mitarbeiter eines einzelnen Teams. Ebenfalls stellt er die benötigte Infrastruktur und Räumlichkeiten zur Verfügung. Bei unseren Teams in der Schweiz haben sich Arbeitsplätze in Gruppenbüros etabliert.

11.2 Personal und Teamaufbau

Ein Team setzt sich aus vier Vollzeitstellen für die Therapeuten und einer Vollzeitstelle für die Teamleitung zusammen. Für die Besetzung der *Teamleitung* ist es von großem Vorteil, wenn diese bereits Erfahrungen mit MST machen konnte und im optimalen Fall selber einige Jahre als MST-Therapeut gearbeitet hat. Der Aufbau eines *Therapeutenteams* ist anspruchsvoll und wird auf Seiten von MST Services mittels eines detaillierten Leitfadens unterstützt. Das fünftägige Einführungstraining, das manualisierte Therapieprogramm, die nahe Begleitung durch die Teamleitung und den MST-Experten sowie die kontinuierliche Unterstützung der Therapeuten erlauben einen raschen Start, sodass ein Team innerhalb weniger Wochen mit voller Fallzahl arbeiten kann.

Die strukturellen Erwartungen an den Therapeuten beinhalten eine eigenverantwortlich gestaltete Vollzeitarbeit, aufsuchende Arbeit an den jeweiligen Wohn- und Schulorten, flexible und unregelmäßige Arbeitszeiten, konstante telefonische Erreichbarkeit während der Arbeitszeit und Rund-um-die-Uhr-Bereitschaftsdienst, jede vierte Woche mit Bereitschaft zu Notfalleinsätzen vor Ort. MST strebt mittels eines dreistufigen Rekrutierungsprozederes die bestmögliche Passung zwischen Personal und Therapiekonzept an.

Wichtige Therapeuteneigenschaften für eine gute Passung mit dem Therapiekonzept

Der folgende Kasten fasst unsere Erfahrungen bezüglich der förderlichen und hinderlichen Eigenschaften eines Therapeuten analog zu den Auflistungen in Kapitel 10 zusammen. Die erschwerenden Faktoren konnten wir mithilfe einer Auswertung der Mitarbeiterfluktuation der vergangenen sechs Jahre zusammenstellen.

Unerlässliche und erschwerende Eigenschaften auf Seite der Therapeuten für die Arbeit mit MST

Unerlässliche Eigenschaften der Therapeuten:
- Bereitschaft zu flexiblen Arbeitszeiten, durchschnittlich an zwei bis drei Abenden pro Woche, bei Bedarf auch zu Terminen an Wochenenden
- Bereitschaft zu Bereitschaftsdienst über Nacht und an Wochenenden
- vorhandene Stressbewältigungsstrategien, hohe persönliche Belastbarkeit

- gute Balance zwischen emotionalem Engagement und reflektierender professioneller Distanz
- selbstsicheres Auftreten, Bereitschaft und Fähigkeit, in der Zusammenarbeit mit den verschiedenen Helfern die therapeutische Führung zu übernehmen
- Fähigkeit zu selbstständigem Arbeiten in den Familien mit flexiblem und professionellem Umgang mit Krisen und Unvorhergesehenem
- fließende Englischkenntnisse, mündlich und schriftlich
- Bereitschaft, während der Arbeitszeiten viel unterwegs zu sein (zwischen 800 bis 1.000 km pro Monat)
- positive Einstellung gegenüber den klar definierten Strukturen der MST, insbesondere der engen Qualitätskontrolle
- Erfahrung mit und Freude an aufsuchender Arbeit

Erschwerende Eigenschaften der Therapeuten:
- Widerstände gegenüber evidenzbasierten therapeutischen Verfahren
- Bevorzugung eines anderen Therapieansatzes
- große Distanz zwischen Wohnort des Therapeuten und Einsatzort (Arbeitsweg, Einsätze für Bereitschaftsdienst)
- negative Grundhaltung gegenüber den Strukturen der MST in Bezug auf die Qualitätskontrolle, z. B. wenn die Besprechung zur Einhaltung der Manualtreue nicht als Unterstützung, sondern als Kontrolle erlebt wird
- unzureichende Englischkenntnisse

Aus den Rückmeldungen unserer Mitarbeiter haben sich verschiedene als attraktiv sowie als herausfordernd empfundene Aspekte der Arbeit mit MST herausgestellt, die im folgenden Kasten zusammengefasst sind.

Als attraktiv und als herausfordernd wahrgenommene Aspekte der Arbeit mit MST aus Sicht der Therapeuten

Als attraktiv wahrgenommene Aspekte:
- 5-tägige Einführung in das Behandlungskonzept durch MST-Experten
- schlüssiges Therapiekonzept mit Zweit- und Drittunterstützung (Teamleitung und Experte)
- manualisiertes Vorgehen
- unterstützende Teamzusammenarbeit
- wöchentliche intensive Supervision
- regelmäßige Rückmeldungen zur eigenen Arbeit
- vierteljährliche eintägige Fortbildungsmodule durch MST-Experten zu team- und familienspezifischen Themen
- großer Fundus an Werkzeugen, Vorlagen, Arbeitsblättern, Therapiehilfen etc.
- flexible Arbeitszeiten
- Vernetzung mit dem psychosozialen Hilfesystem einer Region

Die Arbeit mit MST ist durchaus herausfordernd

Als herausfordernd wahrgenommene Aspekte:
- klar definiertes, fortlaufendes Prozedere zur Qualitätskontrolle
- Spezialisierung auf ein Störungsbild
- hohe direkte Erreichbarkeit des Therapeuten
- Bereitstellen der Rund-um-die-Uhr-Erreichbarkeit
- die konzeptuellen Vorgaben von MST Services z.B. in Bezug auf durchschnittliche Behandlungsdauer oder die Benchmark der Manualtreue für Therapeuten
- die engmaschige Supervison erlaubt keine Ruhepausen in den Therapieprozessen, es gibt praktisch nie Leerlauf

Mitarbeiterfluktuation

In diesem Abschnitt betrachten wir die Mitarbeiterfluktuation ausführlicher. In den US-Teams beträgt sie 21 % pro Jahr (Sheidow, Schoenwald, Wagner, Allred & Burns, 2007).[16] Im Vergleich zur Mitarbeiterfluktuation im Sozial- bzw. Gesundheitswesen in den USA von durchschnittlich 50 bis 60 % stellt dieser Wert einen signifikanten Erfolg bezüglich der Beibehaltung von Mitarbeitern dar. Die Mitarbeiterfluktuation bei den schweizerischen MST-Teams von 23 % entspricht zwar dem internationalen Richtwert von MST, übersteigt aber die übliche Mitarbeiterfluktuation im schweizerischen Sozial- bzw. Gesundheitswesen. In der US-Studie zur Mitarbeiterfluktuation (Schoenwald et al., 2008) werden hauptsächlich die Kombination aus niedrigem Einkommen und einer Arbeitsstruktur, welche emotionale Erschöpfung begünstigt, als Gründe für einen Stellenwechsel genannt. In der Schweiz stand das Einkommen bei der Kündigung nicht im Vordergrund, eine die emotionale Erschöpfung begünstigende Arbeitsstruktur hingegen schon. Im Detail wurden am häufigsten das 100 %-Arbeitspensum und der Bereitschaftsdienst angeführt. Dazu kamen unterschiedliche, die therapeutischen Schwerpunkte betreffenden Aspekte, z.B. Schwierigkeiten mit dem konsequent systemischen Ansatz, welcher einen primären individuellen Fokus ausschließt. Durch Arbeitgeberseite initiierte Auflösungen von Arbeitsverträgen fanden statt, wenn trotz intensiver Unterstützung keine ausreichende Manualtreue in der Arbeit des Therapeuten herbeigeführt werden konnte.

100 %-Pensum als häufigste Kritik der Therapeuten

Qualitative Auswirkung der Mitarbeiterfluktuation. Die Fluktuation bei den Therapeuten führt laut Schoenwald et al. (2008) zu geringerer Verhaltensverbesserung der Jugendlichen ein Jahr nach Therapieende und zu vermehr-

16 Die Formel zur Berechnung der Mitarbeiter-Fluktuation lautet

$$\frac{\text{Anzahl Mitarbeiterwechsel pro Jahr}}{\text{Durchschnittliche Anzahl Mitarbeiter in Team}} \cdot 100$$

tem delinquentem Verhalten 2,4 Jahre nach Therapieende. In der Schweiz wurde bisher keine Studie zum Einfluss von Mitarbeiterfluktuation auf die längerfristige Nachhaltigkeit der Behandlungserfolge durchgeführt. Die Resultate der US-Studie sind aus unserer Erfahrung heraus jedoch durchaus nachvollziehbar: MST-Therapeuten weisen im ersten Arbeitsjahr eine sehr steile Lernkurve auf, und die gewonnene Erfahrung steigert die Wirksamkeit der Therapeuten ab dem zweiten Jahr maßgeblich. Eine hohe Fluktuationsrate bedeutet jedoch, dass Familien nicht vom Erfahrungswert des Therapeuten profitieren können. Im Weiteren geht bei jedem Therapeutenwechsel technisches und therapeutisches Wissen innerhalb des Teams verloren. Da bei einer MST in jedem Fall eine enge Vernetzung der therapeutischen Seite mit Schulen und Behörden stattfindet, profitiert ein mehrjähriger Therapeut von der wiederholten Zusammenarbeit maßgeblich, währenddem sich neue Therapeuten diese Kontakte von Grund auf erarbeiten müssen.

Hohe Fluktuationsraten korrelieren mit sinkender Nachhaltigkeit

Quantitative und finanzielle Auswirkung. Jeder Mitarbeiterwechsel bedeutet einen quantitativen und finanziellen Einschnitt. MST Services rechnet mit einer durchschnittlichen Reduktion in der Produktivität von 25 % (3,75 Fälle) pro Mitarbeiterwechsel, was bei 45 Fällen pro Jahr pro Team eine Einbuße von über 8 % bedeutet. Aus unserer Erfahrung in der Schweiz ist ein Mitarbeiterwechsel mit einer Reduktion von ca. zwei Fällen pro Jahr oder ca. 5 % verbunden. Dieser kleinere Ausfall kann primär mit den im Vergleich zu den USA langen Kündigungsfristen von drei Monaten erklärt werden. Ein Therapeutenwechsel kündigt sich früher an und Vakanzen können im Idealfall kürzer gehalten werden. Aus Qualitätsgründen wird bei einem Therapeutenwechsel die Fallzahl frühzeitig reduziert und danach wieder neu aufgebaut. Dieser reduzierten Fallkapazität sowie den Kosten für die Einarbeitung neuer Mitarbeiter müssen in der Budgetierung Rechnung getragen werden.

Zusammenfassung

Die sachgerechte Implementierung eines MST-Teams ist mit vielen Details verbunden. Mit seiner Erfahrung unterstützt MST Services den Aufbau von Teams mit Hilfsmitteln, wie z. B. Checklisten, Budgetvorlagen und Manualen, um die Vorgaben stimmig umsetzen zu können. Auf Seiten der Anbieterorganisation müssen bestimmte strukturelle Voraussetzungen für den Aufbau eines MST-Teams erfüllt werden, wie z. B. ein Bereitschaftsdienst. In Bezug auf die personellen Voraussetzungen haben sich aus unserer Erfahrung verschiedene Faktoren als förderlich für die Arbeit mit MST erwiesen sowie einige Faktoren als hinderlich, die bei der Rekrutierung geeigneter Therapeuten beachtet werden sollten. Ein wichtiger Aspekt ist eine positive Einstellung gegenüber den klar definierten Strukturen der MST, insbesondere der engen Qualitätskontrolle.

12 Vorbereitungs- und Umsetzungsprozess auf der politischen Ebene[17]

Das Kerngeschäft eines MST-Teams ist grundsätzlich die *therapeutische Arbeit* in den Familien. Das Betreiben eines MST-Teams ist aber auch ein *unternehmerisches Unterfangen*, welches sich mitunter mit der finanziellen Seite befassen muss. Und wenn der finanzielle Bedarf durch öffentliche Gelder abgedeckt werden soll, dann wird die Implementierung eines MST-Teams zu einem *politischen Unterfangen*. In diesem Kapitel gewähren wir einen Einblick in den – für den Praktiker möglicherweise weniger relevanten – politischen Vorbereitungsprozess für die Implementierung eines MST-Teams. Wir beginnen mit einer Diskussion bezüglich der angemessenen Finanzierung bzw. einer angemessenen Verteilung der Finanzlast. Danach berichten wir, wie es bei uns gelungen ist, die politischen Gremien in die Implementierung einzubeziehen. In der zweiten Hälfte dieses Kapitels berichten involvierte Verantwortliche aus erster Hand über ihre Erfahrungen im Aufbau eines MST-Teams.

12.1 Planungsphase: Die Frage der Finanzierung

Mit einer Hand lässt sich kein Knoten knüpfen.
(Mongolisches Sprichwort)

Verankerung von MST im Gesundheitswesen ist naheliegend

Die Störung des Sozialverhaltens (SSV) im Kindes- und Jugendalter ist eine von der WHO anerkannte Diagnose, womit eine medizinisch finanzierte Behandlung gerechtfertigt ist. Die Verankerung von MST in der Kinder- und Jugendpsychiatrie und damit bei einer Anbieterorganisation im Gesundheitswesen war somit naheliegend. Allerdings macht es wenig Sinn, diese umfassende Therapie, die nicht nur dem Patienten, sondern der ganzen Familie und dessen Umfeld dient, alleine über die individuellen Gesundheitskosten eines Patienten zu finanzieren und dessen Krankenkasse zu belasten, da diese Patienten auch erhebliche Kosten im Bereich der Jugendhilfe, der Justiz und im Schulsystem verursachen. Es waren also weitere Träger notwendig, die sich für den sozialpsychiatrischen oder der Allgemeinheit zugutekommenden Kostenanteil verantwortlich zeigten.

Eine Finanzierung durch das Bildungsdepartement[18] ist gerechtfertigt, da die meisten jungen Patienten in der Schule und Berufslehre auffallen und deren Ausbildung gefährdet ist. Eine Finanzierung durch die Jugendhilfe

17 Wir danken Axel Ladner für die Mitarbeit an diesem Kapitel.

18 Das Bildungsdepartment in der Schweiz ist kantonsweise zuständig für die Bereiche Erziehung, Bildung und Kultur.

liegt nahe, da diese auch die Kosten für die alternativen psychosozialen Hilfen tragen müsste, seien es ambulante, teilstationäre oder stationäre sozialpädagogische Angebote zur Erziehungshilfe. Ebenso gute Argumente finden sich für eine Finanzierung durch die Justiz, insbesondere bei Jugendlichen mit delinquentem Verhalten. Es macht volkswirtschaftlich Sinn, eine gemeinsame Finanzierung durch alle drei Bereiche anzustreben, da sich der langfristige Nutzen auch in allen drei Bereichen abzeichnet (vgl. Kapitel 11).

Die erste Hürde: Kooperation der Krankenkassen als Kostenträger

Ein langer und anspruchsvoller Prozess war notwendig, um die öffentlichen Krankenkassen von diesem hochintensiven ambulanten Therapieangebot zu überzeugen. Ambulante psychiatrische Dienstleistungen werden von den Schweizer Kassen üblicherweise im Umfang von 40 Therapiestunden bei angemessener Diagnose finanziert. Die Intensität der MST übertraf diese Limitierungen aber deutlich. In Verhandlungsgesprächen ließen sich die Verantwortlichen der Kassen überzeugen. Dabei waren die soliden Ergebnisse aus wissenschaftlicher Forschung, die überzeugende Qualitätskontrolle und die gesundheitsökonomischen Studien wesentlich. Es gelang uns aufzuzeigen, dass die Behandlung zweckmäßig, kosteneffektiv und wirksam ist. Die vielfältigen Qualitätsparameter, die MST von sich aus verlangt, waren für die Argumentation gegenüber den Kostenträgern von zentraler Wichtigkeit. Wir können mit Überzeugung auf die ständigen Qualitäts- und Prozesskontrollen, auf die hohe Zufriedenheit der behandelten Familien, auf die gut erreichten Behandlungsziele, auf die eingesparten Kosten und auf den Vergleich mit allen international tätigen MST-Teams hinweisen. Über die Kassen werden in der Schweiz 50 % der Fallkosten abgedeckt.

Die zweite Hürde: Kooperation der Politik als Kostenträger

Politikern kommt eine gesundheitsökonomische Argumentationsstrategie entgegen

Bekanntermaßen kaufen Politiker die Katze ungern im Sack. In Zeiten der beschränkten Geldtöpfe kommt ihnen deshalb eine gesundheitsökonomische Argumentationsstrategie entgegen. Für politische Entscheidungsträger ist von großem Vorteil, dass die MST mit unzähligen randomisierten, kontrollierten Studien einen sehr überzeugenden Wirksamkeitsnachweis erbringen kann. Die Wirkung allein reicht aber als Argument nicht aus. Es ist auch der hohe Grad der Standardisierung, wie die klar begrenzte Behandlungszeit, sodass genau spezifiziert werden kann, wie viele Familien erreicht werden können und mit welchen Wirkungen in welchen Zeitintervallen zu rechnen ist. Solche Kenndaten liegen Politikern nur über wenige psychosoziale Interventionen vor.

Es gibt wohl selten ein Therapieverfahren, das derart breit und solide erforscht ist wie die MST. Besonders überzeugend für Politiker sind die gesundheitsökonomischen Studien, die den langfristigen gesellschaftlichen Nutzen der Interventionen belegen und deutlich machen können.

Da langfristig in verschiedenen Systemen gespart werden kann, ist gerechtfertigt, dass auch die Finanzierung durch verschiedene Partner erfolgt. Um ein Konzept nachhaltig zu verankern, ist nicht nur die gemeinsam getragene Finanzierung wichtig, es sind auch partnerschaftlich getragene Entscheidungen der einzelnen Träger einer MST notwendig. Aus diesem Grund setzt MST ein multisystemisches Handeln auf politischer Ebene voraus. Der vorhandene Rückhalt für MST zeigt sich meistens in der Diskussion um die Finanzierung.

MST setzt ein multisystemisches Handeln auf politischer Ebene voraus

Mit viel Engagement und Verhandlungsgeschick konnten die politischen Behörden in den beiden Kantonen Thurgau und Aargau für eine gemeinsame Finanzierung gewonnen werden. Die Rückendeckung durch die verschiedenen Träger ist nicht nur in finanzieller Hinsicht wichtig. Es ist auch entscheidend, wie die einzelnen Bereiche mit dem MST-Team kooperieren und inwiefern die MST von den etablierten Angeboten als Teil der Behandlungskette akzeptiert wird. Für eine stabile Verankerung in einem Versorgungssystem ist im optimalen Fall der gemeinsame Entscheid der verschiedenen Kostenträger für eine MST notwendig.

12.2 Implementierung: Die Rolle des Pilotprojekts und des Beirats

Bei der Implementierung eines neuen Angebots wie dem MST-Programm bewilligen die politischen Entscheidungsträger in der heutigen Zeit ein Projekt in der Regel nur, falls ein Monitoring respektive eine strenge Erfolgskontrolle zumindest in der ersten Phase erfolgt, weshalb eine wissenschaftlich fundierte Begleitforschung notwendig ist. Die Begleitforschung in der Projektphase stellt aufgrund der gut ausgelasteten Teams, den zu Beginn zwangsläufig kleinen Stichproben, der Heterogenität der Patienten und des Zeitdrucks immer auch eine methodische Herausforderung dar. Wichtig ist, dass es der Begleitforschung gelingt, die Datenerhebungen so in die Abläufe der Teams zu integrieren, dass diese wenig belastet werden und aus den Erhebungen einen unmittelbaren Nutzen für ihre klinische Tätigkeit ziehen können. Für die politischen Entscheidungsträger sind neben Outcome-Daten bei den Jugendlichen auch die Zufriedenheit der Zuweiser mit dem neuen Angebot und natürlich gesundheitsökonomische Analysen von großem Interesse. Aufgrund der zu Beginn kleinen Fallzahlen und der Verortung von MST zwischen medizinischen und sozialpädagogischen Angeboten empfiehlt sich eine Kombination aus quantitativen und qualitativen Methoden. Dadurch können die Erkenntnisse im Sinne eines „action research" auch den Teams zurückgemeldet und zur Optimierung des Angebotes genutzt werden (Schmid, 2012a).

Die Resultate des MST-Programms lassen sich über einen Zeitraum von drei Jahren gut darstellen. Das ist ausreichend Zeit, um anfängliche Unsicherheiten in der Anwendung zu überwinden und genügend valide Ergebnisse zu sammeln, um den Nutzen des Programms aufzuzeigen.

Beirat für die Implementierung in der Schweiz

MST arbeitet in verschiedenen Systemen an der Basis. Davor sollte auf übergeordneter Ebene die Zusammenarbeit vorbereitet werden. Ein wichtiger Bestandteil bei der übergeordneten Zusammenarbeit war ein Beirat bzw. eine Steuerungsgruppe, die aus Verantwortlichen aller involvierten Träger zusammengesetzt war. Im Kanton Thurgau waren dies vom Regierungsrat ernannte Fachexperten des Erziehungsdepartements, des Justizdepartements und des Gesundheitsdepartements. Dieser Beirat hatte die Funktion, das befristete Projekt zu überwachen, zu kontrollieren und dem Regierungsrat regelmäßig Bericht zu erstatten. Die Leitung des Beirats lag beim Gesundheitsdepartement, in unserem Fall beim Kantonsarzt. Weitere Mitglieder waren aus dem Bereich Justiz die leitende Jugendanwältin und aus dem Departement Schule die Leiterin des schulpsychologischen Dienstes. Der Beirat wurde während der Pilotphase alle sechs Monate einberufen, seit der Verstetigung des Angebots findet die Zusammenkunft jährlich statt.

Beachte

MST setzt nicht nur im therapeutischen Ansatz auf eine multisystemische Sichtweise, MST benötigt auch bei der Implementation auf politischer Ebene eine multisystemische Haltung.

12.3 Rückmeldungen aus der Politik

Um den Lesern die Erfahrungen aus Sicht der politischen Entscheidungsträger näher zu bringen, wurden Interviews mit Schlüsselpersonen aus den drei Departementen Gesundheit und Soziales, Bildung und Justiz geführt. Alle befragten Personen waren bei der Implementierung von MST involviert und befanden sich im Beirat des jeweiligen Projekts.

12.3.1 Department für Gesundheit und Soziales

Im Folgenden präsentieren wir ein Interview mit Herrn Dr. med. Mathias Wenger, Kantonsarzt und Vertreter des Departementes für Gesundheit und Soziales, und dem Interviewer Dr. med. Bruno Rhiner, Chefarzt des Kinder- und Jugendpsychiatrischen Dienstes (KJPD, Anbieterorganisation). Herr Wenger ist Facharzt für Innere Medizin, langjährig tätig in eigener Praxis in Frauenfeld, Gründungsmitglied des Ärztezentrums Schlossberg im Thurgau, lange Zeit engagiert im Vorstand der Ärztegesellschaft Thurgau, fünf

Jahre als deren Präsident. Von 2011 bis Anfang 2014 war er vollamtlicher Kantonsarzt.[19]

Bruno Rhiner (BR): Kannst du dich noch erinnern, wie ist es überhaupt dazu gekommen ist, dass sich der Kanton für dieses multisystemische Therapieprogramm zu interessieren begonnen hat?

Mathias Wenger (MW): Mit MST hatte der Kanton die Möglichkeit, in der ambulanten Psychiatrie ein neues Versorgungsmodell anzubieten und die bisherige Sprechstundentätigkeit durch ein Angebot mit intensivierter ambulanter Psychiatrie zu ergänzen, auch in der Hoffnung, damit den Ausbau von zusätzlichen stationären Betten zu vermeiden. Die Idee zum MST-Programm kam vom innovativen Kinderpsychiatrischen Dienst, welcher uns auf die Versorgungslücke in diesem Bereich hingewiesen hat, und wie ich meine, weitsichtig gesehen hat, dass in diesem Bereich Bedarf an zusätzlichen Therapieangeboten besteht. Mir hat vor allem gefallen, dass mit dem Programm die familiären Strukturen gestärkt werden und die Kinder oder Jugendlichen nicht isoliert oder irgendwo abgesondert werden, sondern sie in ihrem Netzwerk zu Hause verbleiben können.

Die familiären Strukturen werden gestärkt

Als Gesundheitspolitiker, insbesondere aus dem gesundheitsökonomischen und volkswirtschaftlichen Blickwinkel, interessiert mich die Psychiatrie speziell. Über viele Jahrzehnte war die Psychiatrie in den Augen der Gesellschaft ein unangenehmes Randgebiet. Dabei ist die Psychiatrie jenes Gebiet der Medizin, welches unsere Bevölkerung mitten im Leben trifft, in dem Lebensabschnitt, wo wir volkswirtschaftlich betreffend der Wohlfahrt unserer Gesellschaft am aktivsten sind. Psychiatrische Krankheiten nehmen mit den heutigen Lebensformen zu. Die Suizidrate steigt, in der Schweiz haben wir dreimal so viele Suizide wie Verkehrstote, trotzdem wird für die Suizidprävention im Vergleich zur Unfallprävention im Straßenverkehr nur ein Bruchteil an Ressourcen eingesetzt. Eine hochstehende psychiatrische Versorgung muss für einen verantwortungsvollen und weitsichtigen Gesundheitspolitiker in den Vordergrund rücken. Ich bin überzeugt, dass mit relativ bescheidenen Geldmitteln viel erreicht werden kann.

BR: Welche weiteren Argumente gibt es aus Sicht der Gesundheitspolitik, die für MST sprechen?

MW: Hauptargument für mich ist, dass man die Kinder und Jugendlichen in den vorhandenen und ihnen vertrauten Netzwerken belassen kann und eben anders als im üblichen Behandlungsrahmen aufsuchend arbeitet. Als

19 Ein Kantonsarzt hat in den meisten Kantonen neben der Epidemiologie auch gesundheitspolizeiliche Aufgaben, wie das Ausstellen von Berufsausübungsbewilligungen für selbstständig und unselbstständig tätige Personen in Medizinal-, Psychologie- und Gesundheitsberufen. In vielen Kantonen obliegt dem Kantonsarzt die Planung und Überwachung der medizinischen Versorgung im Allgemeinen, mit Schwerpunkt auf der stationären Versorgungsplanung.

langjähriger Hausarzt habe ich immer wieder festgestellt, dass Hausbesuche sehr viele Informationen bringen und zum klinischen Bild, das man sich von einer Person, die Hilfe sucht, macht, viel beitragen. Man sieht die Patienten zu Hause in den Arbeitskleidern und nicht im gepflegten Sonntagskostüm wie in der Sprechstunde. Das ist für mich ein zentraler Punkt. Müssen Kinder und Jugendliche stationär in eine Klinik aufgenommen werden, über Wochen oder sogar über Monate, und kommen sie danach wieder nach Hause, dann ist die Rehabilitation und Eingliederung sicherlich viel schwieriger, als wenn man sie vor Ort in ihrem Netzwerk belässt und sie dort behandelt. Auch für die nächsten Angehörigen ist es aus meiner Sicht sehr viel einfacher, wenn man aufsuchend behandelt. Natürlich war für mich von Beginn an auch wichtig, das Projekt eng zu monitorisieren. Dies ist heute beim Lancieren von neuen Projekten Standard. MST wurde mit dem engen Qualitätsmonitoring und der detaillierten Auflistung der Kosten diesen Ansprüchen mehr als gerecht.

Rehabilitation und Eingliederung sind nach mehrmonatiger außerfamiliärer Behandlung erschwert

BR: Gab es Argumente, die dem Programm entgegenstanden?

MW: Es war natürlich schon eine unübliche und ungewöhnliche Idee mit diesem neuen Zugang, Patienten nicht in der Sprechstunde, nicht in der Klinik zu behandeln, sondern zu ihnen nach Hause zu gehen. Da brauchte es bei den Entscheidungsträgern Überzeugungsarbeit. Eine weitere Hürde war die departementübergreifende Finanzierung. Die Mitbeteiligung der drei Departemente Erziehung, Justiz sowie Gesundheit und Finanzen sollten zeigen, dass auch die Politik bereit war, das Problem ganzheitlich anzugehen. Es war aber schon unüblich, ämterübergreifend zusammenzuarbeiten. Für die Zentralverwaltung war dies anspruchsvoll, oder sagen wir mal, nicht gerade an der Tagesordnung. Rückblickend muss ich aber sagen, es ist sehr gut gelungen. Überzeugend waren für mich die Leistung der KJPD-Mitarbeiter, insbesondere des MST-Teams, und die Zahlen der Begleitforschung, die uns zeigten, dass wir den richtigen Weg eingeschlagen haben.

BR: Was war für die Politiker schlussendlich am überzeugendsten, was hat die Entscheidung wesentlich beeinflusst?

MW: Am Schluss, als die Zahlen insbesondere den Patientennutzen, die Qualität, aber auch die vergleichsweise geringen Kosten bestätigten, war die Freude bei den Politikern und Verantwortlichen der drei Departemente groß. Wir erhielten von verschiedenen Seiten erfreuliche Rückmeldung. Der Kanton Thurgau hat mit MST ein weiteres Vorzeigeprojekt, worauf die Politiker stolz sind, und welches zunehmend von anderen Kantonen übernommen wird.

BR: MST ist ein manualisiertes, evidenzbasiertes Programm, für das man einer amerikanischen Dachorganisation Lizenzgebühren bezahlt. Wie ist das für schweizerische Politiker, so etwas Amerikanisches im Thurgau zu haben?

MW: Ich habe keine Berührungsängste und soweit ich wahrnehmen kann, unsere Politiker und Regierungsräte auch nicht. Das amerikanische politische System mit den Bundestaaten ist dem schweizerischen System sehr ähnlich. Ich meine, die Akzeptanz ist gut; im Gegenteil, für eine Mehrheit unserer Bevölkerung sind Angebote aus den USA auch heute ein Qualitätslabel.

BR: International gesehen hat sich MST in den englischsprachigen Ländern USA, England, Australien und im europäischen Raum, vor allem in Dänemark, Holland und den skandinavischen Ländern durchsetzen können. Hast du eine Erklärung, wieso sich MST im Thurgau durchsetzen konnte und sonst im deutschsprachigen europäischen Raum oder auch im mittel- und südeuropäischen Raum noch nicht?

Berührungspunkte zur Managed-Care

MW: Der Thurgau hat eine lange Psychiatrietradition. Der Thurgau war in der Psychiatrie immer innovativ. Im Thurgau ist man von der Politik, aber auch von der Bevölkerung her aufgeschlossen und auch bereit, neue Wege zu beschreiten, sofern diese finanzierbar sind. In den skandinavischen Staaten und auch in Holland ist das Managed-Care-Modell in der Medizin weit verbreitet und stark. Der Thurgau ist in der Managed-Care-Bewegung ein schweizerischer Pionier. Ich denke, dass das MST-Konzept mit dem integrierenden Bestreben enge Berührungspunkte zu Managed-Care hat. Vielleicht ist MST auch von dieser Seite im Thurgau auf einen fruchtbaren Boden gefallen.

BR: Kannst du das genauer erklären, wo du die Berührungspunkte von MST und Managed-Care siehst?

MW: MST ist ein Modell, das relativ stark strukturiert ist. Es sind Vorgaben da, man monitorisiert, man misst, man schaut, ob es Patientennutzen bringt, ob es ökonomisch ist, mit anderen Worten, man „managt". Wie gesagt, passt der Grundgedanke von MST in ein Gesundheitswesen, das integriert denkt, in der Versorgungsplanung integriert handeln will, und die Gesundheit ein Stück weit auch managen will, ohne dabei die Ethik zu vergessen. Ganz nach dem Prinzip der drei „E's": Ethics, Evidence und Economics.

BR: MST wird im Thurgau zu 50 % über die allgemeine Krankenversicherung und zu 50 % vom Staat finanziert. Wie siehst du diese Beteiligung, ist sie gerechtfertigt und wenn ja wieso?

MW: Wenn man die Gesundheit als Ganzes versteht, sind neben der eigentlichen Medizin die Arbeit, die Schule, die Umwelt, die Ökologie und das Soziale ebenso bedeutsam, dies gilt insbesondere auch für die Psychiatrie. Die gesetzliche Regelung im schweizerischen Krankenversicherungsgesetz legt speziell im ambulanten Bereich einen Rahmen fest, die die Gesundheit im engeren Sinn, die eigentliche Medizin finanziert. Ziel des Staates muss es sein, gesunde Bürger und Bürgerinnen zu haben, diese sind die Garanten für die Wohlfahrt. Es muss das Interesse unseres Staates, unserer Regierung sein, die Wohlfahrt in der Schweiz zu erhalten, also Gesundheit zu fördern, in einem ganzheitlichen Sinn und nicht nur im engeren Sinne der Medizin. MST überschreitet mit seinem multisystemischen Ansatz die Grenzen der eigentlichen Medizin und greift in andere Bereiche wie Erziehung, die Bildung und auch die Justiz mit hinein. Dieser ganzheitliche Ansatz ist im Interesse der Wohlfahrt, darum ist der Staat hier in der Pflicht.

BR: Diese aufsuchenden Therapieprogramme sind aktuell in der Psychiatrie ein großer Trend. Ist dies nur eine Modeerscheinung oder wird sich dies langfristig durchsetzen können?

MW: Wie das längerfristig in der Psychiatrie aussieht, wage ich nicht zu prognostizieren. Aus meiner Hausarzterfahrung heraus freut es mich zu sehen, wenn es gelingt, Jugendliche und Kinder in ihrer Familie integriert zu behandeln. Aufsuchende Behandlung ist darauf ausgerichtet, vorhandene Strukturen zu erhalten und zu fördern. Ich bin überzeugt, das passt in eine ganzheitliche, sozialpsychiatrische Versorgung, die gemeindenah handeln sollte. Im Gesundheitswesen sollte man nicht länger als fünf Jahre vorausdenken, es kommt immer anders als man denkt. Trotzdem wage ich zu behaupten, dass diese Verfahren für die nächsten 20 Jahre einen sicheren Stellenwert in unserer kinderpsychiatrischen Versorgung haben werden. Wir wollen möglichst keine kinderpsychiatrische Klinik oder ein kinderpsychiatrisches Asyl aufbauen. Wir wollen die Kinder möglichst wenig stigmatisierend in der Familie lassen und ihnen trotzdem die nötigen Behandlungen und Betreuungen zugutekommen lassen.

BR: Wie hat die Politik das Projekt MST überprüft? Wie wurde das geregelt, kontrolliert?

MW: Es wurde von Anfang an ein Beirat installiert, der im Auftrag des Regierungsrates aus Fachexperten der drei beteiligten Departemente zusammengesetzt war. Die regelmäßige Berichterstattung der operativ tätigen Teams an den Beirat war sehr wertvoll und stärkte das Vertrauen, dass die Steuergelder gut investiert sind. Es wird auch künftig wichtig sein, dass ein Reporting durchgeführt wird – dies gilt für alle mit Steuergeldern mitfinanzierte Angebote –, allerdings wird man die Intensität der Berichterstattung reduzieren können.

Der regelmäßige Bericht an den Beirat stärkte das Vertrauen, dass Steuergelder gut investiert wurden

BR: Was kannst du einem Gesundheitspolitiker in einem anderen Land oder einem anderen Kanton empfehlen, der vor der Entscheidung steht, MST zu implementieren?

MW: Wenn der Boden und Hintergrund in der Versorgungsregion dieses Gesundheitspolitikers oder Versorgungspolitikers im Sinne und Gedankengut der integrierten Versorgungsidee vorhanden ist, kann ich ihm diese Programme nur empfehlen. Ich meine, es müsste so sein, dass man Gesundheit nicht nur als Medizin im eigentlichen Sinne versteht, sondern Gesundheit umfassend leben will, in dem Sinne, dass Erziehung, Bildung, das Sozialwesen, der Arbeitsplatz, die Umwelt und die Ökologie als bedeutsam für die Gesundheit der Bevölkerung erachtet wird. Wenn man Gesundheit so versteht und gleichzeitig ein Anhänger integrierter Versorgung ist, dann würde ich sagen, sollte der Politiker bzw. die Politikerin Programme wie MST und MST-CAN [siehe hierzu Kapitel 13, Anm. d. Autoren] bei sich aufbauen und in seine bzw. ihre Versorgungskonzepte mit einbeziehen. Da wird er bzw. sie sicherlich Erfolg haben.

BR: Wenn man diese MST-Programme nicht nur aus dem Jahresbudget heraus betrachtet, sondern in eine größere Perspektive stellt, insbesondere aus volkswirtschaftlicher Sicht, was siehst du da für einen Nutzen?

MW: Als Gesundheitspolitiker, der über die Einführung von solchen Programmen nachdenkt, muss man den Blick weg von der Finanzbuchhaltung, weg vom EBIT[20] lenken und die volkswirtschaftliche Betrachtungsweise ins Zentrum rücken. Das heißt, der Zeithorizont darf nicht nur ein Jahr betragen, sondern er muss sich über mehrere Jahre erstrecken. Man muss daran denken, dass alles, was man heute auf eine gute Linie bringt, später Kosten spart bei den Sozialversicherungen, bei den Krankentagegeld-Versicherungen, aber auch bei den Gefängniskosten. Man darf hoffen, dass durch Programme wie MST bei den betroffenen Personen der Staat nicht nur Kosten spart, sondern diese Personen möglicherweise später einen namhaften Beitrag an unsere Wohlfahrt leisten können. MST gehört für mich in jene Kategorie von Angeboten, die ein großes volkswirtschaftliches Potenzial haben. Man sieht die Resultate nicht in einem Jahr. Es mehren sich ökonomische Studien, die belegen, dass jeder Franken, der früh in ein Kind investiert wird, später um das Mehrfache zurückfließt. Die Politik muss dieses Denken noch lernen, insbesondere muss sie lernen, Vertrauen zu haben. Ich glaube an MST-CAN und MST-Standard sowie weitere ähnliche Programme. Ich bin überzeugt, dass wir damit einen Teil unserer gesellschaftlichen Probleme angehen und auf eine humane Art und Weise lösen können.

BR: Herzlichen Dank für das Interview.

12.3.2 Justizdepartment

In den Kantonen, in denen MST eingesetzt wird (Thurgau und Aargau), ist es gelungen, das Justizdepartement, speziell die Jugendanwaltschaft[21], für eine intensive Zusammenarbeit und eine finanzielle Beteiligung zu gewinnen. Dies geschieht aus einem präventiven Gedanken heraus, da die For-

20 EBIT: „earnings before interest and taxes",Gewinn vor Zinsen und Steuern; betriebswirtschaftliche Kennzahl.

21 Institution im Schweizer Jugendstrafrecht mit Strafverfolgungs- und richterlichen Kompetenzen.

schungsergebnisse einen positiven Effekt auf die Absenkung von Straftaten innerhalb des Versorgungsgebiets belegen.

Das schweizerische Jugendstrafrecht zeichnet sich dadurch aus, dass es sich um ein Täterstrafrecht und nicht (wie z. B. in Deutschland) um ein Tatstrafrecht handelt. Hierbei steht der erzieherische Auftrag – neben der Verhinderung von Delikten – stärker im Zentrum des Gedankens der Justiz. Ist ein Jugendlicher straffällig geworden (Strafmündigkeit beginnt mit dem 10. Lebensjahr), werden bei kleineren oder Erstdelikten üblicherweise der Tat angemessene Strafen, wie persönliche Leistungen oder Geldbußen verhängt. Bei schwereren oder Wiederholungstaten und bei einer erkennbaren Entwicklungsgefährdung des Jugendlichen mit deutlichem Wiederholungsrisiko, wird seitens der Jugendanwaltschaft eine entsprechende sozialarbeiterische Abklärung vorgenommen. Bei schwereren Delikten (Gewalt und Sexualdelikte) und evtl. notwendiger Platzierung, z. B. Unterbringung in einer pädagogischen Einrichtung des Maßnahmenvollzugs, werden auch psychiatrische/psychologische Gutachten in Auftrag gegeben. In solchen Fällen wird üblicherweise eine Strafe ausgesprochen, die jedoch zugunsten von verhängten Maßnahmen zur Verbesserung der prosozialen Entwicklungschancen für den Jugendlichen zurückgestellt werden.

Das schweizerische Jugendstrafrecht ist ein Täterstrafrecht, nicht ein Tatstrafrecht

Mögliche Maßnahmen sind den Jugendlichen unter Aufsicht zu stellen (durch einen Sozialarbeiter der Jugendanwaltschaft), eine persönliche Betreuung einzurichten (mit der Möglichkeit, den Eltern Weisungen zu erteilen) oder ambulante Behandlung oder Unterbringung. Bei der Abwägung der Verhältnismäßigkeit einer Maßnahme wird hierbei explizit nicht die Schwere der Tat abgewogen, sondern die Schwere der Entwicklungsstörung des Jugendlichen. So kann z. B. bei einem Jugendlichen, der sich dem elterlichen Zugang völlig entzieht, in keinerlei Art von Schule oder Lehre eintritt, sich nur in kriminellen Kreisen bewegt und therapeutischen Maßnahmen nicht zugänglich ist, auch bei einem relativ kleinen Delikt (wie z. B. Einbruch) eine Unterbringung in einer geschlossenen Einrichtung angeordnet werden. Umgekehrt kann auch bei schwererer Delinquenz, wie z. B. Körperverletzung, bei ausreichenden Ressourcen (individuell und im System) auf eine Unterbringung verzichtet werden und eine Kombination von verschiedenen ambulanten Maßnahmen zur Absicherung der Entwicklung installiert werden.

Die Verhältnismäßigkeit einer Maßnahme wird von der Schwere der Entwicklungsstörung, bzw. -gefährdung abhängig gemacht

Zur Vorbereitung der Erstellung dieses Buchbeitrages führten wir Gespräche mit Frau Barbara Reifler, Leiterin der Jugendanwaltschaft Thurgau, und Herrn Hans Melliger, Leiter der Jugendanwaltschaft Aargau. Im Thurgau bestand zu diesem Zeitpunkt eine ca. fünfjährige Erfahrung der Zusammenarbeit und im Aargau bestand eine Erfahrung von einem Jahr mit MST.

Frau Reifler betonte, dass sie für die Versorgung des Kantons Thurgau einen allgemeinen Vorteil durch die MST sehe. Für die spezielle Frage, bei welchen Fällen innerhalb der Jugendanwaltschaft Thurgau über die Einsetzung der MST als Maßnahme zur Verhinderung einer Platzierung nachgedacht

Bereitschaft der Eltern ist entscheidend

werde, gab sie zu bedenken, dass hierbei die Frage der Bereitschaft der Eltern für eine so intensive Arbeit im Vordergrund stehe. Aus ihrer Sicht handle es sich bei den Familien, bei denen die Jugendanwaltschaft eine derartig eingreifende Maßnahme erwäge, meist um Familien, bei denen ein bereits mehrjähriger Leidensweg mit einer ausgeprägten SSV des Jugendlichen vorliege. Hierbei entwickelten die Eltern häufig ein inneres Konzept, dass der Jugendliche für seine Taten Verantwortung übernehmen müsse, und die Eltern seien oft nicht bereit, sich in einer derart intensiven und für sie anfordernden Therapie einzubringen. Die Eltern seien selten bereit, „die Suppe auszulöffeln, die ihr Jugendlicher sich eingebrockt habe“. Seitens der Jugendanwaltschaft werde also genauestens vorgeprüft, ob die Eltern ein echtes Engagement für die Vermeidung einer Fremdplatzierung an den Tag legten und ob entsprechende Ressourcen für die dann anstehenden Aufgaben innerhalb der Therapie zur Verfügung stünden. Auch und gerade für eine erfolgreiche Durchführung der MST mache es einen deutlichen Unterschied, ob sich die Eltern hilfesuchend an ein therapeutisches System wendeten (was die Bereitschaft zur Mitarbeit und einen Leidensdruck der Eltern bedeute) oder ob Eltern zu einer solchen Therapie „verurteilt“ würden.

35 % der behandelten Jugendlichen waren bereits mit der Jugendanwaltschaft in Kontakt

Im Rückblick auf Behandlungsergebnisse von MST-Thurgau und -Aargau in den vergangenen Jahren stellen wir fest, dass ca. 35 % der Jugendlichen, die wir in Behandlung hatten, bereits vor Behandlungsbeginn wegen Delikten mit der Jugendanwaltschaft in Kontakt waren.

Auch Herr Melliger von der Jugendanwaltschaft im Aargau berichtete, in Hinblick auf die allgemeine Versorgung der Bevölkerung sehr froh um das Angebot der MST zu sein. Speziell aus seinem Blickwinkel schätze er die Möglichkeit, MST als Maßnahme einzusetzen, da er häufig mit Familien zu tun habe, die zwar einerseits eine Platzierung ihres Jugendlichen verhindern wollten, andererseits jedoch naturgemäß schwach aufgestellt seien, entsprechend erfolgreich auf die Entwicklung ihres Jugendlichen einzuwirken. Er sehe für die erfolgreiche Platzierung eines Jugendlichen jedoch klar die Notwendigkeit, dass die Eltern hinter einer solchen Maßnahme stehen und auch den pädagogischen/therapeutischen Nutzen oder die entsprechenden Erfolgsaussichten einer solchen Maßnahme anerkennen. Herr Melliger betonte, in solchen Fällen gerne MST als Behandlungsoption einzusetzen. Es ergäbe sich für die Gesamtperspektive des Jugendlichen auf zwei unterschiedlichen Wegen jeweils einen möglichen Nutzen für die verbesserte Entwicklung: Entweder könne die MST erfolgreich installiert werden und es gelingt, die Eltern derart zu stärken, dass die Entwicklung des Jugendlichen abgesichert werden kann, oder, nachdem die MST wenig oder nicht erfolgreich zu Ende gegangen ist, besteht bei den Eltern eine verbesserte Einsicht und Bereitschaft für eine Platzierung.

Zusammenfassend hat MST aus Sicht der Jugendanwaltschaft eher die Bedeutung einer präventiven Maßnahme. Erwähnenswert ist, dass die mit MST behandelten Jugendlichen sich in Häufigkeit und Muster der verübten Delikte und im Schweregrad der Psychopathologie kaum von der Vergleichsgruppe der Jugendlichen in Institutionen der Jugendanwaltschaft unterscheiden.

12.3.3 Bildungsdepartement

Im Kanton Aargau ging die Initiative zur Einführung von MST wesentlich vom Bildungsdepartment aus. Um die konkreten Erfahrungen aus Sicht der Schule zu verdeutlichen, führten wir ein Interview mit Victor Brun. Er ist in der Abteilung Volksschule als zuständiger Sektionsleiter verantwortlich für Schulentwicklungsprojekte, wie beispielweise die Einführung von Englisch an der Primarschule und Lehrplanprojekten, unter anderem war er auch mitverantwortlich für das Projekt „Stärkung der Volksschule". In diesem Zusammenhang ist er auf MST aufmerksam geworden.

Bruno Rhiner (BR): Kannst du genauer erklären, wie man aus dem Bildungsdepartment auf MST kommt?

Lehrerschaft beklagte zunehmend Schwierigkeiten im Umgang mit Schülern mit anspruchsvollem Sozialverhalten

Victor Brun (VB): Die Lehrerschaft beklagte zunehmend Schwierigkeiten im Umgang mit Schülern mit anspruchsvollem Sozialverhalten. Das betraf im Grunde genommen alle Altersstufen, insbesondere aber die Oberstufe der Volksschule (7. bis 9. Klasse). Es entwickelte sich daraus mit politischem Auftrag des Parlaments das Projekt „Stärkung der Volksschule". Darin waren Maßnahmen auf verschiedenen Ebenen enthalten: Wir haben darin einerseits auf der Ebene Schule mehr Ressourcen freigegeben, das bedeutet die Schulen konnten mit zusätzlichen Lektionen für ihre Schwierigkeiten vor Ort Lösungen suchen. Wir haben aber auch zusätzlich Möglichkeiten geschaffen, wie z. B. Assistenzlehrpersonen in die Klassen zu holen. Für die besonders anspruchsvollen Schüler, denen aufgrund ihres Verhaltens eigentlich eine Überführung in eine Sonderschulungsinstitution drohte, wollten wir ein zusätzliches Angebot schaffen, mit dem Ziel, die Schüler eben nicht in Heime „abzuschieben", sondern sie wieder in die Volksschule zu integrieren. Das war dann für uns der Anlass zu schauen, welche Angebote es genau in diesem Bereich gibt. Da sind wir unter anderem auf die Multisystemische Therapie gestoßen, von der wir gehört haben, wie sie sich im Kanton Thurgau entwickelt hat.

BR: Kannst du diese Auffälligkeiten der Schüler in der Oberstufe etwas genauer charakterisieren und aufzeigen, welche die Schule belasten?

VB: Das ist ein ganz vielfältiges Bild. Die einen Schüler sind sehr unzuverlässig, sie halten sich nicht an schulische Regeln, sie erscheinen nicht oder verspätet zum Unterricht, erledigen ihre Hausaufgaben nicht, halten sich nicht an Vereinbarungen und Schulhausordnungen. Andere haben Schwierigkeiten im Umgang mit Suchtmitteln, z. B. Nikotin oder auch leichten Drogen. Eine weitere Gruppe von Jugendlichen stört laufend, erweist sich als disziplinarisch schwierig, und behindert mit ihrem Verhalten Lehrpersonen sowie Mitschüler im Unterricht. Diese Schüler zeigen auffälliges Benehmen bis hin zu Drohungen oder gar aktiver Sabotage. Mit diesen Störungsbildern umzugehen ist für Lehrpersonen eine Herausforderung, insbesondere weil die Schule hier eigentlich nur einen Teil der nötigen Maßnahmen vornehmen kann und nur die Zeit abdeckt, während der solche Jugendlichen in der Schule sind. Die Schule, die Lehrpersonen, auch die schulischen Heilpädagogen oder die Schulsozialarbeiter haben hier einen zu kurzen Arm und können nur begrenzt auf das Verhalten dieser Jugendlichen Einfluss nehmen.

BR: Das Bildungsdepartment war hier der Initiator dieses Programms. Wie ist der weite Weg bis zur Realisierung im Aargau gelungen?

VB: Es war für uns wichtig, dass wir das Departement des Inneren mit der Jugendanwaltschaft und vor allem auch das Departement Gesundheit und Soziales am Projekt beteiligen konnten. Wir waren die Initiatoren, aber profitieren können eigentlich alle drei Departemente. Unter dieser Perspektive gelang es, einen Beirat zu bilden mit Vertretern aller drei Departemente.

BR: MST wird durch die Medizin angeboten, eine kinder- und jugendpsychiatrische Institution, wie ist das für die Schule, mit so jemand „Fremden" zu arbeiten?

VB: Die anfängliche Skepsis gegenüber Fachpersonen aus einem anderen Bereich ist sehr rasch der Erleichterung gewichen, indem man gesehen hat, dass da tatsächlich große Erfolge möglich sind. Wir haben sehr gute Erfahrungen gemacht mit den Psychologinnen und Psychologen von MST. Viele Schüler ließen sich wieder in die Klasse integrieren, und das waren Erfolgserlebnisse, welche die Lehrpersonen in dieser Art eigentlich so nicht gekannt hatten. Bisher gab es vorwiegend Jugendliche, die dann nicht mehr da waren, weil man sie eben in andere Institutionen abgeben musste oder solche, die wohl für kurze Zeit so etwas wie eine Besserung zeigten, aber danach wieder in alte Muster zurückfielen. Was MST hier geschafft hat, in dieser Nachhaltigkeit und damit auch mit andauernder Wirkung, ist in dieser Ausprägung ein bisher unbekanntes Phänomen.

BR: Jetzt läuft das Programm im Aargau seit zwei Jahren. Kannst du von Erfahrungen berichten, wie die Zusammenarbeit im Beirat gelaufen ist und wie sich diese entwickelt hat?

VB: Ursprünglich war doch eine gewisse Zurückhaltung zu spüren wegen der Kosten, die man zu übernehmen hatte. Alle Departemente spüren den allgemeinen Spardruck, ein Phänomen der heutigen Zeit. In der Zwischenzeit hat man insbesondere die guten Ergebnisse von MST-Aargau zur Kenntnis genommen, damit wird MST als solches nicht mehr infrage gestellt. Nun geht es primär darum, MST politisch am richtigen Ort einzubetten. Aktuell hat die Regierung einer Verlängerung des Versuchs für weitere drei Jahre zugestimmt. Die definitive Entscheidung wird gemeinsam mit einem zweiten, noch nicht abgeschlossenen Projekt im Bereich familienbegleitende Maßnahmen getroffen werden.

BR: Du bist also hoffnungsvoll, dass es der Regierung gelingen wird, sich über die Verteilung auf die verschiedenen Geldtöpfe zu einigen?

VB: Da bin ich eigentlich sehr zuversichtlich! Die Regierung hat die anfangs sehr teuer erscheinende Maßnahme im Endeffekt als eine sehr kostengünstige Lösung anerkannt und verstanden, wie groß das Sparpotenzial effektiv ist. Wir haben in den Zwischenberichten aufgezeigt, dass man mit einem MST-Fall 30 bis 60 % an Kosten sparen kann, welche eine andere Lösung mit sich bringen würde. Hierbei sind die Spätfolgen noch nicht einmal eingerechnet. Das hat die Regierung, die sich ja auch finanziellen Überlegungen stellen muss, überzeugt. Aus dieser Erfahrung heraus leite ich auch meinen Optimismus für die Zukunft ab.

BR: Das ist wohl auch an anderen Orten das Hauptproblem: Wie erreicht man eine Finanzierung über die verschiedenen Geldtöpfe hinweg? Hast du einen Rat, was da hilft, was es braucht, damit dieser schwierige Prozess gelingt?

VB: Es muss von Anfang an gelingen, alle Stakeholder miteinzubeziehen. Wenn man diese erst später dazu nimmt, wird man viel mehr Skepsis abbauen müssen. Die Skepsis war, wie bereits erwähnt, anfänglich auch bei unserem Vorhaben vorhanden. Inzwischen haben wir uns alle intensiv mit der Thematik auseinandergesetzt und eine einheitliche Denkweise und gegenseitiges Verständnis entwickelt. Mein Rat ist daher, alle Stakeholder bei so einem Projekt von Anfang an an einen Tisch zu holen! Die Bildung eines Beirats hat sich dafür als sehr geeigneter Weg erwiesen, weil die Informationen dann von Beginn weg an die jeweiligen Departemente zurückflossen. Zusätzlich braucht es ständige Lobbyarbeit! In den entsprechenden Departementen ist bei jeder Gelegenheit an konkreten Beispielen aufzuzeigen, welche guten Sparmöglichkeiten sich durch MST ergeben haben.

Zusammengefasst heißt das: mitbeteiligen und laufend informieren!

BR: Die bisherigen zwei Jahre MST im Kanton Aargau wurden extern durch die Kinder- und Jugendpsychiatrische Klinik Basel evaluiert. Was hat die Regierung vor allem überzeugt, was waren die Hauptargumente?

VB: Das Hauptargument war einerseits die hohe Quote an erfolgreichen Fällen. Da haben Betroffene, seien das Eltern oder das weitere Umfeld der Jugendlichen, also Schule oder Lehrmeister zurückgemeldet, dass es jetzt gut laufe mit diesen Schülern, die im MST-Programm waren. Diese Erfolgsmeldungen von der Basis waren sicher wichtig. Das andere war aber auch zu sehen, wie sich das Angebot MST nahtlos in die anderen Projektteile einfügte. Wir haben die sogenannten regionalen Spezialklassen, in die wir Kinder und Jugendliche auf Zeit aus den Schulen holen und von da versuchen, sie soweit zu bringen, dass sie nachher wieder integriert werden können. MST begleitend zu diesen Timeout-Schulen hat die Erfolgschancen der Wiedereingliederung deutlich erhöht. Dieses Zusammenspiel der verschiedenen Systeme hat bei vielen Fällen geholfen, Jugendliche erfolgreich zu reintegrieren. Ein weiterer Punkt war, dass es dem MST-Team sehr rasch gelungen ist, volle Wirkung zu erzielen. Das Team hat es geschafft, ohne eine lange Startphase, eigentlich innert zwei Monaten, eine große Anzahl Fälle zu übernehmen und diese erfolgreich abzuschließen. Insbesondere auch die Transparenz überzeugt, die in diesem Therapiesystem herrscht, in dem laufend Rechenschaft abgelegt wird. Es ist jederzeit möglich zu überprüfen, wie viele Fälle in Behandlung sind und welche davon erfolgreich abgeschlossen wurden, wie der Verlauf und das Ergebnis waren. Ich denke, dieses Bündel an positiven Erfahrungen hat bei uns und auch in der Regierung zur positiven Haltung gegenüber MST geführt. Wir sind überzeugt, dass diese Therapieform wahrscheinlich eine der wirksamsten Möglichkeiten ist, wie man mit den erwähnten Schwierigkeiten arbeiten kann und dabei eben das ganze System in die Lösung integriert. Darüber hinaus hat die Studienlage, der wissenschaftliche Nachweis der Wirksamkeit mit Langzeitverläufen und über viele verschiedene Studien hinweg auch die nötige Rechenschaft ablegt. Alles zusammen ergab überzeugende Argumente.

BR: Könntest du beschreiben, was es bedeutet, wenn ein Jugendlicher in seiner Klasse MST-Therapie hat, was passiert da in der Schule?

Das ganze Umfeld mit einzubeziehen, hat viele Lehrpersonen überzeugt

VB: Wenn jemand in die Multisystemische Therapie aufgenommen wurde, ist das rasch spürbar. Es bedeutet nämlich, dass durch die Multisystemische Therapie das ganze soziale Umfeld betroffen ist. Das heißt dann auch, dass Lehrpersonen in diese Arbeit mit einbezogen werden. Sie erleben das, indem sie auch bewusster über ihren Umgang mit dem betreffenden Schüler nachdenken und werden dadurch auch teilweise auf die Reflexion ihres eigenen Verhaltens zurückgeworfen. Dies geschieht, wenn die Therapeuten eben auch entsprechende Fragen stellen oder mit den Lehrpersonen Abmachungen in Bezug auf den Umgang mit den Jugendlichen treffen. Diese Erkenntnisse der Lehrpersonen über ihre eigene Wirkung, ihre Möglichkeiten und Grenzen halte ich für einen zusätzlichen Gewinn. Der zweite Punkt ist, dass vor allem die Lehrpersonen immer wieder moniert haben, sie sitzen eigentlich mit ihrem Wirken an einem kurzen Hebel, weil zu Hause niemand diese Arbeit fortsetzt und in der Freizeit auch nicht. Erst durch MST haben sie erlebt, dass bei dieser Therapie auch alle anderen im Umfeld der Jugendlichen mit einbezogen werden, das heißt vor allem auch die Eltern und die Peergroup. Es ist für sie eine Entlastung, dass alle und nicht nur sie als Lehrperson einen Beitrag zur Unterstützung leisten müssen. Ich denke, da wird zum ersten Mal eigentlich die Binsenwahrheit auch wirklich umgesetzt, dass man das ganze System mitbearbeiten, mittherapieren und nicht nur auf den einzelnen Klienten einwirken muss. Ich glaube, das Konzept, das ganze Umfeld mit einzubeziehen, hat viele Lehrpersonen überzeugt. Sie haben sich darin als Teil der greifenden Maßnahmen erlebt und verstanden. Dieses Vorgehen hat sie nebst den vielen erfolgreichen Reintegrationen beindruckt.

BR: Es ist sehr viel Lob gefallen über MST und die Auswirkung im Schulbereich, gibt es aus deiner Sicht auch Grenzen, wo MST nicht funktioniert?

VB: Ja, die gibt es. Insbesondere wenn Jugendliche zu alt sind und so die Eltern dann keinen Einfluss mehr haben. Das andere, das uns auch Sorgen macht, ist der frühe Bereich unter dem Altersspektrum von MST. Hier haben wir im Moment noch keine passende Antwort.

BR: Wie groß ist das Einzugsgebiet von MST im Aargau?

VB: Wir haben ein Einzugsgebiet von fast 300.000 Einwohnern im Ostteil des Kantons und merken, dass das wahrscheinlich die Kapazitätsobergrenze ist. Ich sehe die Struktur der Bevölkerung mit einer Mischung aus ländlichen Gebieten bis hin zu städtischen Agglomerationsgebieten, die für sich eine höhere Quote beanspruchen. Wir sind aktuell sicher am obersten Limit und denken eigentlich, dass es künftig mindestens ein weiteres Team geben muss, damit der ganze Kanton davon profitieren kann.

BR: Blick in die Zukunft?

VB: MST wird im Kanton Aargau ein flächendeckendes Angebot werden und ich glaube, es wird auch gelingen, weitere Kantone für diese Idee zu gewinnen. Die eingangs erwähnte Problemlage mit den schwierigen Jugendlichen ist an den meisten Orten nicht gelöst. Die Fälle werden hin- und hergeschoben und verursachen hohe Kosten. Nicht zuletzt auch durch den zunehmenden Kostendruck wird man nach wirksamen Lösungen suchen müssen. MST hält hier eine gute Antwort bereit. Ich denke, MST wird in der Schweiz Fuß fassen. Meine Vision, die ich mit anderen, die auch mit MST zu tun haben, teile, ist die, dass es in absehbarer Zeit MST-Schweiz geben wird.

BR: Vielen Dank für das Interview!

Zusammenfassung

Die Implementierung von MST ist ein unternehmerisches und politisches Unterfangen, das auch eine multisystemische Strategie auf höherer Ebene erfordert. Der politische und unternehmerische Boden muss gut vorbereitet werden, bevor die therapeutische Arbeit – das eigentliche Kerngeschäft der MST – beginnen kann. Ein wesentlicher Teil ist dabei, eine stabile Finanzierung, wenn möglich über verschiedene Träger, aufzubauen. Dabei kommt, neben den Krankenkassen, die nur die Hälfte der Kosten abdecken, eine Finanzierung durch die öffentliche Hand dazu. In unserem Fall konnten wir die Departemente Bildung, Justiz und Gesundheit für eine subsidiäre Finanzierung des MST gewinnen. Die Implementierung von MST als zeitlich befristetes Projekt wurde durch das Einsetzen eines Beirats erleichtert. Die aus diesem Vorgehen entstandene politische Rückendeckung bei der Implementierung von MST erwies sich als entscheidender Erfolgsfaktor. Die in diesem Kapitel interviewten Entscheidungsträger empfehlen die frühzeitige und sorgfältige politische Vorbereitung und die aktive Teilnahme der politischen Stakeholder, insbesondere in der sensiblen Startphase.

13 MST-Adaptionen

Die Multisystemische Therapie (MST), wie sie in diesem Buch bisher beschrieben wurde, fokussiert auf die Störung des Sozialverhaltens (SSV) bei Jugendlichen. Für diesen Indikationsbereich hat MST weltweit eine riesige Verbreitung gefunden. Beginnend in den 90er Jahren gewann die MST aufgrund ihrer Wirksamkeit in den Forschungsgemeinschaften und in der klinischen Anwendung zunehmend an Bekanntheit. Die Konzeptualisierung von MST, gemeinsam mit den überzeugenden Ergebnissen und dem guten therapeutischen Erfolg, führte schon früh dazu, das Modell auf andere Indikationsbereiche auszuweiten. Aufbauend auf dem „Grundgerüst" der MST begannen verschiedene Forscher Adaptionen für andere klinische Probleme zu entwickeln. Die grundlegende Konzeptualisierung und die zentralen MST-Prinzipien bleiben dabei in all diesen Programmen gleich: das multisystemische Verständnis, der analytische Prozess, die Grundprinzipien und ein daraus abgeleiteter Interventionsplan, der sich auf alle Systeme ausrichtet. In der Regel werden nur noch spezifische evidenzbasierte Interventionen für die behandelten Symptome ergänzt. Die meisten Adaptionen sind aus der klinischen Praxis heraus entstanden, entweder dadurch, dass die Teams bemerkten, dass man zusätzliche Interventionen benötigt, um z. B. Jugendliche mit einer Suchtstörung (Clingempeel et al., 2008; Henggeler et al., 2006), internalisierenden Erkrankungen (Rowland et al., 2005) oder einer Diabetes effektiv behandeln zu können (Henggeler et al., 2009). Insbesondere der medizinische Bereich wünschte sich oft intensive Therapieverfahren, um chronische Krankheiten bei Kindern in Multiproblemfamilien beherrschen zu können (Ellis et al., 2005, 2012). Ein anderer Weg zu Adaptionen führte über Zuweiser, die die erfolgreichen MST-Programme gerne auch auf Jugendliche ausweiten wollen, die z. B. wegen Sexualdelikten aufgefallen sind (Borduin et al., 2009).

MST-Adaptionen für Kindesmissbrauch und Vernachlässigung, problematisches Sexualverhalten, Substanzmissbrauch und schwere emotionale Störungen

Basierend auf dem Grundgerüst des MST-Behandlungskonzepts für schwere SSV wurden bereits zwölf Adaptionen für folgende Problembereiche und Zielgruppen entwickelt bzw. befinden sich in Entwicklung (vgl. auch Tab. 12):

1. *Kinderschutz* (Child Abuse and Neglect, MST-CAN). Diese Adaption richtet sich an Familien, deren Kinder im häuslichen Rahmen Missbrauch oder Vernachlässigung ausgesetzt waren. MST-CAN wird auch in der Schweiz an zwei Standorten erfolgreich angewendet.
2. *Problematisches Sexualverhalten* (Problem Sexual Behavior, MST-PSB). MST-PSB wurde speziell zur Behandlung jugendlicher Sexualstraftäter entwickelt.
3. *Substanzmissbrauch* (Substance Abuse, MST-SA). Bei MST-SA werden Jugendliche behandelt, die Drogen und/oder Alkohol missbrauchen.

Diese Adaption wird in der Schweiz in den drei existierenden MST-Standard-Teams nach Bedarf als Behandlungselement integriert.

4. *Psychiatrische Probleme* (Psychiatric Problems, MST-Psychiatric). Mit dieser MST-Adaption können Jugendliche mit schwerwiegenden Verhaltensauffälligkeiten und einer komorbiden psychiatrischen Erkrankung, z. B. bipolare Erkrankung, Depression, Angst- oder Zwangserkrankung, behandelt werden.
5. *Starke Familien* (Building Stronger Families, MST-BSF). Diese Adaption kombiniert Elemente von MST-CAN und „Reinforcement Based Therapy" (RBT), eine evidenzbasierte verhaltenstherapeutische, belohnungsorientierte Behandlungsmethode für Substanzmissbrauch (Tuten et al., 2012). Sie findet ihre Anwendung bei substanzmissbrauchenden Eltern, deren Kinder im häuslichen Rahmen Missbrauch oder Vernachlässigung ausgesetzt waren.
6. *Familienintegrierte Übergänge* (Family Integrated Transitions, MST-FIT). MST-FIT fokussiert auf die Behandlung von psychiatrisch erkrankten und substanzmissbrauchenden Jugendlichen beim Übergang von einem Gefängnisaufenthalt zurück in ihr gewohntes Umfeld.
7. *Gesundheit/Diabetes mellitus* (Health Care/Juvenile Diabetes, MST-HC). Zur Behandlung von Jugendlichen mit Diabetes mellitus oder anderen schwerwiegenden Gesundheitsproblemen, deren Gesundheit durch chronisches Nichteinhalten ärztlicher Empfehlungen und Behandlungsregimen gefährdet ist.
8. *Substanzmissbrauch Justiz* (Juvenile Drug Court, MST-JDC). Die Zielgruppe dieser Adaption sind Jugendliche, die Drogen und/oder Alkohol missbrauchen. MST-JDC findet seine Anwendung als richterliche Maßnahme innerhalb des Justizsystems.
9. *Gesundheit/Adipositas* (Health Care/Juvenile Obesity, MST-HC). Zur Behandlung von Jugendlichen mit Adipositas.
10. *Gesundheit/HIV* (Health Care/HIV, MST-HIV). Dieses Programm richtet sich an HIV-positive Jugendliche bezüglich der Einhaltung ärztlicher Empfehlungen und Medikationsregimen sowie in Bezug auf riskantes Sexualverhalten.
11. *Autismus-Spektrum-Störung* (Autism Spectrum Disorder, MST-ASD). Diese Adaption wurde zur Behandlung von Jugendlichen mit einer Autismus-Spektrum-Störung entwickelt.
12. *Junge Erwachsene* (Emerging Adults, MST-EA). Die Adaption zielt auf die Behandlung junger Erwachsene im Alter von 17 bis 26 Jahren, die mit delinquentem Verhalten und psychiatrischer Erkrankung vorstellig werden.

Die zwei Adaptionen MST-CAN (Kinderschutz) und MST-SA (Substanzmissbrauch), die auch in der Schweiz ihren Einzug gefunden haben, werden in den Abschnitten 13.1 und 13.2 etwas genauer beschrieben.

Wie auch bei MST-Standard durchlaufen die Adaptionen einen rigorosen Forschungsprozess, bevor sie als wirksames Behandlungsangebot im großen Rahmen verbreitet werden können. Der Prozess von der Entwicklung einer Adaption bis hin zu ihrer offiziellen Verbreitung beinhaltet folgende Phasen:

- *Phase 1: Adaption und Pilotprojekt:* In dieser Phase wird geprüft, ob eine Adaption des MST-Behandlungskonzepts für ein neues klinisches Problem konzeptuell machbar, sicher durchführbar und klinisch erfolgreich ist. Üblicherweise wird die Adaption im kleinen Rahmen in einem Pilotprojekt geprüft.
- *Phase 2: Wirksamkeitsforschung.* In dieser Phase wird die Wirksamkeit (engl.: efficacy) der Adaption durch randomisierte Kontrollgruppenstudien beforscht. Diese Forschung erfolgt unter „Idealbedingungen" (z. B. im universitären Rahmen) unter direkter Beaufsichtigung durch die Entwickler.
- *Phase 3: Effektivitätsforschung.* Wenn die Wirksamkeit einer Adaption unter Idealbedingungen belegt werden konnte, wird im nächsten Schritt die Effektivität (engl.: effectiveness) geprüft. Unter Effektivität versteht man die Wirksamkeit unter „Normalbedingungen", z. B. im Rahmen einer Beratungsstelle oder der psychiatrischen Dienste. Auch in dieser Phase werden randomisierte Kontrollgruppenstudien eingesetzt.
- *Phase 4: Transportfähigkeit.* In dieser Phase wird in mindestens zwei unterschiedlichen Settings wissenschaftlich geprüft, ob eine Adaption unter Normalbedingungen, d. h. in der realen Welt, ohne direkte Beaufsichtigung durch die Entwickler weiterhin wirksam ist. Die therapeutische und operative Verantwortung liegt nicht bei den Entwicklern selbst, sondern bei Personen, die von den Entwicklern ausgebildet wurden (2. Generation).
- *Phase 5: Reife Transportfähigkeit (2. Generation).* In dieser Phase wird die Transportfähigkeit der Adaption an mehreren Standorten repliziert. In dieser Phase wird versucht, die Frage zu beantworten, ob eine Adaption im größeren Rahmen, d. h. an mehreren Standorten, ohne direkte Einflussnahme durch die Entwickler wirksam ist.
- *Phase 6: Reife Transportfähigkeit (3. Generation).* Diese Phase ist gekennzeichnet durch internationale Adaption mit regionalen Netzwerken. Die therapeutische und operative Verantwortung liegt nun bei Anwendern der 3. Generation, d. h. Personen, die nicht direkt von den Entwicklern ausgebildet oder beaufsichtigt werden.
- *Phase 7: Proaktive Verbreitung.* Bei wissenschaftlich erwiesener Wirksamkeit der Adaption unter Normalbedingungen an einer Mehrzahl von Standorten ohne direkte Einflussnahme durch die Entwickler befasst sich diese Phase mit der Frage: Wie kann diese Adaption im großen Rahmen verbreitet werden?

Tabelle 12 zeigt im Überblick, in welchem Forschungsstadium sich die oben beschriebenen MST-Adaptionen befinden.

Tabelle 12:
Übersicht des Forschungsstatus der einzelnen MST-Adaptionen (x = Phase abgeschlossen; nach MST Services, 2014; Stand: April 2014)

MST-Adaption (Einsatzbereich)	Phase 1: Adaption und Pilotprojekt	Phase 2: Wirksamkeit	Phase 3: Effektivität	Phase 4: Transportfähigkeit	Phase 5: Reife Transportfähigkeit (2. Generation)	Phase 6: Reife Transportfähigkeit (3. Generation)	Phase 7: Proaktive Verbreitung
MST-Standard	x	x	x	x	x	x	x
Kinderschutz	x	x	x	x	x		
Problematisches Sexualverhalten	x	x	x	x	x		
Substanzmissbrauch	x	x	x	x	x		
Psychiatrische Probleme	x	x	x	x			
Starke Familien	x	x	x				
Familienintegrierte Übergänge	x	x	x				
Gesundheit/Diabetes mellitus	x	x	x				
Substanzmissbrauch Justiz	x	x	x				
Gesundheit/Adipositas	x	x					
Gesundheit/HIV	x	x					
Autismus-Spektrum-Störung	x						
Junge Erwachsene	x						

13.1 MST Child Abuse and Neglect (MST-CAN)

Die Multisystemische Therapie für Kindesmisshandlung und Vernachlässigung (MST-CAN) wurde am Family Service Research Center der Medical University in Charleston, South Carolina, von einer Forschergruppe um Cindy Cupit Swenson, Ph. D. associate Professor, entwickelt (Swenson et al., 2010; Rhiner et al., 2011).

Als evidenzbasiertes Programm fokussiert MST-CAN auf Familien mit Kindern, die von Kindsmisshandlung und Vernachlässigung betroffen sind. Die

Kinder müssen ein Alter von 6 bis 17 Jahren haben. Das Programm verlangt eine aktuelle Gefährdungsmeldung innerhalb der letzten 180 Tage an die Kindesschutzbehörde. Das MST-CAN-Team arbeitet intensiv mit den Familien zusammen und versucht gemeinsam, ein Verbleiben der Kinder in ihren Herkunftsfamilien zu ermöglichen. Kindsmisshandlung und Vernachlässigung werden als multifaktorielles Geschehen innerhalb des gesamten Systems verstanden, entsprechend adressiert sich die MST an die ganze Familie und deren Umfeld. Ein Hauptfokus liegt darin, die Eltern zu unterstützen, ihren erzieherischen Aufgaben besser gerecht zu werden und ihren Kindern genügend Sicherheit und Entwicklungsraum zu geben.

Kindsmisshandlung und Vernachlässigung als multifaktorielles Geschehen

Im Vergleich zu MST-Standard legt MST-CAN noch viel mehr Wert auf die psychische Belastung der Eltern und deren Befähigung, die Bedürfnisse ihrer Kinder wahrzunehmen. Dabei geht es darum, die Einflussfaktoren zu identifizieren, die Eltern daran hindern diese Aufgaben zu erfüllen, diese im multisystemischen Kontext zu analysieren und zu überwinden. Oft handelt es sich um Eltern mit schweren Belastungen, psychiatrischen Erkrankungen und Abhängigkeitsstörungen, die im sozialen Netz ungenügend verankert sind, belastete Beziehungen zu den Behörden, Nachbarn oder Lehrpersonen haben.

Beachte

MST-CAN beachtet die psychische Belastung der Eltern stärker, was erwachsenenpsychiatrische Kompetenz oder enge Kooperationen mit Erwachsenenpsychiatrien erforderlich macht.

Ein wichtiges Therapieelement ist das Erstellen eines Sicherheitsplanes, um die unmittelbare Gefährdung der betroffenen Kinder zu verhindern. Weitere wichtige Therapiebausteine sind das Wutmanagement, die Behandlung von elterlichem Substanzmissbrauch und die Unterstützung von Problemlösefähigkeiten und Kommunikationsstrukturen innerhalb der Familie. Viele betroffene Kinder, aber auch deren Eltern, haben traumatische Erfahrungen und entsprechend sind traumatherapeutische Behandlungselemente sowohl für die Kinder als auch die Erwachsenen in das Behandlungsprogramm integriert. Genauso wie beim MST-Standard-Behandlungsprogramm ist das MST-CAN-Team für die Familie rund um die Uhr, 24 Stunden an 7 Tagen die Woche, telefonisch erreichbar und in Krisensituationen rasch vor Ort. Die Behandlungsdauer liegt bei 6 bis 9 Monaten und die Fall-Last pro Therapeut bei drei bis vier Familien. Um den hochanspruchsvollen und komplexen Situationen in den Familien besser begegnen zu können, ist hier ein Co-Therapeut in Form eines sogenannten Crisis-Case-Workers als Unterstützung in das Team integriert. Noch wichtiger als bei MST-Standard ist die Unterstützung des Teams durch einen erfahrenen Psychiater sowohl in Kinder- und Jugendpsychiatrie als auch in Erwachsenenpsychiatrie. Da die Teams mit unterschiedlichen psychiatrischen Krankheitsbildern und Entwicklungsdefiziten konfrontiert werden, ist eine entsprechende Erfahrung mit der Fähigkeit, schnell diagnostische Einschätzungen treffen zu können, von großer Bedeutung.

Randomisiert-kontrollierte Studien (Brunk et al., 1987; Swenson et al., 2010) zeigten im Vergleich zu intensiver ambulanter Behandlung vielversprechende Ergebnisse. Bei den Kindern und Jugendlichen konnten internalisierende Probleme wie Angst, Dissoziation, aber auch Trauma-Symptome deutlich reduziert werden. Die Kinder mussten nach der Behandlung mit MST-CAN weniger häufig platziert werden. Selbst bei trotzdem notwendiger Platzierung zeigte sich ein erfolgreicherer Verlauf, so waren weniger Wechsel der Platzierung notwendig. Die betroffenen Eltern zeigten deutliche Reduktionen an Stresssymptomen, waren nach der Behandlung besser in ihrem sozialen Umfeld vernetzt und mit der Behandlung zufriedener als die Vergleichsgruppe. Vernachlässigungen konnten deutlich reduziert werden und die Eltern entwickelten gewaltfreie und feinfühligere Erziehungspraktiken.

MST-CAN erfreut sich international deutlich steigender Nachfrage. Aktuell arbeiten bereits drei Teams in England, ein Team in den Niederlanden, zwei in der Schweiz und eines in Connecticut, USA, mit diesem Programm. Geplant sind weitere MST-CAN-Teams in den Niederlanden, in der Schweiz sowie ein größeres Netzwerk von acht Teams in New York.

13.2 MST Substance Abuse (MST-SA)

MST-SA (MST Substance Abuse), ein MST-Programm zur Behandlung von Substanzmissbrauch, fokussiert auf Jugendliche mit der Diagnose einer schweren Abhängigkeitsstörung, speziell Alkohol, Cannabis oder andere illegale Substanzen. In das MST-Modul integriert ist hier die bewährte verhaltenstherapeutische Technik des Contingency-Managements, welche bei Erwachsenen schon seit vielen Jahren hohe Effektivität zeigt. In einer Adaption für Adoleszente, entwickelt von Donohue und Azrin (2001), eignet sich dieses zusätzliche Modul ideal in Kombination mit MST für eine ganzheitliche Behandlung von schwerer Substanzabhängigkeit bei Jugendlichen.

Kernelemente von MST-SA sind regelmäßige Drogentests

Kernelemente der Behandlung sind eine regelmäßige Kontrolle und Objektivierung, ob der in Behandlung befindliche Jugendliche aktuell konsumiert oder nicht. Dazu werden vom Therapeuten regelmäßig Alkohol-Blastests oder Drogentests für alle gebräuchlichen Substanzen, die im Urin nachgewiesen werden können, gemacht. Mithilfe einer Fit-Analyse wird bei der MST ein multisystemisches Verständnis für die Ursachen und Faktoren, die zum Substanzmissbrauch des Jugendlichen geführt haben, entwickelt (vgl. auch Fallbeispiel Yves in Kapitel 8). Gruppendruck, Langeweile oder ungenügende Frustrationstoleranz sind häufige Faktoren, die dabei festgestellt werden. Genauso wird auf Faktoren fokussiert, die den Jugendlichen vor

Substanzmissbrauch oder erneuten Rückfällen schützen oder ihn in einem abstinenten Leben unterstützen. Der MST-SA-Therapeut entwickelt zusammen mit den Eltern einen spezifischen Plan, um die betroffenen Jugendlichen vor weiterem Drogen- oder Alkoholkonsum zu schützen. Dabei wird großer Wert darauf gelegt, drogenfreies positives Verhalten unmittelbar und kräftig zu belohnen. Mit einem ausgeklügelten Belohnungssystem wird sowohl kurzfristig als auch langfristig drogenfreies Verhalten konsequent verstärkt. Die Eltern werden in der Umsetzung der klar strukturierten und sauber verankerten Interventionen aktiv unterstützt. Mit dem Jugendlichen selber wird an verbesserten Copingstrategien zur Vermeidung von erneuten Rückfällen in Form von Rollenspielen und kognitiv-verhaltenstherapeutischen Interventionen gearbeitet.

Raffiniertes Belohnungssystem für drogenfreies Verhalten

Immer wird es auch darum gehen, den Jugendlichen vermehrt in positive prosozialere Freizeitaktivitäten zu integrieren und umgekehrt den Kontakt zu altersgleichen Freunden, die weiterhin konsumieren, zu verringern. Ein unverzichtbarer Bestandteil des Programms ist das regelmäßige Drogenscreening über mehrere zufällig verteilte Blas-, Speichel- oder Urintests, die gegebenenfalls auch täglich angewendet werden.

Zusammenfassung

Das „Grundgerüst“ bzw. das Behandlungskonzept der MST hat sich nicht nur für SSV, sondern für verschiedene „hartnäckige“ Krankheitsbilder und Zielgruppen als wirksam erwiesen. Die sogenannten MST-Adaptionen durchlaufen jedoch denselben stringenten Entwicklungs- und Forschungsprozess wie das Original, MST-Standard. Eine dieser Adaptionen ist MST-CAN für die Arbeit mit Familien, in denen Kinder von Kindesmisshandlung Vernachlässigung betroffen sind. Der Fokus liegt hier auf der psychischen Belastung und den Kompetenzen der Eltern. Ein anderes Modul zur Behandlung von Substanzmissbrauch bei Jugendlichen ist MST-SA, bei dem mithilfe von regelmäßigen Drogentests und einem Belohnungssystem ein langfristig drogenfreies Verhalten angestrebt wird.

14 Fazit und Ausblick

Zuerst geben wir einer Mutter das Wort, die selber durch die Störung des Sozialverhaltens (SSV) ihrer Tochter betroffen war. Im folgenden Bericht schildert sie ihre Erfahrungen mit der Multisystemischen Therapie (MST). Die Mutter leitete diesen Text in der Form eines Briefes ans Behandlungsteam weiter mit der Erlaubnis, diesen zu veröffentlichen oder in Familien einzusetzen, um diese über die Behandlung mit MST zu informieren und zur engagierten Mitarbeit zu ermutigen.

Bericht einer Mutter: „MST – eine Achterbahn der Gefühle“

Was war ich froh, als im Sommer 2012 nach einer psychiatrischen Abklärung feststand, dass wir die Multisystemische Therapie, kurz MST, machen würden. Ich fühlte mich erleichtert, da das Verhalten meiner 13-jährigen Tochter Tabea endlich einen Namen hatte: Es war nicht nur eine Gleichgültigkeit und ein „sich aus Trotz über alle Regeln hinwegsetzen“. Nun war klar, wieso die Wege, welche wir bis dahin gegangen waren, nicht wirkungsvoll waren. Ich besuchte verschiedene Erziehungskurse, eine Erziehungsberatung und machte schließlich eine Familientherapie, habe verschiedene Erziehungsbücher und vieles im Internet gelesen, doch egal, welchen Weg wir versuchten, er führte uns nicht in die gewünschte Richtung. Das Gegenteil war der Fall und meine Angst, dass mir mein Kind komplett entgleiten könnte, wuchs von Tag zu Tag mehr. Doch nun bekam ich endlich Hilfe und Unterstützung, dies gab mir neue Hoffnung und Kraft.

Ein paar Wochen später konnten wir endlich starten, unsere Therapeutin Frau S. besuchte uns zum ersten Mal und ich war sehr gespannt. Zwei- bis dreimal die Woche kam Frau S. vorbei. Die ersten paar Wochen waren von Fragebögen, Abklärungen und Zielen geprägt und ich kämpfte mit der Ungeduld und dem Frust; ich wollte nun endlich loslegen, wollte anfangen mit den Veränderungen und auf direktem Wege ins Ziel rennen, es fiel mir schwer, die nötige Geduld aufzubringen.

Als es dann endlich soweit war und wir die ersten Fits und Regeln aufs Papier brachten, wurde mir klar, wie anstrengend und zeitraubend es ist, auch nur eine Regel aufzustellen. Die Regel musste klar und verständlich sein, also ein eng gestricktes Netz ohne Schlupflöcher, die Belohnung sollte reizvoll sein, die kooperative Disziplin anspornend und die unkooperativene Disziplin so, dass nur ich die Fäden in der Hand hatte. Dies hat mich sehr gefordert und ich musste versuchen, so ähnlich wie meine Tochter zu denken, um wirklich alles berücksichtigen zu können.

Da sich die Probleme nicht mehr nur auf das Zuhause beschränkten, sondern auch in die Schule überschwappten, führte uns der nächste Weg zu den Lehrpersonen. Ich bin oft an meine Grenzen gekommen, da es mit das Schwierigste war, die Lehrer dazu zu bewegen, mit uns zu arbeiten. Ich kämpfte mit Unverständnis und Wut. Plötzlich musste ich nicht nur meine 13-jährige Tochter motivieren, sondern auch die nicht so kooperativen Lehrer! Ich fühlte mich oft, als müsste ich gegen Windmühlen kämpfen, dies war sicher nichts Neues in meinem Leben, doch nun hatte ich durch Frau S. einen zweiten Pfeiler, welcher mir half, dem Gegenwind Stand zu halten.

Und dann kamen sie endlich, die ersten Veränderungen im Verhalten meiner Tochter. Leider waren diese überhaupt nicht wie erwartet, denn je enger das Netz wurde, desto mehr mutierte Tabea zu einem Wildpferd, dass nicht zugeritten werden wollte. Gegen jede Regel, die Frau S. und ich aufstellten, bäumte sich Tabea erst einmal auf. Zwar wurden wir über das mögliche Aufbegehren der Jugendlichen von Frau S. informiert, doch auf das, was dann kam, war ich nicht vorbereitet. Als ich meiner Tochter aufgrund einer unkooperativen Disziplin das Handy, welches wie bei allen Jugendlichen der wertvollste Besitz ist, wegnehmen musste, ging sie sogar körperlich auf mich los. Ich war erschüttert und konnte es nicht fassen!

Natürlich war klar, dass Tabea die Regeln nicht mit Handkuss entgegennehmen würde, auch ihr wurde bewusst, dass ihre Strategie, welche sie über Jahre perfektioniert hatte, gnadenlos ignoriert wurde, doch eine so heftige Reaktion hätte ich niemals erwartet! In dieser Situation fing ich ernsthaft an der Richtigkeit dieser Therapie zu zweifeln. Ist dies der richtige Weg? Werden wir es schaffen oder endet es in einem noch größeren Fiasko?

Einmal mehr war ich froh um die Unterstützung von Frau S. Sie schaffte es, mir meine Zweifel zu nehmen, mein Kampfgeist war wieder geweckt und so konnten wir weiter arbeiten.

Vor gut einem halben Jahr haben wir die Therapie mit einem tollen Ergebnis beendet. Es hat viel Kraft, Ausdauer, Verständnis, Durchhaltevermögen, Klarheit, Motivation und auch ein paar Tränen für alle Beteiligten gebraucht, doch wenn ich meine Beziehung zu Tabea heute betrachte, im Vergleich dazu, wie es vor der Therapie war, so hat sich schon nur aus diesem Grunde jede Anstrengung und jede Emotion gelohnt. Ich habe durch die MST-Therapie angefangen, mich intensiv mit meinem Kind auseinanderzusetzen, was von unseren Kindern, wenn es auch die wenigsten zugeben würden, geschätzt und gewollt wird. Für mich gibt es nichts Schöneres als mich meiner Tochter wieder nahe zu fühlen, zu spüren, dass das Vertrauen gegenseitig auf einem gesunden Fundament wachsen kann, am Leben meines Kindes endlich teilzuhaben! Darüber bin ich unendlich glücklich, erleichtert und sehr dankbar. Alle Regeln, welche wir während der Therapie aufgestellt haben, werden nach wie vor zu 90 % eingehalten und auch die Schulnoten haben sich massiv ins Positive verändert. Ich bin so stolz auf Tabea!

Ich denke, ein Punkt ist dabei ganz wichtig: Auch wenn Frau S. ihre Arbeit in unserer Familie beendet hat, MST geht weiter. Ich werde nicht damit aufhören, Tabea und auch mich selbst immer wieder zu reflektieren. Wir haben einen guten Weg aufgezeigt bekommen und in der schwierigen Phase der Umsetzung eine tolle Unterstützung erhalten, doch nun liegt es in unseren Händen als Familie auf den Grundsteinen aufzubauen und unser Kind weiterhin mit klaren Regeln durch die anstrengende und verwirrende Zeit der Pubertät ins Erwachsenenleben zu helfen.

Frau G.

Jugendliche mit einer SSV gelten als anspruchsvolle und schwierige Patienten. In den seltensten Fällen kommen sie freiwillig und hochmotiviert ins Sprechzimmer oder lassen sich auf einen längeren stationären therapeutischen Aufenthalt ein. Auch in der Versorgungslandschaft werden die sozial auffälligen Jugendlichen oft wie „heiße Kartoffeln" von einem System ins andere weitergereicht. Die Verzweiflung auf Seiten der betroffenen Familien ist häufig immens. Auch die umgebenden Systeme wie Schule oder Arbeitsgeber sind überfordert und dankbar, wenn irgendjemand die Verantwortung für diese schwierigen Jugendlichen übernimmt und sie im Umgang mit diesen konkret im Alltag unterstützt.

Umso überraschender ist, dass uns die Arbeit mit diesen anspruchsvollen Jugendlichen mit MST auch nach mehreren Jahren immer noch begeistert und großen Spaß macht. Unsere MST-Teams haben einen guten Teamgeist und einen hohen Zusammenhalt. Trotz der harten Arbeitsbedingungen mit ungewöhnlichen Arbeitszeiten, die auch Nacht- und Wochenendeinsätze erfordern, bietet die unmittelbare Arbeit vielen Therapeuten große Erfüllung. Unsere anfängliche Befürchtung, dass die Arbeit mit einem manualisierten Konzept langweilig und wenig kreativ wäre, wich der Erkenntnis, dass das gut strukturierte Therapiekonzept im Dickicht der komplexen Beziehungsverwicklungen und der vielen Parallelaufträge Orientierung und viel Sicherheit gibt. Ohne eine engmaschige Zusammenarbeit mit MST Services wäre die emotional oft sehr belastende Arbeit kaum mit einer solchen Qualität dauerhaft zu leisten. Die enge Zusammenarbeit mit MST Services wird als Unterstützung erlebt, welche uns durch die Distanzierung und Metaebene einerseits hilft, dass wir uns nicht mit den Systemen verstricken, uns andererseits immer wieder ermutigt, den kleinen „inneren therapeutischen Schweinehund" zu überwinden und, wenn auch mühsam, doch wieder dahinzugehen und genau hinzuschauen, den kleinen unbedeutenden Rückfall der Familie in alte Muster nicht einfach hinzunehmen, sondern diese Situationen konsequent ein weiteres Mal zu analysieren und gemeinsam mit der Familie nach Lösungen zu suchen. Der amerikanisch überschwängliche Optimismus, der sich in dem MST-Leitspruch „what ever it takes“ ausdrückt, ist auch zum Leitmotiv unserer Arbeit geworden.

Die Rückendeckung der Eltern rund um die Uhr durch das Therapeutenteam genauso wie die Rückendeckung der Therapeuten durch den Teamleiter und des ganzen Teams durch den MST-Experten vermittelt die Kraft eines weltweit wirksamen Programms. Das vermittelt Halt und Zuversicht. Zu erleben, dass sich selbst völlig verfahrene Situationen innerhalb weniger Monate in eine nachhaltig neue positive Richtung entwickeln, bewirkt, dass Therapeuten die Arbeit als sinnvoll, wirksam und erfüllend erleben. In keinem anderen Gebiet der Kinder- und Jugendpsychiatrie begegnen uns am Ende der Behandlung derart viele dankbare Familien und Jugendliche.

Wir hoffen, mit der Begeisterung und Freude, die wir alle seit Jahren bei der MST-Arbeit haben, einige Leser anstecken zu können und hoffentlich zur weiteren Verbreitung von MST im deutschsprachigen Europa beitragen können. Die Tatsache, dass in der Schweiz nun andere Kantone auch MST implementieren und dort Grundlagen für eine nachhaltige Finanzierung geschaffen wurden, stimmt uns diesbezüglich optimistisch. Damit könnten auch andere sozial auffällige Jugendliche in Zukunft vom bestevaluierten und effektivsten Therapieangebot in diesem Bereich profitieren.

Weiterführende Informationen

MST Services International Headquarters

710 Johnnie Dodds Blvd.
Suite 200
Mount Pleasant, SC 29464
USA

www.mstservices.com

Kinder- und Jugendpsychiatrische Dienste
KJPD Weinfelden
Schützenstraße 15
8570 Weinfelden
Schweiz

Universitäre Psychiatrische Kliniken Basel
UPKB Basel
Schanzenstraße 13
4056 Basel
Schweiz

Literatur

Abikoff, H. & Klein, R. G. (1992). Attention-deficit hyperactivity and conduct disorder: comorbidity and implications for treatment. *Journal of Consulting and Clinical Psychology, 60* (6), 881–892. http://doi.org/10.1037/0022-006X.60.6.881

Abramowitz, C. S., Kosson, D. S. & Seidenberg, M. (2004). The relationship between childhood Attention Deficit Hyperactivity Disorder and conduct problems and adult psychopathy in male inmates. *Personality and Individual Differences, 36* (5), 1031–1047. http://doi.org/10.1016/S0191-8869(03)00198-3

Adler, A. & Furtmüller, C. (1922). *Heilen und Bilden. Grundlagen der Erziehungskunst für Ärzte und Pädagogen.* München: J. F. Bergmann. http://doi.org/10.1007/978-3-662-34 425-5

Aichhorn, A. (2005). *Verwahrloste Jugend. Die Psychoanalyse in der Fürsorgeerziehung* (11., unveränd. Aufl.). Bern: Huber.

Alexander, J. F. & Parsons, B. V. (1982). *Functional family therapy.* Carmel, CA: Brooks & Cole. http://doi.org/10.1037/11621-000

American Psychiatric Association (2013). *Diagnostic and Statistical Manual of Mental Disorders, Fifth Edition (DSM-5).* Arlington, VA: American Psychiatric Association. http://doi.org/10.1176/appi.books.9780890425596

American Psychiatric Association/Falkai, P. et al. (2015). *Diagnostisches und Statistisches Manual Psychischer Störungen – DSM-5.* Göttingen: Hogrefe.

Andershed, H., Kerr, M., Stattin, H., & Levander, S. (2002). Psychopathic traits in non-referred youths: A new assessment tool. In E. Blaauw & L. Sheridan (Eds.), *Psychopaths: Current International Perspectives* (pp. 131–158). The Hague: Elsevier. (Informationen unter http://www.oru.se/jps/downloadYPI/)

Anderson, C. A. & Bushman, B. J. (2001). Effects of violent video games on aggressive behavior, aggressive cognition, aggressive affect, physiological arousal, and prosocial behavior: a meta-analytic review of the scientific literature. *Psychological Science, 12* (5), 353–359. http://doi.org/10.1111/1467-9280.00366

Angold, A., Costello, E. J. & Erkanli, A. (1999). Comorbidity. *Journal of Child Psychology and Psychiatry, and allied disciplines, 40* (1), 57–87. http://doi.org/10.1111/1469-7610.00424

Aos, S., Miller, M. & Drake, E. (2006). *Evidence-based public policy options to reduce future prison construction, criminal justice costs, and crime rates* (Document No. 06-10-1201). Olympia, WA: Washington State Institute for Public Policy.

Aos, S., Phipps, P., Barnoski, R. & Lieb, R. (2001). *The comparative costs and benefits of programs to reduce crime. Version 4.0* (Document No. 01-05-1201). Olympia, WA: Washington State Institute for Public Policy.

Bachmann, C. J., Lehmkuhl, G., Petermann, F. & Scott, S. (2010). Evidenzbasierte psychotherapeutische Interventionen für Kinder und Jugendliche mit aggressivem Verhalten. *Kindheit und Entwicklung, 19* (4), 245–254. http://doi.org/10.1026/0942-5403/a000032

Beauchaine, T. P., Hong, J. & Marsh, P. (2008). Sex differences in autonomic correlates of conduct problems and aggression. *Journal of the American Academy of Child & Adolescent Psychiatry, 47* (7), 788–796. http://doi.org/10.1097/CHI.Ob013e318172ef4b

Beitchman, J. H., Baldassarra, L., Mik, H., De Luca, V., King, N., Bender, D. et al. (2006). Serotonin transporter polymorphisms and persistent, pervasive childhood aggression. *The American Journal of Psychiatry, 163* (6), 1103–1105. http://dx.doi.org/10.1176/ajp.2006.163.6.1103

Bensley, L., Van Eenwyk, J. & Simmons, K. W. (2003). Childhood family violence history and women's risk for intimate partner violence and poor health. *American Journal of Preventive Medicine, 25* (1), 38–44. http://doi.org/10.1016/S0749-3797(03)00094-1

Berzins, L. G. & Trestman, R. L. (2004). The development and implementation of dialectical behavior therapy in forensic settings. *The International Journal of Forensic Mental Health, 3* (1), 93–103. http://doi.org/10.1080/14999013.2004.10471199

Bieneck, S. & Pfeiffer, C. (2012). *Viktimisierungserfahrungen im Justizvollzug* (KFN-Forschungsbericht Nr. 119). Hannover: Kriminologisches Forschungsinstitut Niedersachsen e. V.

Bongartz, B. (2011). Grundsätzliche Überlegungen zum Forschungsstand in der Straffälligenhilfe, Evaluationsergebnisse über aggressive Männer und Bedenkenswertes für die Kritiker der Konfrontativen Pädagogik. In J. Weidner & R. Kilb (Hrsg.), *Handbuch Konfrontative Pädagogik. Grundlagen und Handlungsstrategien zum Umgang mit aggressivem und abweichendem Verhalten* (S. 412–428). Weinheim: Juventa.

Borduin, C. M., Mann, B. J., Cone, L. T., Henggeler, S. W., Fucci, B. R., Blaske, D. M. & Williams, R. A. (1995). Multisystemic treatment of serious juvenile offenders: Long-term prevention of criminality and violence. *Journal of Consulting and Clinical Psychology, 63* (4), 569–578. http://doi.org/10.1037/0022-006X.63.4.569

Borduin, C. M., Schaeffer, C. M. & Heiblum, N. (2009). A randomized clinical trial of multisystemic therapy with juvenile sexual offenders: Effects on youth social ecology and criminal activity. *Journal of Consulting and Clinical Psychology, 77* (1), 26–37. http://doi.org/10.1037/a0013035

Borg-Laufs, M. (1997). *Aggressives Verhalten*. Tübingen: DGVT.

Brickenkamp, R., Schmidt-Atzert, L. & Liepmann, D. (2010). *Test d2 – Revision (d2-R). Aufmerksamkeits- und Konzentrationstest*. Göttingen: Hogrefe.

Briegel, W., Walter, T., Schimek, M., Knapp, D. & Bussing, R. (2015). Parent-Child-Interaction Therapy im In-room Coaching. *Kindheit und Entwicklung, 24* (1), 47–54. http://doi.org/10.1026/0942-5403/a000158

Broidy, L. M., Nagin, D. S., Tremblay, R. E., Bates, J. E., Brame, B., Dodge, K. A. et al. (2003). Developmental trajectories of childhood disruptive behaviors and adolescent delinquency: A six-site, cross-national study. *Developmental Psychology, 39* (2), 222–245. http://doi.org/10.1037/0012-1649.39.2.222

Bronfenbrenner, U. (1979). *The ecology of human development: experiments by nature and design*. Cambridge: Harvard University Press.

Brown, T. L., Henggeler, S. W., Schoenwald, S. K., Brondino, M. J. & Pickrel, S. G. (1999). Multisystemic treatment of substance abusing and dependent juvenile delinquents: Effects on school attendance at posttreatment and 6-month follow-up. *Children's Services: Social Policy, Research, & Practice, 2* (2), 81–93.

Brunk, M. A., Henggeler, S. W. & Whelan, J. P. (1987). Comparison of multisystemic therapy and parent training in the brief treatment of child abuse and neglect. *Journal of Consulting and Clinical Psychology, 55* (2), 171–178. http://doi.org/10.1037/0022-006X.55.2.171

Bukstein, O. G. (2000). Disruptive behavior disorder and substance use disorders in adolescents. *Journal of Psychoactive Drugs, 32* (1), 67–79. http://doi.org/10.1080/02791072.2000.10400213

Bundeskriminalamt Wiesbaden. (2013). *Polizeiliche Kriminalstatistik Bundesrepublik Deutschland. Berichtsjahr 2012* (60. Ausgabe). Wiesbaden: Bundeskriminalamt.

Burke, J. D., Loeber, R., Lahey, B. B. & Rathouz, P. J. (2005). Developmental transitions among affective and behavioral disorders in adolescent boys. *Journal of Child Psychology and Psychiatry, 46* (11), 1200–1210. http://doi.org/10.1111/j.1469-7610.2005.00422.x

Butler, S., Baruch, G., Hickey, N. & Fonagy, P. (2011). A randomized controlled trial of multisystemic therapy and a statutory therapeutic intervention for young offenders. *Journal of the American Academy of Child & Adolescent Psychiatry, 50* (12), 1220–1235. http://doi.org/10.1016/j.jaac.2011.09.017

Büttner, P., Rücker, S., Petermann, U. & Petermann, F. (2011). Jugendhilfe und Therapie: Effekte aus kombinierten Maßnahmen in der Gegenüberstellung mit Hilfen ohne Therapieangebot. *Praxis der Kinderpsychologie und Kinderpsychiatrie, 60,* 224–238. http://doi.org/10.13109/prkk.2011.60.3.224

Byrd, A. L., Loeber, R. & Pardini, D. A. (2012). Understanding desisting and persisting forms of delinquency: The unique contributions of disruptive behavior disorders and interpersonal callousness. *Journal of Child Psychology and Psychiatry, 53* (4), 371–380. http://doi.org/10.1111/j.1469-7610.2011.02504.x

Canino, G., Polanczyk, G., Bauermeister, J. J., Rohde, L. A. & Frick, P. J. (2010). Does the prevalence of CD and ODD vary across cultures? *Social Psychiatry and Psychiatric Epidemiology, 45* (7), 695–704. http://doi.org/10.1007/s00127-010-0242-y

Carré, J. M. & McCormick, C. M. (2008). Aggressive behavior and change in salivary testosterone concentrations predict willingness to engage in a competitive task. *Hormones and Behavior, 54* (3), 403–409. http://doi.org/10.1016/j.yhbeh.2008.04.008

Caspi, A., McClay, J., Moffitt, T. E., Mill, J., Martin, J., Craig, I. W. et al. (2002). Role of genotype in the cycle of violence in maltreated children. *Science, 297* (5582), 851–854. http://doi.org/10.1126/science.1072290

Caspi, A. & Moffitt, T. E. (2006). Gene-environment interactions in psychiatry: joining forces with neuroscience. *Nature Reviews Neuroscience, 7* (7), 583–590. http://doi.org/10.1038/nrn1925

Cauffman, E., Feldman, S. S., Waterman, J. & Steiner, H. (1998). Posttraumatic stress disorder among female juvenile offenders. *Journal of the American Academy of Child and Adolescent Psychiatry, 37* (11), 1209–1216. http://doi.org/10.1097/00004583-199811000-00022

Chamberlain, P. (2002). Treatment foster care. In B. J. Burns & K. Hoagwood (Eds.), *Community treatment for youth: Evidence-based interventions for severe emotional and behavioral disorders* (pp. 117–138). New York: Oxford University Press.

Chamberlain, P. (2003). The Oregon Multidimensional Treatment Foster Care model: Features, outcomes, and progress in dissemination. *Cognitive and Behavioral Practice, 10* (4), 303–312. http://doi.org/10.1016/S1077-7229(03)80048-2

Chamberlain, P. & Moore, K. J. (2002). Chaos and trauma in the lives of adolescent females with antisocial behavior and delinquency. *Journal of Aggression, Maltreatment & Trauma, 6* (1), 79–108. http://doi.org/10.1300/J146v06n01_05

Chapman, L. (2014). *Neurobiologically informed trauma therapy with children and adolescents. Understanding mechanisms of change.* New York: W. W. Norton & Co.

Chronis, A. M., Chacko, A., Fabiano, G. A., Wymbs, B. T. & Pelham, W. E., Jr. (2004). Enhancements to the behavioral parent training paradigm for families of children with ADHD: review and future directions. *Clinical Child and Family Psychology Review, 7* (1), 1–27. http://doi.org/10.1023/B:CCFP.0000020190.60808.a4

Cierpka, M. (Hrsg.). (2008). *Handbuch der Familiendiagnostik* (3. Aufl.). Berlin: Springer. http://doi.org/10.1007/978-3-540-78475-3

Clark, C., Prior, M. & Kinsella, G. J. (2000). Do executive function deficits differentiate between adolescents with ADHD and oppositional defiant/conduct disorder? A neuropsychological study using the Six Elements Test and Hayling Sentence Completion Test. *Journal of Abnormal Child Psychology, 28* (5), 403–414. http://doi.org/10.1023/A:1005176320912

Clingempeel, W., Britt, S.C. & Henggeler, S.W. (2008). Beyond treatment effects: Comorbid psychopathologies and long-term outcomes among substance-abusing delinquents. *American Journal of Orthopsychiatry, 78* (1), 29–36. http://doi.org/10.1037/0002-9432.78.1.29

Conen, M.L. (2007). Schwer zu erreichende Eltern – ein systemischer Ansatz der Elternarbeit in der Heimerziehung. In H.G. Homfeldt & J. Schulze-Krüdener (Hrsg.), *Elternarbeit in der Heimerziehung* (S. 61–77). München: Ernst Reinhardt.

Copeland, W.E., Miller-Johnson, S., Keeler, G., Angold, A. & Costello, E.J. (2007). Childhood psychiatric disorders and young adult crime: a prospective, population-based study. *American Journal of Psychiatry, 164* (11), 1668–1675. http://doi.org/10.1176/appi.ajp.2007.06122026

Costello, E.J., Compton, S.N., Keeler, G. & Angold, A. (2003). Relationships between poverty and psychopathology: a natural experiment. *JAMA: The Journal of the American Medical Association, 290* (15), 2023–2029. http://doi.org/10.1001/jama.290.15.2023

Cunningham, C.E. & Boyle, M.H. (2002). Preschoolers at risk for attention-deficit hyperactivity disorder and oppositional defiant disorder: Family, parenting, and behavioral correlates. *Journal of Abnormal Child Psychology, 30* (6), 555–569. http://doi.org/10.1023/A:1020855429085

Curtis, N.M., Ronan, K.R. & Borduin, C.M. (2004). Multisystemic treatment: a meta-analysis of outcome studies. *Journal of Family Psychology, 18* (3), 411–419. http://doi.org/10.1037/0893-3200.18.3.411

Curtis, N.M., Ronan, K.R., Heiblum, N. & Crellin, K. (2009). Dissemination and effectiveness of multisystemic treatment in New Zealand: A benchmarking study. *Journal of Family Psychology, 23* (2), 119–129. http://doi.org/10.1037/a0014974

DeGarmo, D.S., Chamberlain, P., Leve, L.D. & Price, J. (2009). Foster parent intervention engagement moderating child behavior problems and placement disruption. *Research on Social Work Practice, 19* (4), 423–433. http://doi.org/10.1177/1049731508329407

Denz, A. (2012). Konfrontative Pädagogik. In M. Schmid, M. Tetzer, K. Rensch & S. Schlüter-Müller (Hrsg.), *Handbuch Psychiatriebezogene Sozialpädagogik* (S. 406–417). Göttingen: Vandenhoeck & Ruprecht.

Disney, E.R., Elkins, I.J., McGue, M. & Iacono, W.G. (1999). Effects of ADHD, conduct disorder, and gender on substance use and abuse in adolescence. *American Journal of Psychiatry, 156* (10), 1515–1521. http://doi.org/10.1176/ajp.156.10.1515

Dodge, K.A., Dishion, T.J. & Lansgford, J.E. (2006). *Deviant peer influences in programs for youth* (pp. 3–14). New York: Guilford Press.

Dodge, K.A., Godwin, J. & Conduct Problems Prevention Research Group. (2013). Social-information-processing patterns mediate the impact of preventive intervention on adolescent antisocial behavior. *Psychological Science, 24* (4), 456–465. http://doi.org/10.1177/0956797612457394

Dodge, K.A., Pettit, G.S. & Bates, J.E. (1994). Socialization mediators of the relation between socioeconomic status and child conduct problems. *Child Development, 65* (2 Spec No), 649–665. http://doi.org/10.2307/1131407

Dölitzsch, C., Fegert, J.M., Künster, A.K., Kölch, M., Schmeck, K. & Schmid, M. (2014). Mehrfachdiagnosen bei Schweizer Heimjugendlichen. *Kindheit und Entwicklung, 23* (3), 140–150. http://doi.org/10.1026/0942-5403/a000140

Donnellan, M.B., Trzesniewski, K.H., Robins, R.W., Moffitt, T.E. & Caspi, A. (2005). Low self-esteem is related to aggression, antisocial behavior, and delinquency. *Psychological Science, 16* (4), 328–335. http://doi.org/10.1111/j.0956-7976.2005.01535.x

Donohue, B. & Azrin, N. H. (2001). Family behavior therapy. In E. F. Wegner & H. B. Waldron (Eds.), *Innovations in adolescent substance abuse interventions* (pp. 204–227). New York: Pergamon Press.

Döpfner, M., Lehmkuhl, G., Heubrock, D. & Petermann, F. (2000). *Diagnostik psychischer Störungen im Kindes- und Jugendalter*. Göttingen: Hogrefe.

Döpfner, M., Plück, J. & Kinnen, C. für die Arbeitsgruppe Deutsche Child Behavior Checklist (2014). *Deutsche Schulalter-Formen der Child Behavior Checklist von Thomas M. Achenbach. Elternfragebogen über das Verhalten von Kindern und Jugendlichen (CBCL/6-18R), Lehrerfragebogen über das Verhalten von Kindern und Jugendlichen (TRF/6-18R), Fragebogen für Jugendliche (YSR/11-18R). Manual*. Göttingen: Hogrefe.

Döpfner, M., Schürmann, S. & Frölich, J. (2013). *Therapieprogramm für Kinder mit hyperkinetischem und oppositionellem Problemverhalten THOP* (5., vollst. überarb. Aufl.). Weinheim: Beltz Psychologie Verlags Union.

Dopp, A. R., Borduin, C. M., Wagner, D. V. & Sawyer, A. M. (2014). The economic impact of multisystemic therapy through midlife: A cost-benefit analysis with serious juvenile offenders and their siblings. *Journal of Consulting and Clinical Psychology, 82* (4), 694–705. http://doi.org/10.1037/a0036415

Edelmann, S., Shalev, I., Uzefovsky, F., Isarael, S., Knafo, A., Kremer, I. et al. (2012). Epigenetic and genetic factors predict women's salivary cortisol following a threat to the social self. *PLoS One, 7* (11): e48597. http://doi.org/10.1371/journal.pone.0048597

Egg, R. (2007). Rückfälligkeit nach Straf- und Massregelvollzug. In F. Lösel, D. Bender & J.-M. Jehle (Hrsg.), *Kriminologie und wissensbasierte Kriminalpolitik. Entwicklungs- und Evaluationsforschung* (S. 247–267). Mönchengladbach: Forum Verlag Godesberg.

Eigenheer, R. (2013). Der Ansatz der multisystemischen Therapie bei Störungen des Sozialverhaltens. In J. Liechti & M. Liechti-Darbellay (Hrsg.), *Null Bock auf Therapie. Die Bedeutung familiärer Ressourcen in der Therapie mit Jugendlichen. Berner Psychotherapiekongress 2013* (S. 239–266). Heidelberg: Carl-Auer Verlag.

Eisenberg, N., Spinrad, T. L. & Eggum, N. D. (2010). Emotion-related self-regulation and its relation to children's maladjustment. *Annual Review of Clinical Psychology, 6*, 495–525. http://doi.org/10.1146/annurev.clinpsy.121208.131208

Ellis, D. A., Naar-King, S., Chen, X., Moltz, K., Cunningham, P. B. & Idalski-Carcone, A. (2012). Multisystemic therapy compared to telephone support for youth with poorly controlled diabetes: Findings from a randomized controlled trial. *Annals of Behavioral Medicine, 44* (2), 207–215. http://doi.org/10.1007/s12160-012-9378-1

Ellis, D. A., Naar-King, S., Frey, M., Templin, T., Rowland, M. & Cakan, N. (2005). Multisystemic treatment of poorly controlled type 1 diabetes: Effects on medical resource utilization. *Journal of Pediatric Psychology, 30* (8), 656–666. http://doi.org/10.1093/jpepsy/jsi052

Esser, G. & Ballaschk, K. (2005). Verhaltenstherapie mit Kindern und Jugendlichen – Forschungsstand und Perspektiven. *Verhaltenstherapie und Verhaltensmedizin, 26* (Sonderheft 1), 19–39.

Esser, G. & Sell, S. (2003). Die Wirksamkeit von Psychotherapien im Kindes- und Jugendalter. In G. Esser (Hrsg.), *Lehrbuch der Klinischen Psychologie und Psychotherapie des Kindes- und Jugendalters* (2. Aufl., S. 464–487). Stuttgart: Thieme.

Euser, E. M., van Ijzendoorn, M. H., Prinzie, P. & Bakermans-Kranenburg, M. J. (2011). Elevated child maltreatment rates in immigrant families and the role of socioeconomic differences. *Child Maltreatment, 16* (1), 63–73. http://doi.org/10.1177/107755951038 5842

Ewest, F., Reinhold, T., Vloet, T. D., Wenning, V. & Bachmann, C. J. (2013). Durch Jugendliche mit Störungen des Sozialverhaltens ausgelöste Krankenkassenausgaben. Eine gesundheitsökonomische Analyse von Versichertendaten einer gesetzlichen Krankenkasse. *Kindheit und Entwicklung, 22* (1), 41–47. http://doi.org/10.1026/0942-5403/a000097

Fairchild, G., van Goozen, S. H., Calder, A. J. & Goodyer, I. M. (2013). Research review: Evaluating and reformulating the developmental taxonomic theory of antisocial behaviour. *Journal of Child Psychology and Psychiatry, 54* (9), 924–940. http://doi.org/10.1111/jcpp.12102

Farrington, D. P. (1997). A critical analysis of research on the development of antisocial behavior from birth to adulthood. In D. M. Stoff, J. Breiling & J. D. Maser (Eds.), *Handbook of antisocial behavior* (pp. 234–240). New York: Wiley.

Farrington, D. P. (2000). Psychosocial predictors of adult antisocial personality and adult convictions. *Behavioral Sciences & the Law, 18* (5), 605–622.

Farrington, D. P. & Loeber, R. (2000). Epidemiology of juvenile violence. *Child and Adolescent Psychiatric Clinics of North America, 9* (4), 733–748.

Farrington, D. P., Loeber, R. & Van Kammen, W. B. (1990). Long-term criminal outcomes of hyperactivity-impulsivity-attention deficit and conduct problems in childhood. In L. Robins & M. Rutter (Eds.), *Straight and devious pathways to adulthood* (pp. 62–81). New York: Cambridge University Press.

Farrington, D. P. & Welsh, B. C. (1999). Delinquency prevention using family-based interventions. *Children & Society, 13,* 287–303. http://dx.doi.org/10.1002/chi570

Fazel, S., Doll, H. & Langstrom, N. (2008). Mental disorders among adolescents in juvenile detention and correctional facilities: a systematic review and metaregression analysis of 25 surveys. *Journal of the American Academy of Child & Adolescent Psychiatry, 47* (9), 1010–1019. http://doi.org/10.1097/CHI.ObO13e31817eecf3

Fegert, J. M. (2001). Die deutsche Debatte um Glen Mills Schools vor dem Hintergrund konkreter Reiseeindrücke. *Zentralblatt für Jugendrecht, 88* (9), 8.

Felitti, V. J., Anda, R. F., Nordenberg, D., Williamson, D. F., Spitz, A. M., Edwards, V. et al. (1998). Relationship of childhood abuse and household dysfunction to many of the leading causes of death in adults. The Adverse Childhood Experiences (ACE) Study. *American Journal of Preventive Medicine, 14* (4), 245–258. http://doi.org/10.1016/S0749-3797(98)00017-8

Fergusson, D. M., Horwood, L. J. & Lynskey, M. T. (1993). Prevalence and comorbidity of DSM-III-R diagnoses in a birth cohort of 15 year olds. *Journal of the American Academy of Child & Adolescent Psychiatry, 32* (6), 1127–1134. http://doi.org/10.1097/00004583-199311000-00004

Findling, R. L., Kauffman, R. E., Sallee, F. R., Carson, W. H., Nyilas, M., Mallikaarjun, S. et al. (2008). Tolerability and pharmacokinetics of aripiprazole in children and adolescents with psychiatric disorders: an open-label, dose-escalation study. *Journal of Clinical Psychopharmacology, 28* (4), 441–446. http://doi.org/10.1097/JCP.0b013e31817dd520

Finger, E. C., Marsh, A. A., Mitchell, D. G., Reid, M. E., Sims, C., Budhani, S. et al. (2008). Abnormal ventromedial prefrontal cortex function in children with psychopathic traits during reversal learning. *Archives of General Psychiatry, 65* (5), 586–594. http://doi.org/10.1001/archpsyc.65.5.586

Fisher, P. A. & Chamberlain, P. (2000). Multidimensional treatment foster care: A program for intensive parenting, family support, and skill building. *Journal of Emotional and Behavioral Disorders, 8* (3), 155–164. http://doi.org/10.1177/106342660000800303

Fisher, P. A. & Stoolmiller, M. (2008). Intervention effects on foster parent stress: associations with child cortisol levels. *Development and Psychopathology, 20* (3), 1003–1021. http://doi.org/10.1017/S0954579408000473

Fleitlich-Bilyk, B. & Goodman, R. (2004). Prevalence of child and adolescent psychiatric disorders in southeast Brazil. *Journal of the American Academy of Child and Adolescent Psychiatry, 43* (6), 727–734. http://doi.org/10.1097/01.chi.0000120021.14101.ca

Fonagy, P., Target, M., Contrell, D., Phillips, J. & Kurtz, Z. (2002). *What works for whom?* New York: Guilford Press.

Ford, J. D., Chapman, J., Connor, D. F. & Cruise, K. R. (2012). Complex trauma and aggression in secure juvenile justice settings. *Criminal Justice and Behavior, 39* (6), 694–724. http://doi.org/10.1177/0093854812436957

Ford, T., Goodman, R. & Meltzer, H. (2003). The British Child and Adolescent Mental Health Survey 1999: the prevalence of DSM-IV disorders. *Journal of the American Academy of Child and Adolescent Psychiatry, 42* (10), 1203–1211. http://doi.org/10.1097/00004583-200310000-00011

Frädrich, S. & Pfäfflin, F. (2000). Zur Prävalenz von Persönlichkeitsstörungen bei Strafgefangenen. *Recht & Psychiatrie, 18* (3), 95–104.

Frick, P. J. (2012). Developmental pathways to conduct disorder: Implications for future directions in research, assessment, and treatment. *Journal of Clinical Child and Adolescent Psychology, 41* (3), 378–389. http://doi.org/10.1080/15374416.2012.664815

Frick, P. J. & Dickens, C. (2006). Current perspectives on conduct disorder. *Current Psychiatry Reports, 8* (1), 59–72. http://doi.org/10.1007/s11920-006-0082-3

Frick, P. J., Lilienfeld, S. O., Ellis, M., Loney, B. & Silverthorn, P. (1999). The association between anxiety and psychopathy dimensions in children. *Journal of Abnormal Child Psychology, 27* (5), 383–392. http://doi.org/10.1023/A:1021928018403

Frick, P. J., Ray, J. V., Thornton, L. C. & Kahn, R. E. (2014). Can callous-unemotional traits enhance the understanding, diagnosis, and treatment of serious conduct problems in children and adolescents? A comprehensive review. *Psychological Bulletin, 140* (1), 1–57. http://doi.org/10.1037/a0033076

Frick, P. J. & Viding, E. (2009). Antisocial behavior from a developmental psychopathology perspective. *Development and Psychopathology, 21* (4), 1111–1131. http://doi.org/10.1017/S0954579409990071

Frick, P. J. & White, S. F. (2008). Research review: the importance of callous-unemotional traits for developmental models of aggressive and antisocial behavior. *Journal of Child Psychology and Psychiatry, and allied disciplines, 49* (4), 359–375. http://doi.org/10.1111/j.1469-7610.2007.01862.x

Friedrich, R. & Schmid, M. (2014). Fremdplatzierte Kinder in Pflegefamilien und stationärer Jugendhilfe. *Pädiatrie, 1,* 25–29.

Fruzzetti, A. E., Shenk, C. & Hoffman, P. D. (2005). Family interaction and the development of borderline personality disorder: A transactional model. *Development and Psychopathology, 17* (4), 1007–1030. http://doi.org/10.1017/S0954579405050479

Furlong, M., McGilloway, S., Bywater, T., Hutchings, J., Smith, S. M. & Donnelly, M. (2012). Behavioural and cognitive-behavioural group-based parenting programmes for early-onset conduct problems in children aged 3 to 12 years. *Cochrane Database of Systematic Reviews, 2,* CD008225. http://doi.org/10.1002/14651858.CD008225.pub2

Gabriel, T. (2013). Partizipation – sozialpädagogische Dimensionen. In Integras, Fachverband für Sozial- und Sonderpädagogik (Hrsg.), *Leitfaden Fremdplatzierung* (S. 133–139). Zürich: Integras, Fachverband für Sozial- und Sonderpädagogik.

Gintzel, U. & Schone, R. (1990). *Zwischen Jugendhilfe und Kinder- und Jugendpsychiatrie*. Münster: Votum.

Glisson, C., Schoenwald, S. K., Hemmelgarn, A., Green, P., Dukes, D., Armstrong, K. S. & Chapman, J. E. (2010). Randomized trial of MST and ARC in a two-level evidence-based treatment implementation strategy. *Journal of Consulting and Clinical Psychology, 78* (4), 537–550. http://doi.org/10.1037/a0019160

Gordon, D. A., Graves, K. & Arbuthnot, J. (1995). The effect of functional family therapy for delinquents on adult criminal behavior. *Criminal Justice and Behavior, 22* (1), 60–73. http://doi.org/10.1177/0093854895022001005

Goth, K. & Schmeck, K. (2009). *Das Junior Temperament und Charakter Inventar (JTCI). Eine Inventarfamilie zur Erfassung der Persönlichkeit vom Kindergarten- bis zum Jugendalter nach Cloningers biopsychosozialem Persönlichkeitsmodell*. Göttingen: Hogrefe.

Gottfredson, M. R. & Hirschi, T. (Eds.). (1990). *A General Theory of Crime*. Redwood City, CA: Stanford University Press.

Graetz, B. W., Sawyer, M. G. & Baghurst, P. (2005). Gender differences among children with DSM-IV ADHD in Australia. *Journal of the American Academy of Child and Adolescent Psychiatry, 44* (2), 159–168. http://doi.org/10.1097/00004583-200502000-00008

Grasmann, D. & Stadler, C. (2008). *Verhaltenstherapeutisches Intensivprogramm zum Abbau von Aggression (VIA)*. Wien: Springer.

Grawe, K. (2000). *Psychologische Therapie* (2., korrigierte Aufl.). Göttingen: Hogrefe.

Grawe, K. (2004). *Neuropsychotherapie*. Göttingen: Hogrefe.

Greenberger, D. & Padesky, C. A. (2007). *Gedanken verändern Gefühle. Fertigkeiten, um Stimmungen, Verhalten und Beziehungen grundlegend zu verbessern*. Paderborn: Junfermann.

Greenwald, R. (2000). A trauma-focused individual therapy approach for adolescents with conduct disorder. *International Journal of Offender Therapy and Comparative Criminology, 44* (2), 146–163. http://doi.org/10.1177/0306624X00442002

Greenwald, R. (2009). *Treating problem behaviors: A trauma-informed approach*. New York: Routledge.

Greeson, J. K., Briggs, E. C., Layne, C. M., Belcher, H. M., Ostrowski, S. A., Kim, S. et al. (2014). Traumatic childhood experiences in the 21st century: Broadening and building on the ACE studies with data from the National Child Traumatic Stress Network. *Journal of Interpersonal Violence, 29* (3), 536–556. http://doi.org/10.1177/0886260513505217

Gretton, H. M., Hare, R. D. & Catchpole, R. E. (2004). Psychopathy and offending from adolescence to adulthood: a 10-year follow-up. *Journal of Consulting and Clinical Psychology, 72* (4), 636–645. http://doi.org/10.1037/0022-006X.72.4.636

Grimmer, Y., Hohmann, S., Banaschewski, T. & Holtmann, M. (2010). Früh beginnende bipolare Störungen, ADHS oder Störung der Affektregulation? *Kindheit und Entwicklung, 19* (3), 192–201. http://doi.org/10.1026/0942-5403/a000025

Grisso, T. (2004). *Double Jeopardy*. New York: Guilford Press.

Grisso, T. & Barnum, R. (2006). *Massachusetts Youth Screening Instrument Version 2 (MAYSI-2)*. Sarasota, FL: Professional Resource Press. (übersetzte Fassungen, auch ins Deutsche, sind auf einer separaten CD-ROM lieferbar)

Grisso, T., Vincent, G. & Seagrave, D. (2005). *Mental Health Screening and Assessment in Juvenile Justice*. New York: Guilford Press.

Groen, G. & Petermann, F. (2011). *Depressive Kinder und Jugendliche* (2., überarb. Aufl.). Göttingen: Hogrefe.

Guttmann-Steinmetz, S. & Crowell, J. A. (2006). Attachment and externalizing disorders: a developmental psychopathology perspective. *Journal of the American Academy of Child*

& Adolescent Psychiatry, 45 (4), 440–451. http://doi.org/10.1097/01.chi.0000196422.42599.63

Haley, J. (1985). *Direktive Familientherapie: Strategien für die Lösung von Problemen* (3. Aufl.). München: Pfeiffer.

Haley, J. (1987). *Gemeinsamer Nenner Interaktion: Strategien der Psychotherapie* (2. Aufl.). München: Pfeiffer.

Halliday-Boykins, C.A., Schoenwald, S.K. & Letourneau, E.J. (2005). Caregiver-therapist ethnic similarity predicts youth outcomes from an empirically based treatment. *Journal of Consulting and Clinical Psychology, 73* (5), 808–818. http://doi.org/10.1037/0022-006X.73.5.808

Handwerk, M.L., Larzelere, R.E., Soper, S.H. & Friman, P.C. (1999). Parent and child discrepancies in reporting severity of problem behaviors in three out-of-home settings. *Psychological Assessment, 11* (1), 14–23. http://doi.org/10.1037/1040-3590.11.1.14

Hebborn-Brass, U. (1991). *Verhaltensgestörte Kinder im Heim. Eine empirische Längsschnittuntersuchung zu Indikation und Erfolg*. Freiburg: Lambertus.

Heekerens, H.-P. (2006). Die Funktionale Familientherapie: Ein effektives klinisches Behandlungsverfahren. *Psychotherapie in Psychiatrie, Psychotherapeutischer Medizin und Klinischer Psychologie, 11* (1), 16–24.

Heinrichs, M. & Domes, G. (2008). Neuropeptides and social behaviour: effects of oxytocin and vasopressin in humans. *Progress in Brain Research, 170*, 337–350. http://doi.org/10.1016/S0079-6123(08)00428-7

Hellinckx, W. & Grietens, H. (2003). Effekte der stationären Unterbringung jugendlicher Straftäter – eine kritische Übersicht der meta-evaluierten Studien. In T. Gabriel & M. Winkler (Hrsg.), *Heimerziehung. Kontexte und Perspektiven* (S. 196–212). München: Ernst Reinhardt.

Henggeler, S.W., Clingempeel, W.G., Brondino, M.J. & Pickrel, S.G. (2002). Four-year follow-up of multisystemic therapy with substance-abusing and substance-dependent juvenile offenders. *Journal of the American Academy of Child & Adolescent Psychiatry, 41* (7), 868–874. http://doi.org/10.1097/00004583-200207000-00021

Henggeler, S.W., Halliday-Boykins, C.A., Cunningham, P.B., Randall, J., Shapiro, S.B. & Chapman, J.E. (2006). Juvenile drug court: Enhancing outcomes by integrating evidence-based treatments. *Journal of Consulting and Clinical Psychology, 74* (1), 42–54. http://doi.org/10.1037/0022-006X.74.1.42

Henggeler, S.W., Melton, G.B., Brondino, M.J., Scherer, D.G. & Hanley, J.H. (1997). Multisystemic therapy with violent and chronic juvenile offenders and their families: The role of treatment fidelity in successful dissemination. *Journal of Consulting and Clinical Psychology, 65* (5), 821–833. http://doi.org/10.1037/0022-006X.65.5.821

Henggeler, S.W., Melton, G.B. & Smith, L.A. (1992). Family preservation using multisystemic therapy: An effective alternative to incarcerating serious juvenile offenders. *Journal of Consulting and Clinical Psychology, 60* (6), 953–961. http://doi.org/10.1037/0022-006X.60.6.953

Henggeler, S.W., Pickrel, S.G., Brondino, M.J. & Crouch, J.L. (1996). Eliminating (almost) treatment dropout of substance abusing or dependent delinquents through home-based multisystemic therapy. *The American Journal of Psychiatry, 153* (3), 427–428. http://doi.org/10.1176/ajp.153.3.427

Henggeler, S.W., Rodick, J., Borduin, C.M., Hanson, C.L., Watson, S.M. & Urey, J.R. (1986). Multisystemic treatment of juvenile offenders: Effects on adolescent behavior and family interaction. *Developmental Psychology, 22* (1), 132–141. http://doi.org/10.1037/0012-1649.22.1.132

Henggeler, S.W., Schoenwald, S.K. & Borduin, C.M. (1998). *Multisystemic treatment of antisocial behaviour in children and adolescents*. New York: Guilford Press.

Henggeler, S.W., Schoenwald, S.K., Borduin, C.M., Rowland, M.D. & Cunningham, P.B. (2009). *Multisystemic therapy for antisocial behavior in children and adolescents* (2nd ed.). New York: Guilford Press.

Henggeler, S.W. & Sheidow, A.J. (2012). Empirically supported family-based treatments for conduct disorder and delinquency in adolescents. *Journal of Marital and Family Therapy, 38* (1), 30–58. http://doi.org/10.1111/j.1752-0606.2011.00244.x

Hensel, T. (2007a). EMDR (Eye Movement Desensitization and Reprocessing). In M.A. Landolt & T. Hensel (Hrsg.), *Traumatherapie bei Kindern und Jugendlichen* (S. 61–83). Göttingen: Hogrefe.

Hensel, T. (2007b). Traumazentrierte Psychotherapie (EMDR) bei Jugendlichen mit Störungen des Sozialverhaltens – das MASTR-Manual. In T. Hensel (Hrsg.), *EMDR mit Kindern und Jugendlichen. Ein Handbuch* (S. 268–298). Göttingen: Hogrefe.

Herpers, P.C., Rommelse, N.N., Bons, D.M., Buitelaar, J.K. & Scheepers, F.E. (2012). Callous-unemotional traits as a cross-disorders construct. *Social Psychiatry and Psychiatric Epidemiology, 47* (12), 2045–2064. http://doi.org/10.1007/s00127-012-0513-x

Herpertz, S.C. (2010). Neurobiologie der Borderline-Persönlichkeitsstörung. In J. Müller (Hrsg.), *Neurobiologie forensisch-relevanter Störungen. Grundlagen, Störungsbilder, Perspektiven* (S. 341–351). Stuttgart: Kohlhammer.

Herz, B. (2005). Ist Konfrontative Pädagogik der Rede wert? *Zeitschrift für Jugendkriminalrecht und Jugendhilfe, 4,* 365–374.

Hicks, B.M., Krueger, R.F., Iacono, W.G., McGue, M. & Patrick, C.J. (2004). Family transmission and heritability of externalizing disorders: a twin-family study. *Archives of General Psychiatry, 61* (9), 922–928. http://doi.org/10.1001/archpsyc.61.9.922

Hildenbrand, B. (2011). *Einführung in die Genogrammarbeit*. Heidelberg: Carl-Auer Verlag.

Hipwell, A.E., Pardini, D.A., Loeber, R., Sembower, M., Keenan, K. & Stouthamer-Loeber, M. (2007). Callous-unemotional behaviors in young girls: shared and unique effects relative to conduct problems. *Journal of Clinical Child and Adolescent Psychology, 36* (3), 293–304. http://doi.org/10.1080/15374410701444165

Hirschi, T. (2009). *Causes of delinquency*. Piscataway, NJ: Transaction Publishers.

Hölling, H., Erhart, M., Ravens-Sieberer, U. & Schlack, R. (2007). Verhaltensauffälligkeiten bei Kindern und Jugendlichen. Erste Ergebnisse aus dem Kinder- und Jugendgesundheitssurvey (KiGGS). *Bundesgesundheitsblatt – Gesundheitsforschung – Gesundheitsschutz, 50* (5–6), 784–793. http://doi.org/10.1007/s00103-007-0241-7

Hoptman, M.J. (2003). Neuroimaging studies of violence and antisocial behavior. *Journal of Psychiatric Practice, 9* (4), 265–278. http://doi.org/10.1097/00131746-200307000-00002

Hoza, B., Gerdes, A.C., Mrug, S., Hinshaw, S.P., Bukowski, W.M., Gold, J.A. et al. (2005). Peer-assessed outcomes in the multimodal treatment study of children with attention deficit hyperactivity disorder. *Journal of Clinical Child and Adolescent Psychology, 34* (1), 74–86. http://doi.org/10.1207/s15374424jccp3401_7

Hoza, B., Kaiser, N.M. & Hurt, E. (2007). Multimodal treatments for childhood attention-deficit/hyperactivity disorder: Interpreting outcomes in the context of study designs. *Clinical Child and Family Psychology Review, 10* (4), 318–334. http://doi.org/10.1007/s10567-007-0025-5

Huebner, T., Vloet, T.D., Marx, I., Konrad, K., Fink, G.R., Herpertz, S.C. & Herpertz-Dahlmann, B. (2008). Morphometric brain abnormalities in boys with conduct disorder. *Jour-*

nal of the American Academy of Child & Adolescent Psychiatry, 47 (5), 540–547. http://doi.org/10.1097/CHI.0b013e3181676545

Huey, S. J., Jr., Henggeler, S. W., Brondino, M. J. & Pickrel, S. G. (2000). Mechanisms of change in multisystemic therapy: Reducing delinquent behavior through therapist adherence and improved family and peer functioning. *Journal of Consulting and Clinical Psychology, 68* (3), 451–467. http://doi.org/10.1037/0022-006X.68.3.451

Huey, S. J., Jr., Henggeler, S. W., Rowland, M. D., Halliday-Boykins, C. A., Cunningham, P. B., Pickrel, S. G. & Edwards, J. (2004). Multisystemic therapy effects on attempted suicide by youths presenting psychiatric emergencies. *Journal of the American Academy of Child & Adolescent Psychiatry, 43* (2), 183–190. http://doi.org/10.1097/00004583-200402000-00014

In-Albon, T. (2013). *Emotionsregulation und psychische Störungen im Kindes- und Jugendalter. Grundlagen, Forschung und Behandlungsansätze*. Stuttgart: Kohlhammer.

Jaffee, S. R., Belsky, J., Harrington, H., Caspi, A. & Moffitt, T. E. (2006). When parents have a history of conduct disorder: how is the caregiving environment affected? *Journal of Abnormal Psychology, 115* (2), 309–319. http://doi.org/10.1037/0021-843X.115.2.309

Jaffee, S. R., Moffitt, T. E., Caspi, A. & Taylor, A. (2003). Life with (or without) father: The benefits of living with two biological parents depend on the father's antisocial behavior. *Child Development, 74* (1), 109–126. http://doi.org/10.1111/1467-8624.t01-1-00524

Jang, S. J. & Smith, C. A. (1997). A test of reciprocal causal relationship among parental supervision, affective ties and delinquency. *Journal of Research in Crime and Delinquency, 34,* 307–336. http://doi.org/10.1177/0022427897034003002

Javdani, S., Sadeh, N. & Verona, E. (2011). Expanding our lens: female pathways to antisocial behavior in adolescence and adulthood. *Clinical Psychology Review, 31* (8), 1324–1348. http://doi.org/10.1016/j.cpr.2011.09.002

Jehle, J.-M., Heinz, W., Sutterer, P. & in Kooperation mit dem Generalbundesanwalt beim Bundesgerichtshof. (2003). *Legalbewährung nach strafrechtlichen Sanktionen. Eine kommentierte Rückfallstatistik*. Mönchengladbach: Forum-Verlag Godesberg.

Johnson, J. G., Cohen, P., Smailes, E. M., Kasen, S. & Brook, J. S. (2002). Television viewing and aggressive behavior during adolescence and adulthood. *Science, 295* (5564), 2468–2471. http://doi.org/10.1126/science.1062929

Kahn, R. E., Frick, P. J., Youngstrom, E., Findling, R. L. & Youngstrom, J. K. (2012). The effects of including a callous-unemotional specifier for the diagnosis of conduct disorder. *Journal of Child Psychology and Psychiatry, 53* (3), 271–282. http://doi.org/10.1111/j.1469-7610.2011.02463.x

Kalland, M., Sinkkonen, J., Gissler, M., Merilainen, J. & Siimes, M. A. (2006). Maternal smoking behavior, background and neonatal health in Finnish children subsequently placed in foster care. *Child Abuse & Neglect, 30* (9), 1037–1047. http://doi.org/10.1016/j.chiabu.2006.03.005

Kanfer, F. H., Reinecker, H. & Schmelzer, D. (2012). *Selbstmanagement-Therapie* (5. Aufl.). Heidelberg: Springer. http://doi.org/10.1007/978-3-642-19366-8

Kazdin, A. E. (2000a). Developing a research agenda for child and adolescent psychotherapy. *Archives of General Psychiatry, 57* (9), 829–835. http://doi.org/10.1001/archpsyc.57.9.829

Kazdin, A. E. (2000b). Treatments for aggressive and antisocial children. *Child and Adolescent Psychiatric Clinics of North America, 9* (4), 841–858.

Kazdin, A. E. (2011). Evidence-based treatment research: Advances, limitations, and next steps. *American Psychologist, 66* (8), 685–698. http://doi.org/10.1037/a0024975

Kazdin, A. E. & Mazurick, J. L. (1994). Dropping out of child psychotherapy: Distinguishing early and late dropouts over the course of treatment. *Journal of Consulting and Clinical Psychology, 62* (5), 1069–1074. http://doi.org/10.1037//0022-006x.62.5.1069

Keenan, K., Wroblewski, K., Hipwell, A., Loeber, R. & Stouthamer-Loeber, M. (2010). Age of onset, symptom threshold, and expansion of the nosology of conduct disorder for girls. *Journal of Abnormal Psychology, 119* (4), 689–698. http://doi.org/10.1037/a0019346

Keller, F. S. & Schoenfeld, W. N. (1950). *Principles of psychology: A systematic text in the science of behavior*. New York: Appelton-Century-Crofts. http://doi.org/10.1037/11293-000

Kerr, D. C., Leve, L. D. & Chamberlain, P. (2009). Pregnancy rates among juvenile justice girls in two randomized controlled trials of multidimensional treatment foster care. *Journal of Consulting and Clinical Psychology, 77* (3), 588–593. http://doi.org/10.1037/a0015289

Kim-Cohen, J., Caspi, A., Moffitt, T. E., Harrington, H., Milne, B. J. & Poulton, R. (2003). Prior juvenile diagnoses in adults with mental disorder: developmental follow-back of a prospective-longitudinal cohort. *Archives of General Psychiatry, 60* (7), 709–717. http://doi.org/10.1001/archpsyc.60.7.709

Klein, N. C., Alexander, J. F. & Parsons, B. V. (1977). Impact of family systems intervention on recidivism and sibling delinquency: a model of primary prevention and program evaluation. *Journal of Consulting and Clinical Psychology, 45* (3), 469–474. http://doi.org/10.1037/0022-006X.45.3.469

Klein, R. G., Abikoff, H., Klass, E., Ganeles, D., Seese, L. M. & Pollack, S. (1997). Clinical efficacy of methylphenidate in conduct disorder with and without attention deficit hyperactivity disorder. *Archives of General Psychiatry, 54* (12), 1073–1080. http://doi.org/10.1001/archpsyc.1997.01830240023003

Klengel, T., Mehta, D., Anacker, C., Rex-Haffner, M., Pruessner, J. C., Pariante, C. M. et al. (2013). Allele-specific FKBP5 DNA demethylation mediates gene-childhood trauma interactions. *Nature Neuroscience, 16* (1), 33–44. http://doi.org/10.1038/nn.3275

Klietz, S. J., Borduin, C. M. & Schaeffer, C. M. (2010). Cost-benefit analysis of multisystemic therapy with serious and violent juvenile offenders. *Journal of Family Psychology, 24* (5), 657–666. http://doi.org/10.1037/a0020838

Knollmann, M., Al-Mouhtasseb, K. & Hebebrand, J. (2009). Schulverweigerung und psychische Störungen: Merkmale von schulverweigernden Kindern und Jugendlichen und ihren Familien einer kinder- und jugendpsychiatrischen „Schulverweigererambulanz". *Praxis der Kinderpsychologie und Kinderpsychiatrie, 58* (6), 434–449. http://doi.org/10.13109/prkk.2009.58.6.434

Knollmann, M., Knoll, S., Reissner, V., Metzelaars, J. & Hebebrand, J. (2010). Schulvermeidendes Verhalten aus kinder- und jugendpsychiatrischer Sicht: Erscheinungsbild, Entstehungsbedingungen, Verlauf und Therapie. *Deutsches Ärzteblatt, 107* (4), 43–49. doi: 10.3238/arztebl.2010.0043

Koglin, U. & Petermann, F. (2008). Inkonsistentes Erziehungsverhalten. *Zeitschrift für Psychiatrie, Psychologie und Psychotherapie, 56* (4), 285–291. http://doi.org/10.1024/1661-4747.56.4.285

Koglin, U. & Petermann, F. (2007). Psychopathie im Kindesalter. *Kindheit und Entwicklung, 16* (4), 260–266. http://doi.org/10.1026/0942-5403.16.4.260

Kölch, M., Schmid, M., Rehmann, P. & Allroggen, M. (2012). Entwicklungspsychologische Aspekte von Delinquenz: Empathie und pro- und reaktive Aggression im Kindes- und Jugendalter. *Forensische Psychiatrie und Psychologie und Kriminologie, 6,* 158–165. http://doi.org/10.1007/s11757-012-0169-0

Konijn, E. A., Bijvank, M. N. & Bushman, B. J. (2007). I wish I were a warrior: the role of wishful identification in the effects of violent video games on aggression in adolescent

boys. *Developmental Psychology, 43* (4), 1038–1044. http://doi.org/10.1037/0012-1649.43.4.1038
Kroneman, L. M., Hipwell, A. E., Loeber, R., Koot, H. M. & Pardini, D. A. (2011). Contextual risk factors as predictors of disruptive behavior disorder trajectories in girls: the moderating effect of callous-unemotional features. *Journal of Child Psychology and Psychiatry, and allied disciplines, 52* (2), 167–175. http://doi.org/10.1111/j.1469-7610.2010.02300.x
Kunczik, M. & Zipfel, S. (2004). *Medien und Gewalt. Befunde der Forschung seit 1998.* Berlin: Bundesministerium für Familie, Senioren, Frauen und Jugend.
Kuschel, A., Lübke, A., Koppe, E., Miller, Y., Hahlweg, K. & Sanders, M. R. (2004). Häufigkeit psychischer Auffälligkeiten und Begleitsymptome bei drei- bis sechsjährigen Kindern: Ergebnisse der Braunschweiger Kindergartenstudie. *Zeitschrift für Kinder- und Jugendpsychiatrie und Psychotherapie, 32* (2), 97–106. http://doi.org/10.1024/1422-4917.32.2.97
Lahey, B. B. & Waldman, I. D. (2012). Annual research review: phenotypic and causal structure of conduct disorder in the broader context of prevalent forms of psychopathology. *Journal of Child Psychology & Psychiatry, 53* (5), 536–557. http://doi.org/10.1111/j.1469-7610.2011.02509.x
Larson, K., Russ, S. A., Crall, J. J. & Halfon, N. (2008). Influence of multiple social risks on children's health. *Pediatrics, 121* (2), 337–344. http://doi.org/10.1542/peds.2007-0447
Latimer, K., Wilson, P., Kemp, J., Thompson, L., Sim, F., Gillberg, C. & Minnis, H. (2012). Disruptive behaviour disorders: a systematic review of environmental antenatal and early years risk factors. *Child: Care, Health and Development, 38* (5), 611–628.
Laucht, M., Esser, G. & Schmidt, M. H. (1999). Was wird aus Risikokindern? Ergebnisse der Mannheimer Längsschnittstudie im Überblick. In G. Opp (Hrsg.), *Was Kinder stärkt: Erziehung zwischen Risiko und Resilienz* (S. 71–93). München: Ernst Reinhardt.
Laucht, M. & Schmidt, M. H. (2004). Mütterliches Rauchen in der Schwangerschaft: Risikofaktor für eine ADHS des Kindes? *Zeitschrift für Kinder- und Jugendpsychiatrie und Psychotherapie, 32* (3), 177–185. http://doi.org/10.1024/1422-4917.32.3.177
Lazarus, A. A. (2000). *Multimodale Kurztherapie*. Stuttgart: Klett-Cotta.
Lecendreux, M., Konofal, E. & Faraone, S. V. (2011). Prevalence of attention deficit hyperactivity disorder and associated features among children in France. *Journal of Attention Disorders, 15* (6), 516–524. http://doi.org/10.1177/1087054710372491
Leenarts, L. E., Diehle, J., Doreleijers, T. A., Jansma, E. P. & Lindauer, R. J. (2013). Evidence-based treatments for children with trauma-related psychopathology as a result of childhood maltreatment: a systematic review. *European Child & Adolescence Psychiatry, 22* (5), 269–283. http://doi.org/10.1007/s00787-012-0367-5
Leung, P. W., Hung, S. F., Ho, T. P., Lee, C. C., Liu, W. S., Tang, C. P. & Kwong, S. L. (2008). Prevalence of DSM-IV disorders in Chinese adolescents and the effects of an impairment criterion: a pilot community study in Hong Kong. *European Child & Adolescent Psychiatry, 17* (7), 452–461. http://doi.org/10.1007/s00787-008-0687-7
Levene, K. S., Walsh, M. M., Augimeri, L. K. & Pepler, D. J. (2004). Linking identification and treatment of early risk factors for female delinquency. In M. M. Moretti, C. L. Odgers & M. A. Jackson (Eds.), *Girls and aggression: Contributing factors and intervention principles* (pp. 147–163). New York: Kluwer Academic/Plenum Publishers.
Linehan, M. M. (1993). *Cognitive-behavioral treatment of borderline personality disorder.* New York: Guilford Press.
Littell, J. H., Campbell, M., Green, S. & Toews, B. (2005). Multisystemic Therapy for social, emotional, and behavioral problems in youth aged 10–17. *Cochrane Database of Systematic Reviews*, 4. http://doi.org/10.1002/14651858.CD004797.pub4

Loeber, R., Burke, J. D. & Lahey, B. B. (2002). What are adolescent antecedents to antisocial personality disorder? *Criminal Behaviour and Mental Health, 12* (1), 24–36. http://doi.org/10.1002/cbm.484

Loeber, R., Farrington, D. P., Stouthamer-Loeber, M., Moffitt, T. E., Caspi, A. & Lynam, D. (2001). Male mental health problems, psychopathy, and personality traits: key findings from the first 14 years of the Pittsburgh Youth Study. *Clinical Child and Family Psychology Review, 4* (4), 273–297. http://doi.org/10.1023/A:1013574903810

Loeber, R., Stouthamer-Loeber, M. & White, H. R. (1999). Developmental aspects of delinquency and internalizing problems and their association with persistent juvenile substance use between ages 7 and 18. *Journal of Clinical Child Psychology, 28* (3), 322–332. http://doi.org/10.1207/S15374424jccp280304

Lorber, M. F. (2004). Psychophysiology of aggression, psychopathy, and conduct problems: a meta-analysis. *Psychological Bulletin, 130* (4), 531–552. http://doi.org/10.1037/0033-2909.130.4.531

Lösel, F. (2005). Jugenddelinquenz. In P. Schlottke, S. Schneider, R. K. Silbereisen & G. W. Lauth (Hrsg.), *Störungen im Kindes- und Jugendalter – Verhaltensauffälligkeiten.* (Enzyklopädie der Psychologie, Klinische Psychologie, Bd. 6, S. 605–653). Göttingen: Hogrefe.

Lösel, F. & Bender, D. S. (2003). Protective factors and resilience. In D. P. Farrington & J. Coid (Eds.), *Prevention of adult antisocial behaviour* (pp. 130–204). Cambrigde: Cambridge University Press.

Lundahl, B., Risser, H. J. & Lovejoy, M. C. (2006). A meta-analysis of parent training: Moderators and follow-up effects. *Clinical Psychology Review, 26* (1), 86–104. http://doi.org/10.1016/j.cpr.2005.07.004

Lykken, D. T. (1957). A study of anxiety in the sociopathic personality. *Journal of Abnormal Psychology, 55* (1), 6–10. http://doi.org/10.1037/h0047232

Lynam, D. R., Caspi, A., Moffitt, T. E., Loeber, R. & Stouthamer-Loeber, M. (2007). Longitudinal evidence that psychopathy scores in early adolescence predict adult psychopathy. *Journal of Abnormal Child Psychology, 116* (1), 155–165. http://doi.org/10.1037/0021-843X.116.1.155

Macsenaere, M. & Esser, K. (2012). *Was wirkt in der Erziehungshilfe? Wirkfaktoren in Heimerziehung und anderen Hilfearten.* München: Ernst Reinhardt.

Macsenaere, M. & Knab, E. (2004). *Evaluationsstudie erzieherischer Hilfen (EVAS). Eine Einführung.* Freiburg: Lambertus.

Macsenaere, M. & Schittler, O. (2011). Geschlossene Unterbringung: Risiko oder Chance? *unsere jugend, 63* (1), 26–35. http://doi.org/10.2378/uj2011.art04d

Mahoney, K., Ford, J. D., Ko, S. J. & Siegfried, C. B. (2004). *Trauma-focused interventions for youth in the juvenile justice system.* Los Angeles, CA: National Child Traumatic Stress Network (NCTSN).

Mannuzza, S., Klein, R. G. & Moulton, J. L., III. (2008). Lifetime criminality among boys with attention deficit hyperactivity disorder: a prospective follow-up study into adulthood using official arrest records. *Psychiatry Research, 160* (3), 237–246. http://doi.org/10.1016/j.psychres.2007.11.003

Maughan, B., Rowe, R., Messer, J., Goodman, R. & Meltzer, H. (2004). Conduct disorder and oppositional defiant disorder in a national sample: Developmental epidemiology. *Journal of Child Psychology and Psychiatry, and allied disciplines, 45* (3), 609–621. http://doi.org/10.1111/j.1469-7610.2004.00250.x

Matthys, W. & Lochman, J. E. (2011). *Oppositional defiant disorder and conduct disorder in children.* New York: Wiley-Blackwell.

Matthys, W. C. H. J. & van de Glind, G. (2013). *Richtlijn oppositioneel-opstandige stoornis (ODD) en gedragsstoornis (CD) bij kinderen en jongeren* [Leitlinie Störung mit Oppositionellem Trotzverhalten (ODD) und Störung des Sozialverhaltens (CD) bei Kindern und Jugendlichen]. Utrecht: De Tijdstroom.

McCann, R. A., Ball, E. M. & Ivanoff, A. (2000). DBT with an inpatient forensic population: The CMHIP forensic model. *Cognitive and Behavioral Practice, 7* (4), 447–456. http://doi.org/10.1016/S1077-7229(00)80056-5

McGee, R., Wolfe, D. & Olson, J. (2001). Multiple maltreatment, attribution of blame, and adjustment among adolescents. *Development and Psychopathology, 13* (4), 827–846.

McGoldrick, M., Gerson, R. & Petry, S. (2009). *Genogramme in der Familienberatung* (3., vollst. überarb. u. erw. Aufl.). Bern: Huber.

McMahon, R. J., Witkiewitz, K. & Kotler, J. (2010). Predictive validity of callous-unemotional traits measured in early adolescence with respect to multiple antisocial outcomes. *Journal of Abnormal Psychology, 119* (4), 752–763. http://doi.org/10.1037/a0020796

Melchior, M., Moffitt, T. E., Milne, B. J., Poulton, R. & Caspi, A. (2007). Why do children from socioeconomically disadvantaged families suffer from poor health when they reach adulthood? A life-course study. *American Journal of Epidemiology, 166* (8), 966–974. http://doi.org/10.1093/aje/kwm155

Meltzer, H., Corbin, T., Gatward, R., Goodman, R. & Ford, T. (2003). *The mental health of young people looked after by local authorities in England: summary report.* London: Stationery Office.

Merikangas, K. R., He, J. P., Burstein, M., Swanson, S. A., Avenevoli, S., Cui, L. et al. (2010). Lifetime prevalence of mental disorders in U. S. adolescents: results from the National Comorbidity Survey Replication – Adolescent Supplement (NCS-A). *Journal of the American Academy of Child and Adolescent Psychiatry, 49* (10), 980–989.

Minuchin, S. (1967). *Families of the slums.* New York: Basic Books.

Minuchin, S. (1997). *Familie und Familientherapie. Theorie und Praxis der strukturellen Familientherapie* (10. Aufl.). Freiburg: Lambertus.

Moffitt, T. E. (2005a). Genetic and environmental influences on antisocial behaviors: evidence from behavioral-genetic research. *Advances in Genetics, 55,* 41–104.

Moffitt, T. E. (2005b). The new look of behavioral genetics in developmental psychopathology: gene-environment interplay in antisocial behaviors. *Psychological Bulletin, 131* (4), 533–554. http://doi.org/10.1037/0033-2909.131.4.533

Moffitt, T. E. (2006). Life-course persistent versus adolescence-limited antisocial behavior. In C. Cicchetti & D. J. Cohen (Eds.), *Risk, disorder, and adaption* (Developmental psychopathology, Vol. 3, 2nd ed., pp. 570–598). New York: Wiley.

Moffitt, T. E., Arseneault, L., Jaffee, S. R., Kim-Cohen, J., Koenen, K. C., Odgers, C. L. et al. (2008). Research review. DSM-V conduct disorder: research needs for an evidence base. *Journal of Child Psychology and Psychiatry, and allied disciplines, 49* (1), 3–33. http://doi.org/10.1111/j.1469-7610.2007.01823.x

Moffitt, T. E., Caspi, A., Dickson, N., Silva, P. & Stanton, W. (1996). Childhood-onset versus adolescent-onset antisocial conduct problems in males: Natural history from ages 3 to 18 years. *Development and Psychopathology, 8* (2), 399–424. http://doi.org/10.1017/S0954579400007161

Moffitt, T. E. & the Klaus-Grawe 2012 Think Tank. (2013). Childhood exposure to violence and lifelong health: clinical intervention science and stress-biology research join forces. *Development and Psychopathology, 25* (4 Pt 2), 1619–1634. http://doi.org/10.1017/S0954579413000801

Moore, T.M., Scarpa, A. & Raine, A. (2002). A meta-analysis of serotonin metabolite 5-HIAA and antisocial behavior. *Aggressive Behavior, 28* (4), 299–316. http://doi.org/10.1002/ab.90027

Mount, J., Lister, A. & Bennun, I. (2004). Identifying the mental health needs of looked after young people. *Clinical Child Psychology and Psychiatry, 9* (3), 363–382. http://doi.org/10.1177/1359104504043919

MST Services (o.J.). *Proven results. MST – The treatment proven to decrease crime, violence and substance abuse.* Verfügbar unter http://mstservices.com/proven-results/ (Zugriff am 04.02.2015)

MST Services (2014). *Multisystemic Therapy (MST) Adaptations. Pilot studies to large-scale dissemintation.* Mount Pleasant, SC: MST Services. (verfügbar unter www.mst-services.com)

Müller, D. & Rossi, D. (2009). *Rückfall nach Massnahmenvollzug. Eine Studie zur Rückfälligkeit von jungen Erwachsenen aus den Massnahmenzentren Arxhof und Uitikon.* Zugriff am 27.08.2014. Verfügbar unter http://www.baselland.ch/fileadmin/baselland/files/docs/jpd/arxhof/rueckfallstudie.pdf

Murray-Close, D. & Crick, N.R. (2007). Gender differences in the association between cardiovascular reactivity and aggressive conduct. *International Journal of Psychophysiology, 65* (2), 103–113. http://doi.org/10.1016/j.ijpsycho.2007.03.011

Murray-Close, D., Han, G., Cicchetti, D., Crick, N.R. & Rogosch, F.A. (2008). Neuroendocrine regulation and physical and relational aggression: the moderating roles of child maltreatment and gender. *Developmental Psychology, 44* (4), 1160–1176. http://doi.org/10.1037/a0012564

Närhi, V., Lehto-Salo, P., Ahonen, T. & Marttunen, M. (2010). Neuropsychological subgroups of adolescents with conduct disorder. *Scandinavian Journal of Psychology, 51* (3), 278–284. http://doi.org/10.1111/j.1467-9450.2009.00767.x

National Institute for Health and Care Excellence (NICE). (2012). *Nice Guidelines (2012).* Zugriff am 27.08.2014. Verfügbar unter http://www.nice.org.uk/Search.do?searchText=Conduct+Disorder&newsearch=true&x=0&y=0

Nedopil, N. (2012). Behandlung psychisch kranker Straftäter. In F. Schneider (Hrsg.), *Positionen der Psychiatrie* (S. 57–64). Berlin: Springer.

Nelson-Gray, R.O., Keane, S.P., Hurst, R.M., Mitchell, J.T., Warburton, J.B., Chok, J.T. & Cobb, A.R. (2006). A modified DBT skills training program for oppositional defiant adolescents: Promising preliminary findings. *Behaviour Research and Therapy, 44* (12), 1811–1820. http://doi.org/10.1016/j.brat.2006.01.004

Nickolai, W. & Reindl, R. (2001). *Sozialer Ausschluss durch Einschluss: Strafvollzug und Straffälligenhilfe zwischen Restriktion und Resozialisierung.* Freiburg: Lambertus-Verlag.

Nitkowski, D., Petermann, F., Büttner, P., Krause-Leipoldt, C. & Petermann, U. (2009). Behaviour modification of aggressive children in Child Welfare. *Behaviour Modification, 33,* 474–492. http://doi.org/10.1177/0145445509336700

Nock, M.K., Kazdin, A.E., Hiripi, E. & Kessler, R.C. (2007). Lifetime prevalence, correlates, and persistence of oppositional defiant disorder: Results from the National Comorbidity Survey Replication. *Journal of Child Psychology and Psychiatry, and allied disciplines, 48* (7), 703–713. http://doi.org/10.1111/j.1469-7610.2007.01733.x

O'Connor, B.C., Fabiano, G.A., Waschbusch, D.A., Belin, P.J., Gnagy, E.M., Pelham, W.E. et al. (2014). Effects of a summer treatment program on functional sports outcomes in young children with ADHD. *Journal of Abnormal Child Psychology, 42* (6),1005–1017. http://doi.org/10.1007/s10802-013-9830-0

Odgers, C.L., Caspi, A., Broadbent, J.M., Dickson, N., Hancox, R.J., Harrington, H. et al. (2007a). Prediction of differential adult health burden by conduct problem subtypes in males. *Archives of General Psychiatry, 64* (4), 476–484. http://doi.org/10.1001/archpsyc.64.4.476

Odgers, C.L., Milne, B.J., Caspi, A., Crump, R., Poulton, R. & Moffitt, T.E. (2007b). Predicting prognosis for the conduct-problem boy: can family history help? *Journal of the American Academy of Child & Adolescent Psychiatry, 46* (10), 1240–1249. http://doi.org/10.1097/chi.0b013e31813c6c8d

Odgers, C.L., Moffitt, T.E., Broadbent, J.M., Dickson, N., Hancox, R.J., Harrington, H. et al. (2008). Female and male antisocial trajectories: from childhood origins to adult outcomes. *Development and Psychopathology, 20* (2), 673–716. http://doi.org/10.1017/S0954579408000333

Oermann, A., Brück, R. & Bohus, M. (2008). Die Übertragung der Dialektisch-Behavioralen Therapie auf die Behandlung der Antisozialen Persönlichkeitsstörung in der Forensik (DBT-F). In F. Schmidt-Quernheim & T. Hax-Schoppenhorst (Hrsg.), *Professionelle forensische Psychiatrie. Behandlung und Rehabilitation im Massregelvollzug* (S. 201–215). Bern: Huber.

Ogden, T. & Hagen, K.A. (2006). Multisystemic treatment of serious behaviour problems in youth: Sustainability of effectiveness two years after intake. *Child and Adolescent Mental Health, 11* (3), 142–149. http://doi.org/10.1111/j.1475-3588.2006.00396.x

Ogden, T., Hagen, K.A. & Anderson, O. (2007). Sustainability of the effectiveness of a programme of multisystemic treatment (MST) across participant groups in the second year of operation. *Journal of Children's Services, 2* (3), 4–14. http://doi.org/10.1108/17466660200700022

Ogden, T. & Halliday-Boykins, C.A. (2004). Multisystemic treatment of antisocial adolescents in Norway: Replication of clinical outcomes outside of the US. *Child and Adolescent Mental Health, 9* (2), 77–83. http://doi.org/10.1111/j.1475-3588.2004.00085.x

Ohlemacher, T., Sögding, D., Höyinck, T., Ethé, N. & Welte, G. (2001). *Anti-Aggressions-Training und Legalbewährung – Versuch einer Evaluation* (KFN-Forschungsbericht Nr. 83). Hannover: Kriminologisches Forschungsinstitut Niedersachsen e.V.

Olsson, M., Hansson, K. & Cederblad, M. (2006). A long-term follow-up of conduct disorder adolescents into adulthood. *Nordic Journal of Psychiatry, 60* (6), 469–479. http://doi.org/10.1080/08039480601022041

O'Neill, R.E., Horner, R.H., Albin, R.W., Sprague, J.R., Storey, K. & Newton, J. (1997). *Functional assessment and program development for problem behavior: A practical handbook.* Pacific Grove, CA: Brooks/Cole Publishing Company.

Opp, G. & Unger, N. (2006). *Kinder stärken Kinder. Positive Peer Culture in der Praxis.* Hamburg: körber edition.

Ortiz, J. & Raine, A. (2004). Heart rate level and antisocial behavior in children and adolescents: a meta-analysis. *Journal of the American Academy of Child & Adolescent Psychiatry, 43* (2), 154–162. http://doi.org/10.1097/00004583-200402000-00010

Overbeek, G., Vollebergh, W., Meeus, W., Engels, R. & Luijpers, E. (2001). Course, co-occurrence, and longitudinal associations of emotional disturbance and delinquency from adolescence to young adulthood: A six-year three-wave study. *Journal of Youth and Adolescence, 30* (4), 401–426. http://doi.org/10.1023/A:1010441131941

Pajer, K., Chung, J., Leininger, L., Wang, W., Gardner, W. & Yeates, K. (2008). Neuropsychological function in adolescent girls with conduct disorder. *Journal of the American Academy of Child & Adolescent Psychiatry, 47* (4), 416–425. http://doi.org/10.1097/CHI.0b013e3181640828

Pardini, D. & Frick, P. J. (2013). Multiple developmental pathways to conduct disorder: current conceptualizations and clinical implications. *Journal of the Canadian Academy of Child and Adolescent Psychiatry, 22* (1), 20–25.

Pardini, D., Stepp, S., Hipwell, A., Stouthamer-Loeber, M. & Loeber, R. (2012). The clinical utility of the proposed DSM-5 callous-unemotional subtype of conduct disorder in young girls. *Journal of the American Academy of Child and Adolescent Psychiatry, 51* (1), 62–73. http://doi.org/10.1016/j.jaac.2011.10.005

Parsons, B. V. & Alexander, J. F. (1973). Short-term family intervention: A therapy outcome study. *Journal of Consulting and Clinical Psychology, 41* (2), 195–201. http://doi.org/10.1037/h0035181

Patterson, G. R. (1982). *Coercive family process*. Eugene, OR: Castalia.

Pears, K. C. & Capaldi, D. M. (2001). Intergenerational transmission of abuse: a two-generational prospective study of an at-risk sample. *Child Abuse & Neglect, 25* (11), 1439–1461. http://doi.org/10.1016/S0145-2134(01)00286-1

Pedersen, W. & Mastekaasa, A. (2011). Conduct disorder symptoms and subsequent pregnancy, child-birth and abortion: a population-based longitudinal study of adolescents. *Journal of Adolescence, 34* (5), 1025–1033. http://doi.org/10.1016/j.adolescence.2010.11.005

Pelham, W. E., Jr. & Hoza, B. (1996). Intensive treatment: A summer treatment program for children with ADHD. *Psychosocial treatments for child and adolescent disorders: Empirically based strategies for clinical practice* (pp. 311–340). Washington, DC: American Psychological Association.

Pelham, W. E., Hoza, B., Pillow, D. R., Gnagy, E. M., Kipp, H. L., Greiner, A. R. et al. (2002). Effects of methylphenidate and expectancy on children with ADHD: behavior, academic performance, and attributions in a summer treatment program and regular classroom settings. *Journal of Consulting and Clinical Psychology, 70* (2), 320–335. http://doi.org/10.1037/0022-006X.70.2.320

Pérez, T. & Schmid, M. (2012). *Multisystemische Therapie Kinderschutz Thurgau. Projektbericht Januar 2011 bis August 2012.* Unveröffentlichter Bericht.

Pérez, T. & Schmid, M. (2013). *Multisystemische Therapie Aargau. Projektbericht März 2012 bis Februar 2013.* Unveröffentlichter Bericht.

Petermann, F. & Lehmkuhl, G. (2011). ADHS und Störung des Sozialverhaltens. Trends im deutschsprachigen Raum. *Zeitschrift für Kinder- und Jugendpsychiatrie und Psychotherapie, 39* (6), 421–426. http://doi.org/10.1024/1422-4917/a000141

Petermann, U., Nitkowski, D., Polchow, D., Pätel, J., Roos, S., Kanz, F. J. & Petermann, F. (2007). Langfristige Effekte des Trainings mit aggressiven Kindern. *Kindheit und Entwicklung, 16,* 143–151. http://doi.org/10.1026/0942-5403.16.3.143

Petermann, F. & Petermann, U. (Hrsg.). (2011). *Wechsler Intelligence Scale for Children – Fourth Edition (WISC-IV). Deutschsprachige Adpatation nach D. Wechsler*. Frankfurt am Main: Pearson Assessment.

Petermann, U. & Petermann, F. (2012). *Training mit aggressiven Kindern* (13., veränd. Aufl.). Weinheim: Beltz.

Petermann, U. & Petermann, F. (2013). Störungen des Sozialverhaltens. In F. Petermann (Hrsg.), *Lehrbuch der Klinischen Kinderpsychologie* (7. Aufl., S. 291–317). Göttingen: Hogrefe.

Pisecco, S., Wristers, K., Swank, P., Silva, P. A. & Baker, D. B. (2001). The effect of academic self-concept on ADHD and antisocial behaviors in early adolescence. *Journal of Learning Disabilities, 34* (5), 450–461. http://doi.org/10.1177/002221940103400506

Pollak, S.D. & Tolley-Schell, S. (2003). Selective attention to facial emotion in physically abused children. *Journal of Abnormal Psychology, 112* (3), 323–338. http://doi.org/10.1037/0021-843X.112.3.323

Posthumus, J.A., Raaijmakers, M.A., Maassen, G.H., van Engeland, H. & Matthys, W. (2012). Sustained effects of Incredible Years as a preventive intervention in preschool children with conduct problems. *Journal of Abnormal Child Psychology, 40* (4), 487–500. http://doi.org/10.1007/s10802-011-9580-9

Price, J.M., Chamberlain, P., Landsverk, J., Reid, J.B., Leve, L.D. & Laurent, H. (2008). Effects of a foster parent training intervention on placement changes of children in foster care. *Child Maltreatment, 13* (1), 64–75. http://doi.org/10.1177/1077559507310612

Prior, M. (2012). *Beratung und Therapie optimal vorbereiten. Informationen und Interventionen vor dem ersten Gespräch* (5. Aufl.). Heidelberg: Carl Auer.

Quinn, A. & Shera, W. (2009). Evidence-based practice in group work with incarcerated youth. *International Journal of Law and Psychiatry, 32* (5), 288–293. http://doi.org/10.1016/j.ijlp.2009.06.002

Raine, A. (2002a). Annotation: the role of prefrontal deficits, low autonomic arousal, and early health factors in the development of antisocial and aggressive behavior in children. *Journal of Child Psychology and Psychiatry, and allied disciplines, 43* (4), 417–434. http://doi.org/10.1111/1469-7610.00034

Raine, A. (2002b). Biosocial studies of antisocial and violent behavior in children and adults: a review. *Journal of Abnormal Child Psychology, 30* (4), 311–326. http://doi.org/10.1023/A:1015754122318

Raine, A., Venables, P.H. & Williams, M. (1990). Relationships between central and autonomic measures of arousal at age 15 years and criminality at age 24 years. *Archives of General Psychiatry, 47* (11), 1003–1007. http://doi.org/10.1001/archpsyc.1990.01810230019003

Raine, A., Venables, P.H. & Williams, M. (1995). High autonomic arousal and electrodermal orienting at age 15 years as protective factors against criminal behavior at age 29 years. *American Journal of Psychiatry, 152* (11), 1595–1600. http://doi.org/10.1176/ajp.152.11.1595

Rau, T.A.D. (2006). *Katamnestische Untersuchung zur Wirksamkeit des Anti-Aggressivitäts-Trainings bei straffälligen Jugendlichen und jungen Erwachsenen. Evaluation einer sozialpädagogischen Intervention.* Dissertation, Universität Ulm. Zugriff am 27.08.2014. Verfügbar unter http://vts.uni-ulm.de/docs/2006/5661/vts_5661_7467.pdf

Redl, F. (1971). *Erziehung schwieriger Kinder.* München: Piper.

Rehberg, W., Fürstenau, U. & Rhiner, B. (2011). Multisystemische Therapie (MST) für Jugendliche mit schweren Störungen des Sozialverhaltens. *Zeitschrift für Kinder- und Jugendpsychiatrie und Psychotherapie, 39* (1), 41–45. http://doi.org/10.1024/1422-4917/a000082

Remschmidt, H., Schmidt, M.H. & Poustka, F. (2012). *Multiaxiales Klassifikationsschema für psychische Störungen des Kindes- und Jugendalters nach ICD-10 der WHO* (5. Aufl.). Bern: Huber.

Remschmidt, H. & Walter, R. (2009). Die Bedeutung psychosozialer Risikofaktoren für die Entwicklung der Delinquenz. *Monatsschrift für Kriminologie und Strafrechtsreform, 92,* 187–205.

Rhiner, B., Graf, T., Dammann, G. & Fürstenau, U. (2011). Multisystemische Therapie (MST) für Jugendliche mit schweren Störungen des Sozialverhaltens. *Zeitschrift für Kinder-*

und Jugendpsychiatrie und Psychotherapie, 39 (1), 33–39. http://doi.org/10.1024/1422-4917/a000081

Rhiner, B., Schmid, M. & Fürstenau, U. (2012). MST CAN – Multisystemische Therapie Child Abuse and Neglect. Ein evidenzbasiertes Therapieverfahren im Bereich Kinderschutz. *Zeitschrift Kindesmisshandlung und Vernachlässigung, 15* (2), 112–125. http://doi.org/10.13109/kind.2012.15.2.112

Robertson, L. A., McAnally, H. M. & Hancox, R. J. (2013). Childhood and adolescent television viewing and antisocial behavior in early adulthood. *Pediatrics, 131* (3), 439–446. http://doi.org/10.1542/peds.2012-1582

Roos, K. & Petermann, F. (2006). Kosten-Nutzen-Analyse der Heimerziehung. *Kindheit und Entwicklung, 15* (1), 45–54. http://doi.org/10.1026/0942-5403.15.1.45

Rösler, M., Retz, W., Retz-Junginger, P., Thome, J., Supprian, T., Nissen, T. et al. (2004). Instrumente zur Diagnostik der Aufmerksamkeitsdefizit-/Hyperaktivitätsstörung (ADHS) im Erwachsenenalter. Selbstbeurteilungsskala (ADHS-SB) und Diagnosecheckliste (ADHS-DC). *Der Nervenarzt, 75* (9), 888–895. http://doi.org/10.1007/s00115-003-1622-2

Rotthaus, W. (1986). Der systemische Berater oder Therapeut im Spannungsfeld zwischen Familie und anderen beratenden Institutionen. In K. Gerlicher, J. Jungmann & J. Schweitzer (Hrsg.), *Dissozialität und Familie. Zur Kooperation von Jugendhilfe und Jugendpsychiatrie unter familientherapeutischer Sichtweise* (Therapie in der Kinder- und Jugendpsychiatrie, Bd. 4, S. 11–21). Dortmund: Verlag Modernes Lernen.

Rowe, R., Maughan, B., Costello, E. J. & Angold, A. (2005). Defining oppositional defiant disorder. *Journal of Child Psychology and Psychiatry, and allied disciplines, 46* (12), 1309–1316. http://doi.org/10.1111/j.1469-7610.2005.01420.x

Rowe, R., Maughan, B., Worthman, C. M., Costello, E. J. & Angold, A. (2004). Testosterone, antisocial behavior, and social dominance in boys: pubertal development and biosocial interaction. *Biological Psychiatry, 55* (5), 546–552. http://doi.org/10.1016/j.biopsych.2003.10.010

Rowland, M. D., Halliday-Boykins, C. A., Henggeler, S. W., Cunningham, P. B., Lee, T. G., Kruesi, M. J. & Shapiro, S. B. (2005). A randomized trial of multisystemic therapy with Hawaii's Felix Class youths. *Journal of Emotional and Behavioral Disorders, 13* (1), 13–23. http://doi.org/10.1177/10634266050130010201

Rücker, S., Büttner, P., Petermann, U. & Petermann, F. (2013). Erziehungskompetenz von Eltern mit Kindern in Jugendhilfe-Maßnahmen: Einfluss ausgewählter Risiken. *Zeitschrift für Kinder- und Jugendpsychiatrie und Psychotherapie, 41* (4), 237–245. http://doi.org/10.1024/1422-4917//a000238

Rücker, S., Petermann, U., Büttner, P. & Petermann, F. (2010). Differenzielle Wirksamkeit der Jugendhilfe: Traditionelle und zerbrochene Familien im Vergleich. *Praxis der Kinderpsychologie und Kinderpsychiatrie, 59* (4), 253–265. http://doi.org/10.13109/prkk.2010.59.4.253

Santisteban, D. A., Coatsworth, J. D., Perez-Vidal, A., Kurtines, W. M., Schwartz, S. J., LaPerriere, A. & Szapocznik, J. (2003). Efficacy of brief strategic family therapy in modifying Hispanic adolescent behavior problems and substance use. *Journal of Family Psychology, 17* (1), 121–133. http://doi.org/10.1037/0893-3200.17.1.121

Santisteban, D. A., Szapocznik, J., Perez-Vidal, A., Kurtines, W. M., Murray, E. J. & LaPerriere, A. (1996). Efficacy of intervention for engaging youth and families into treatment and some variables that may contribute to differential effectiveness. *Journal of Family Psychology, 10* (1), 35–44. http://doi.org/10.1037/0893-3200.10.1.35

Saß, H., Wittchen, H.-U., Zaudig, M. & Houben, I. (2003). *Diagnostisches und Statistisches Manual Psychischer Störungen – Textrevision – DSM-IV-TR*. Göttingen: Hogrefe.

Satir, V. & Baldwin, M. (2004). *Familientherapie in Aktion. Die Konzepte von Virginia Satir in Theorie und Praxis* (6. Aufl.). Paderborn: Junfermann.

Satir, V. & Bosch, M. (2013). *Selbstwert und Kommunikation. Familientherapie für Berater und zur Selbsthilfe*. Stuttgart: Klett-Cotta.

Sawyer, A. M. & Borduin, C. M. (2011). Effects of multisystemic therapy through midlife: A 21.9-year follow-up to a randomized clinical trial with serious and violent juvenile offenders. *Journal of Consulting and Clinical Psychology, 79* (5), 643–652.

Scarpa, A. & Raine, A. (2004). The psychophysiology of child misconduct. *Pediatric Annals, 33* (5), 296–304. http://doi.org/10.3928/0090-4481-20040501-08

Schaeffer, C. M. & Borduin, C. M. (2005). Long-term follow-up to a randomized clinical trial of multisystemic therapy with serious and violent juvenile offenders. *Journal of Consulting and Clinical Psychology, 73* (3), 445–453. http://doi.org/10.1037/0022-006X.73.3.445

Scheithauer, H. & Petermann, F. (2000). Therapieabbrüche von aggressiven und dissozialen Kindern. *Kindheit und Entwicklung, 9* (1), 14–19. http://doi.org/10.1026//0942-5403.9.1.14

Scheithauer, H. & Petermann, F. (2010). Entwicklungsmodelle aggressiv-dissozialen Verhaltens und ihr Nutzen für Prävention und Behandlung. *Kindheit und Entwicklung, 19* (4), 209–217. http://doi.org/10.1026/0942-5403/a000028

Schimek, M., Walter, T., Bussing, R. & Briegel, W. (2014). Parent-Child Interaction Therapy und multiple familiäre Belastungen: Ein Fallbericht. *Verhaltenstherapie, 24,* 40–46. http://doi.org/10.1159/000360198

Schlack, R. & Hölling, H. (2007). Gewalterfahrungen von Kindern und Jugendlichen im subjektiven Selbstbericht. Erste Ergebnisse aus dem Kinder- und Jugendgesundheitssurvey (KiGGS). *Bundesgesundheitsblatt – Gesundheitsforschung – Gesundheitsschutz, 50* (5–6), 819–826. http://doi.org/10.1007/s00103-007-0245-3

Schlack, R., Hölling, H., Erhart, M., Petermann, F. & Ravens-Sieberer, U. (2010). Elterliche Psychopathologie, Aggression und Depression bei Kindern und Jugendlichen. *Kindheit und Entwicklung, 19* (4), 228–238. http://doi.org/10.1026/0942-5403/a000030

Schmid, M. (2007). *Psychische Gesundheit von Heimkindern. Eine Studie zur Prävalenz psychischer Störungen in der stationären Jugendhilfe*. Weinheim: Juventa.

Schmid, M. (2010). Umgang mit traumatisierten Kindern und Jugendlichen in der stationären Jugendhilfe: „Traumasensibilität" und „Traumapädagogik". In J. M. Fegert, U. Ziegenhain & L. Goldbeck (Hrsg.), *Traumatisierte Kinder und Jugendliche in Deutschland. Analysen und Empfehlungen zu Versorgung und Betreuung* (S. 36–60). Weinheim: Juventa.

Schmid, M. (2012a). Forschung an der Schnittstelle von Psychiatrie und Sozialpädagogik aus medizinisch-psychologischer Perspektive. In M. Schmid, M. Tetzer, K. Rensch & S. Schlüter-Müller (Hrsg.), *Handbuch Psychiatriebezogene Sozialpädagogik* (S. 110–127). Göttingen: Vandenhoeck & Ruprecht.

Schmid, M. (2012b). Psychotherapie von Traumafolgestörungen im Kontext der stationären Jugendhilfe. In M. A. Landolt & T. Hensel (Hrsg.), *Traumatherapie bei Kindern und Jugendlichen* (2. Aufl., S. 404–440). Göttingen: Hogrefe.

Schmid, M. (2013a). Psychisch belastete Kinder in der Heimerziehung – eine kooperative Herausforderung. In Integras (Hrsg.), *Leitfaden Fremdplatzierung* (S. 142–160). Zürich: Integras.

Schmid, M. (2013b). Traumafolgestörungen und deren Auswirkungen auf die implizite und explizite Emotionsregulation. In T. In-Albon (Hrsg.), *Emotionsregulation und psychische Störungen im Kindes- und Jugendalter. Grundlagen, Forschung und Behandlungsansätze* (S. 170–198). Stuttgart: Kohlhammer.

Schmid, M. (2013c). Warum braucht es eine Traumapädagogik und traumapädagogische Standards? In B. Lang, C. Schirmer, T. Lang, I. Andreae de Hair, T. Wahle, J. Bausum, W. Weiss & M. Schmid (Hrsg.), *Traumapädagogische Standards in der stationären Kinder- und Jugendhilfe. Eine Praxis- und Orientierungshilfe der BAG Traumapädagogik* (S. 56–82). Weinheim: Beltz Juventa.

Schmid, M. & Di Bella, N. (2012). Sozialpädagogische Begleitung von Kindern und Jugendlichen mit einer Aufmerksamkeitsdefizit-/Hyperaktivitätsstörung (ADHS) in (teil-) stationären Settings. In M. Schmid, M. Tetzer, K. Rensch & S. Schlüter-Müller (Hrsg.), *Handbuch Psychiatriebezogene Sozialpädagogik* (S. 278–293). Göttingen: Vandenhoeck & Ruprecht.

Schmid, M., Dölitzsch, C., Pérez, T., Jenkel, N., Kölch, M., Schmeck, K. & Fegert, J.M. (2014). Die Bedeutung von psychopathischen Persönlichkeitseigenschaften für den Verlauf von pädagogischen Maßnahmen. *Kindheit und Entwicklung*.

Schmid, M., Dölitzsch, C., Pérez, T., Jenkel, N., Schmeck, K., Kölch, M. & Fegert, J.M. (2014). Welche Faktoren beeinflussen Abbrüche in der Heimerziehung – welche Bedeutung haben limitierte prosoziale Fertigkeiten? *Kindheit und Entwicklung, 23* (3), 161–173. http://doi.org/10.1026/0942-5403/a000142

Schmid, M., Fegert, J.M. & Opp, G. (2012). Schule als besondere Herausforderung für psychisch belastete Kinder und Jugendliche – Sozialpädagogische und kinder- und jugendpsychiatrische/-psychotherapeutische Überlegungen. In M. Schmid, M. Tetzer, K. Rensch & S. Schlüter-Müller (Hrsg.), *Handbuch Psychiatriebezogene Sozialpädagogik* (S. 457–472). Göttingen: Vandenhoeck & Ruprecht.

Schmid, M., Fegert, J.M. & Petermann, F. (2010). Traumaentwicklungsstörung: Pro und Contra. *Kindheit und Entwicklung, 19* (1), 47–63. http://doi.org/10.1026/0942-5403/a000008

Schmid, M. & Kölch, M. (2010). Kinder- und Jugendkriminalität. In J. Müller (Hrsg.), *Neurobiologie forensisch relevanter psychischer Störungen* (S. 195–212). Stuttgart: Kohlhammer.

Schmid, M., Kölch, M., Fegert, J.M., Schmeck, K. & MAZ.-Team. (2013a). Abschlussbericht Modellversuch Abklärung und Zielerreichung in stationären Massnahmen. Zugriff am 27.08.2014. Verfügbar unter http://www.ejpd.admin.ch/ejpd/de/home/themen/sicherheit/ref_straf-_und_massnahmevollzug/ref_modellversuche/ref_evaluationsberichte.html

Schmid, M., Kölch, M., Fegert, J.M., Schmeck, K. & MAZ.-Team (2013b). Zusammenfassung der wichtigsten Ergebnisse und Erkenntnisse des Modellversuchs Abklärung und Zielerreichung in stationären Massnahmen (MAZ.) [Abschlussbericht]. Verfügbar unter: https://www.bj.admin.ch/dam/data/bj/sicherheit/smv/modellversuche/evaluationsberichte/maz-schlussbericht-d.pdf. (Zugriff am 04.06.2015)

Schmid, M., Nützel, J., Fegert, J.M. & Goldbeck, L. (2006). Wie unterscheiden sich Kinder aus Tagesgruppen von Kindern aus der stationären Jugendhilfe? *Praxis der Kinderpsychologie und Kinderpsychiatrie, 55* (7), 544–558.

Schmid, M. & Puk, C. (2005). Ressourcenorientiertes Gruppentraining für Eltern von Kindern mit hyperkinetischen und oppositionellen Verhaltensauffälligkeiten. *Kontext – Zeitschrift für Familientherapie und systemische Therapie, 36,* 56–77.

Schmidt, M.H., Petermann, F., Macsenaere, M., Knab, E., Schneider, K., Hölzl, H. et al. (2002). *Effekte erzieherischer Hilfen und ihre Hintergründe* (Schriftenreihe des Bundesministeriums für Familie, Senioren, Frauen und Jugend, Bd. 219). Stuttgart: Kohlhammer.

Schmidt, M.H., Petermann, F. & Schipper, M. (2012). Epigenetik – Revolution der Entwicklungspsychopathologie? *Kindheit und Entwicklung, 21* (4), 245–253. http://doi.org/10.1026/0942-5403/a000091

Schmidt, U. (2010). Die Posttraumatische Belastungsstörung – ein Resultat dysfunktionaler epigenetischer Adaptationsprozesse? *Psychotherapie in Psychiatrie, Psychotherapeutischer Medizin und Klinischer Psychologie, 15* (2), 223–231.
Schmucker, M. & Lösel, F. (2012). Meta-analysis as a method of systematic reviews. In D. Gadd, S. Karstedt & S. L. Messner (Eds.), *The Sage handbook of criminological research methods* (pp. 425–443). Thousand Oaks, CA: Sage.
Schoenwald, S. K., Carter, R. E., Chapman, J. E. & Sheidow, A. J. (2008). Therapist adherence and organizational effects on change in youth behavior problems one year after multisystemic therapy. *Administration and Policy in Mental Health and Mental Health Services Research, 35* (5), 379–394. http://doi.org/10.1007/s10488-008-0181-z
Schoenwald, S. K., Chapman, J. E., Sheidow, A. J. & Carter, R. E. (2009). Long-term youth criminal outcomes in MST transport: The impact of therapist adherence and organizational climate and structure. *Journal of Clinical Child and Adolescent Psychology, 38* (1), 91–105. http://doi.org/10.1080/15374410802575388
Schoenwald, S. K., Halliday-Boykins, C. A. & Henggeler, S. W. (2003). Client-level predictors of adherence to MST in community service settings. *Family Process, 42* (3), 345–359. http://doi.org/10.1111/j.1545-5300.2003.00345.x
Schoenwald, S. K., Sheidow, A. J. & Letourneau, E. J. (2004). Toward effective quality assurance in evidence-based practice: Links between expert consultation, therapist fidelity, and child outcomes. *Journal of Clinical Child and Adolescent Psychology, 33* (1), 94–104. http://doi.org/10.1207/S15374424JCCP3301_10
Schweitzer, J. (1987). *Therapie Dissozialer Jugendlicher. Ein Systemisches Behandlungsmodell für Jugendhilfe und Jugendpsychiatrie*. Weinheim: Juventa.
Schweitzer, J. (2001). Ein Multi-System-Ansatz bei dissozialem, delinquentem und straffälligem Verhalten Jugendlicher. In W. Rotthaus (Hrsg.), *Systemische Kinder- und Jugendlichenpsychotherapie* (S. 185–204). Heidelberg: Carl-Auer Verlag.
Scott, S., Knapp, M., Henderson, J. & Maughan, B. (2001). Financial cost of social exclusion: Follow up study of antisocial children into adulthood. *British Medical Journal, 323* (7306), 191. http://doi.org/10.1136/bmj.323.7306.191
Sedlak, A. J., Mettenburg, J., Basena, M., Petta, I., McPherson, K., Green, A. & Li, S. (2010). *Fourth National Incidence Study of Child Abuse and Neglect (NIS- 4) (2009–2010): Report to congress. Executive summary.* Washington, DC: Department of Health and Human Services, Administration for Children and Families.
Sells, S. (2001). *Parenting your out-of-control teenager: 7 steps to reestablish authority and reclaiming love*. New York: St. Martin's Press.
Sexton, T. L. & Alexander, J. F. (2006). Functional family therapy for externalizing disorders in adolescents. In J. Lebow (Ed.), *Handbook of clinical family therapy* (pp. 164–194). Hoboken, NJ: John Wiley.
Shalev, I., Moffitt, T., Sugden, K., Williams, B., Houts, R., Danese, A. et al. (2013). Exposure to violence during childhood is associated with telomere erosion from 5 to 10 years of age: A longitudinal study. *Molecular Psychiatry, 18* (5), 576–581. http://doi.org/10.1038/mp.2012.32
Sheidow, A. J., Schoenwald, S. K., Wagner, H. R., Allred, C. A. & Burns, B. J. (2007). Predictors of workforce turnover in a transported treatment program. *Administration and Policy in Mental Health and Mental Health Services Research, 34* (1), 45–56. http://doi.org/10.1007/s10488-006-0061-3
Shelton, D., Kesten, K., Zhang, W. & Trestman, R. (2011). Impact of a dialectic behavior therapy-corrections modified (DBT-CM) upon behaviorally challenged incarcerated male

adolescents. *Journal of Child and Adolescent Psychiatric Nursing, 24* (2), 105–113. http://doi.org/10.1111/j.1744-6171.2011.00275.x
Shrier, L.A., Harris, S.K., Kurland, M. & Knight, J.R. (2003). Substance use problems and associated psychiatric symptoms among adolescents in primary care. *Pediatrics, 111* (6 Pt 1), e699–705. http://doi.org/10.1542/peds.111.6.e699
Silver, E., Arseneault, L., Langley, J., Caspi, A. & Moffitt, T.E. (2005). Mental disorder and violent victimization in a total birth cohort. *American Journal of Public Health, 95* (11), 2015–2021. http://doi.org/10.2105/AJPH.2003.021436
Sinzig, J., Plück, J. & Schmidt, M.H. (2006). Welche Störungen behandeln Kinder- und Jugendverhaltenstherapeuten in der gesetzlichen Krankenversicherung? *Kindheit und Entwicklung, 15* (3), 146–154. http://doi.org/10.1026/0942-5403.15.3.146
Skeem, J., Johansson, P., Andershed, H., Kerr, M. & Louden, J.E. (2007). Two subtypes of psychopathic violent offenders that parallel primary and secondary variants. *Journal of Abnormal Psychology, 116* (2), 395–409. http://doi.org/10.1037/0021-843X.116.2.395
Skinner, B.F. (1953). *Science and Human Behavior*. New York: MacMillan.
Soberman, G.B., Greenwald, R. & Rule, D.L. (2002). A controlled study of eye movement desensitization and reprocessing (EMDR) for boys with conduct problems. *Journal of Aggression, Maltreatment & Trauma, 6* (1), 217–236. http://doi.org/10.1300/J146v06n01_11
Specht, F. (1995). Beeinträchtigung der Eingliederungsmöglichkeiten durch psychische Störungen. Begrifflichkeiten und Klärungserfordernisse bei der Umsetzung des § 35a KJHG. *Praxis der Kinderpsychologie und Kinderpsychiatrie, 44* (9), 343–349.
Speltz, M.L., DeKlyen, M., Calderon, R., Greenberg, M.T. & Fisher, P.A. (1999). Neuropsychological characteristics and test behaviors of boys with early onset conduct problems. *Journal of Abnormal Psychology, 108* (2), 315–325. http://doi.org/10.1037/0021-843X.108.2.315
Stadelmann, S., Perren, S., Kölch, M., Groeben, M. & Schmid, M. (2010). Psychisch kranke und unbelastete Eltern. Elterliche Stressbelastung und psychische Symptomatik der Kinder. *Kindheit und Entwicklung, 19* (2), 72–81. http://doi.org/10.1026/0942-5403/a000011
Stadler, B. (2005). *Therapie unter geschlossenen Bedingungen – ein Widerspruch? Eine Forschungsstudie einer Intensivtherapeutischen individuell-geschlossenen Heimunterbringung dissozialer Mädchen am Beispiel des Mädchenheims Gauting.* Dissertation, Humboldt-Universität, Berlin. Zugriff am 27.08.2014. Verfügbar unter http://edoc.hu-berlin.de/dissertationen/stadler-bernhard-2005–01–26/PDF/Stadler.pdf
Stadler, C., Grasmann, D., Fegert, J.M., Holtmann, M., Poustka, F. & Schmeck, K. (2008). Heart rate and treatment effect in children with disruptive behavior disorders. *Child Psychiatry and Human Development, 39* (3), 299–309. http://doi.org/10.1007/s10578-007-0089-y
Stadler, C., Hofecker Fallahpour, M. & Stieglitz, R.D. (2014). ADHS und komorbide Suchterkrankungen. In M. Walter & E. Gouzoulis-Mayfrank (Hrsg.), *Psychische Störungen und Suchterkrankungen. Diagnostik und Behandlung von Doppeldiagnosen* (S. 120–134). Stuttgart: Kohlhammer.
Stadler, C., Kröger, A., Clement, H.-W. & Grasmann, D. (2012). Störungen des Sozialverhaltens. Wirksamkeit des intensivtherapeutischen Behandlungsansatzes VIA. *Kindheit und Entwicklung, 21* (2), 103–113. http://doi.org/10.1026/0942-5403/a000076
Stadler, C., Rohrmann, S., Steuber, S. & Poustka, F. (2006). Effects of provocation on emotions and aggression: An experimental study with aggressive children. *Schweizerische Zeitschrift für Psychologie, 65* (2), 117–124.
Steinlin, C. & Schmid, M. (2014). Traumasensibilität und traumapädagogische Haltung in der forensischen Psychiatrie. In S.B. Gahleitner, T. Hensel, M. Baierl, M. Kühn & M. Schmid (Hrsg.), *Traumapädagogik in psychosozialen Handlungsfeldern. Ein Hand-*

buch für Jugendhilfe, Schule und Klinik (S. 191–209). Göttingen: Vandenhoeck & Ruprecht.
Sterzer, P., Stadler, C., Krebs, A., Kleinschmidt, A. & Poustka, F. (2005). Abnormal neural responses to emotional visual stimuli in adolescents with conduct disorder. *Biological Psychiatry, 57* (1), 7–15. http://doi.org/10.1016/j.biopsych.2004.10.008
Sterzer, P., Stadler, C., Poustka, F. & Kleinschmidt, A. (2007). A structural neural deficit in adolescents with conduct disorder and its association with lack of empathy. *Neuroimage, 37* (1), 335–342. http://doi.org/10.1016/j.neuroimage.2007.04.043
Stolle, D. (2003). *Dissoziale Jugendliche zwischen Strasse, Hilfe und Justiz*. Salzhausen: Iskopress.
Storch, M. & Krause, F. (2011). *Selbstmanagement – ressourcenorientiert. Grundlagen und Trainingsmanual für die Arbeit mit dem Zürcher Ressourcen Modell (ZRM)* (4., vollst. überarb. u. erw. Aufl.). Bern: Huber.
Strehlow, U. (1994). Katamnestic studies on dyslexia. *Acta Paedopsychiatrica: International Journal of Child & Adolescent Psychiatry, 56* (3), 219–228.
Stringaris, A. & Goodman, R. (2009). Three dimensions of oppositionality in youth. *Journal of Child Psychology and Psychiatry, and allied disciplines, 50* (3), 216–223. http://doi.org/10.1111/j.1469-7610.2008.01989.x
Strother, K. B., Swenson, M. E. & Schoenwald, S. K. (1998). *Multisystemic therapy organizational manual*. Charleston, SC: MST Institute.
Sundell, K., Hansson, K., Lofholm, C. A., Olsson, T., Gustle, L.-H. & Kadesjo, C. (2008). The transportability of multisystemic therapy to Sweden: Short-term results from a randomized trial of conduct-disordered youths. *Journal of Family Psychology, 22* (4), 550–560. http://doi.org/10.1037/a0012790
Swenson, C. C., Schaeffer, C. M., Henggeler, S. W., Faldowski, R. & Mayhew, A. M. (2010). Multisystemic therapy for child abuse and neglect: A randomized effectiveness trial. *Journal of Family Psychology, 24* (4), 497–507. http://doi.org/10.1037/a0020324
Sydow, K. von, Beher, S., Retzlaff, R. & Schweitzer, J. (2007). *Die Wirksamkeit der Systemischen Therapie/Familientherapie*. Göttingen: Hogrefe.
Sydow, K. von, Beher, S., Schweitzer-Rothers, J. & Retzlaff, R. (2006). Systemische Familientherapie bei Störungen des Kindes- und Jugendalters – eine Metainhaltsanalyse von 47 randomisierten Primärstudien. *Psychotherapeut, 51,* 107–143. http://doi.org/10.1007/s00278-006-0480-3
Sydow, K. von, Retzlaff, R., Beher, S., Haun, M. W. & Schweitzer, J. (2013). The efficacy of systemic therapy for childhood and adolescent externalizing disorders: A systematic review of 47 RCT. *Family Process, 52* (4), 576–618. http://doi.org/10.1111/famp.12047
Szapocznik, J., Hervis, O. E. & Schwartz, S. J. (2003). *Therapy manuals for drug addiction: Brief Strategic Family therapy for adolescent drug abuse (Manual 5).* Bethseda, MD: National Institute on Drug Abuse.
Szapocznik, J., Santisteban, D., Rio, A., Perez-Vidal, A., Santisteban, D. & Kurtines, W. M. (1989). Family Effectiveness Training: An intervention to prevent drug abuse and problem behaviors in Hispanic adolescents. *Hispanic Journal of Behavioral Sciences, 11* (1), 4–27. http://doi.org/10.1177/07399863890111002
Szapocznik, J. & Williams, R. A. (2000). Brief Strategic Family Therapy: Twenty-five years of interplay among theory, research and practice in adolescent behavior problems and drug abuse. *Clinical Child and Family Psychology Review, 3* (2), 117–134. http://doi.org/10.1023/A:1009512719808
Tagay, S. & Senf, W. (2014). *Essener Trauma-Inventar (ETI). Eine Verfahrensfamilie zur Identifikation von traumatischen Ereignissen und Traumafolgestörungen*. Göttingen: Hogrefe.

Thornberry, T.P. (1987). Toward an interactional theory of delinquency. *Criminology, 25,* 863–891. http://doi.org/10.1111/j.1745-9125.1987.tb00823.x

Thornberry, T.P. (1998). Membership in youth gangs and involvement in serious and violent offending. In R. Loeber & D.P. Farrington (Eds.), *Serious & violent juvenile offenders: Risk factors and successful interventions* (pp. 147–166). Thousand Oaks, CA: Sage.

Timmons-Mitchell, J., Bender, M.B., Kishna, M.A. & Mitchell, C.C. (2006). An independent effectiveness trial of multisystemic therapy with juvenile justice youth. *Journal of Clinical Child and Adolescent Psychology, 35* (2), 227–236. http://doi.org/10.1207/s15374424jccp3502_6

Toupin, J., Dery, M., Pauze, R., Mercier, H. & Fortin, L. (2000). Cognitive and familial contributions to conduct disorder in children. *Journal of Child Psychology and Psychiatry, and allied disciplines, 41* (3), 333–344. http://doi.org/10.1111/1469-7610.00617

Turpin, E., Stewart, D., Beach, B. & Boesky, L. (2002). Effectiveness of a dialectical behavior therapy program for incarcerated female juvenile offenders. *Child and Adolescent Mental Health, 7* (3), 121–127. http://doi.org/10.1111/1475-3588.00022

Tuten, L.M., Jones, H.E., Schaeffer, C.M. & Stitzer, M.L. (2012). *Reinforcement-Based Treatment for Substance Use Disorders: A Comprehensive Behavioral Approach.* Washington, DC: American Psychological Association. http://doi.org/10.1037/13088-000

Urbaniok, F., Rossegger, A., Fegert, J., Rubertus, M. & Endrass, J. (2007). Legalbewährung junger Straftäter nach Entlassung aus Arbeitserziehungsmaßnahmen. *Praxis der Kinderpsychologie und Kinderpsychiatrie, 56* (2), 109–122. http://doi.org/10.13109/prkk.2007.56.2.109

van der Kolk, B.A. (2009). Entwicklungstrauma-Störung: Auf dem Weg zu einer sinnvollen Diagnostik für chronisch traumatisierte Kinder. *Praxis der Kinderpsychologie und Kinderpsychiatrie, 58,* 572–586. http://doi.org/10.13109/prkk.2009.58.8.572

van Engeland, H. & Matthys, W. (1998). Ergebnisse von Jugendhilfe-Maßnahmen bei dissozialen Störungen. *Zeitschrift für Kinder- und Jugendpsychiatrie, 26* (1), 63–69.

Vermeiren, R., Schwab-Stone, M., Ruchkin, V., De Clippele, A. & Deboutte, D. (2002). Predicting recidivism in delinquent adolescents from psychological and psychiatric assessment. *Comprehensive Psychiatry, 43* (2), 142–149. http://doi.org/10.1053/comp.2002.30809

Vitiello, B. & Stoff, D.M. (1997). Subtypes of aggression and their relevance to child psychiatry. *Journal of the American Academy of Child & Adolescent Psychiatry, 36* (3), 307–315. http://doi.org/10.1097/00004583-199703000-00008

Vostanis, P., Graves, A., Meltzer, H., Goodman, R., Jenkins, R. & Brugha, T. (2006). Relationship between parental psychopathology, parenting strategies and child mental health. Findings from the GB national study. *Social Psychiatry and Psychiatric Epidemiology, 41* (7), 509–514. http://doi.org/10.1007/s00127-006-0061-3

Wakschlag, L.S. & Hans, S.L. (2002). Maternal smoking during pregnancy and conduct problems in high-risk youth: a developmental framework. *Development and Psychopathology, 14* (2), 351–369. http://doi.org/10.1017/S0954579402002092

Waldron, H.B., Slesnick, N., Brody, J.L., Turner, C.W. & Peterson, T.R. (2001). Treatment outcomes for adolescent substance abuse at 4- and 7-month assessments. *Journal of Consulting and Clinical Psychology, 69* (5), 802–813. http://doi.org/10.1037/0022-006X.69.5.802

Walkenhorst, P. (2004). Anmerkungen zu einer konfrontativen Pädagogik. In J. Weidner & R. Kilb (Hrsg.), *Konfrontative Pädagogik* (S. 51–90). Wiesbaden: VS Verlag für Sozialwissenschaften.

Waschbusch, D. A., Carrey, N. J., Willoughby, M. T., King, S. & Andrade, B. F. (2007). Effects of methylphenidate and behavior modification on the social and academic behavior of children with disruptive behavior disorders: the moderating role of callous/unemotional traits. *Journal of Clinical Child and Adolescent Psychology, 36* (4), 629–644. http://doi.org/10.1080/15374410701662766

Webster-Stratton, C. (2005). The incredible Years: A training series for the prevention and treatment of conduct problems in young children. In E. D. Hibbs & P. S. Jensen (Eds.), *Psychosocial treatments for child and adolescent disorders: Empirically based strategies for clinical practice* (2nd ed., pp. 507–555). Washington, DC: American Psychological Association.

Webster-Stratton, C., Reid, M. J. & Hammond, M. (2004). Treating children with early-onset conduct problems: intervention outcomes for parent, child, and teacher training. *Journal of Clinical Child and Adolescent Psychology, 33* (1), 105–124. http://doi.org/10.1207/S15374424JCCP3301_11

Weidner, J. & Kilb, R. (2011). *Handbuch Konfrontative Pädagogik.* Weinheim: Juventa.

Weisz, J. R. & Kazdin, A. E. (2010). *Evidence-based psychotherapies for children and adolescents* (2nd ed.). New York: Guilford Press.

Williams, S. & McGee, R. (1994). Reading attainment and juvenile delinquency. *Journal of Child Psychology and Psychiatry, and allied disciplines, 35* (3), 441–459. http://doi.org/10.1111/j.1469-7610.1994.tb01733.x

Witthöft, J., Koglin, U. & Petermann, F. (2010). Zur Komorbidität von aggressivem Verhalten und ADHS. *Kindheit und Entwicklung, 19* (4), 218–227. http://doi.org/10.1026/0942-5403/a000029

WHO/Dilling, H. & Freyberger, H. J. (2013). *Taschenführer zur ICD-10-Klassifikation psychischer Störungen. 6.,überarbeitete Auflage unter Berücksichtigung der Änderungen entsprechend ICD-10-GM (German Modification) 2013.* Bern: Huber.

Wolf, K. (2007). *Metaanalyse von Fallstudien erzieherischer Hilfen hinsichtlich von Wirkungen und „wirkmächtigen" Faktoren aus Nutzersicht* (Wirkungsorientierte Jugendhilfe, Bd. 4). Münster: ISA Planung und Entwicklung GmbH.

Woolfenden, S. R., Williams, K. & Peat, J. K. (2002). Family and parenting interventions for conduct disorder and delinquency: a meta-analysis of randomised controlled trials. *Archives of Disease in Childhood, 86* (4), 251–256. http://doi.org/10.1136/adc.86.4.251

Young, J., Klosko, J. & Weishaar, M. (2008). *Schematherapie* (2. Aufl.). Paderborn: Junfermann.

Zimmermann, P. & Fimm, B. (2012). *Testbatterie zur Aufmerksamkeitsprüfung Version 2.3 (TAP 2.3).* Herzogenrath: Psytest.

Zinkl, K., Roos, K. & Macsenaere, M. (2004). Effizienz: Bedarfsorientierung durch Kostenoptimierung? *neue caritas, 1,* 4–6.

Zisser, A. & Eyberg, S. M. (2010). Treating oppositional behavior in children using parent-child interaction therapy. In A. E. Kazdin & J. R. Weisz (Eds.), *Evidence-based psychotherapies for children and adolescents* (2nd ed., pp. 179–193). New York: Guilford Press.

Anhang

Vorlage für die Fit-Analyse

System Jugendlicher

- individuelle Einflussfaktoren des Jugendlichen

System Familie

- Einflussfaktoren aus dem System Familie

Problemverhalten

- Einflussfaktoren aus dem Freundeskreis

System Freundeskreis und ggf. geografisches Umfeld

- Einflussfaktoren aus dem System Schule oder Arbeit

System Schule/Arbeit

Checkliste: Problemverhalten zu Hause
☐ körperliche Gewalt gegenüber Familienmitgliedern (Falls ja, welche?)
☐ Sachschäden
☐ verbale Gewalt gegenüber Familienmitgliedern (Falls ja, welche?)
☐ Stehlen innerhalb der Familie
☐ Lügen
☐ Nichteinhalten von Ausgangszeiten
☐ Nichteinhalten von Vereinbarungen
☐ exzessiver Medienkonsum
☐ Nichterledigen von Aufgaben innerhalb des Haushalts
☐ Nichteinhalten der Zimmer- oder Hausordnung (falls vorhanden)

Checkliste: Problemverhalten in der Schule bzw. im Rahmen der Berufsausbildung

- ☐ körperliche Gewalt in der Schule, auf dem Pausenhof oder Schulweg
- ☐ Sachbeschädigung
- ☐ verbale Gewalt gegenüber Schülern und/oder Lehrpersonen
- ☐ Schwänzen
- ☐ Zuspätkommen
- ☐ störendes Verhalten im Unterricht/bei der Ausbildung
- ☐ Leistungsverweigerung, Lernverweigerung
- ☐ fehlendes Material oder fehlende Hausaufgaben

Weitere wichtige Punkte, die erfragt werden sollten:

- ☐ bereits erfolgte oder im Raum stehende Wiederholungen eines Schuljahres
- ☐ bereits erfolgte oder im Raume stehende kurzzeitige Platzierungen oder Dispensationen
- ☐ bereits involvierter Schulsozialdienst/Schulpsychologie/Heilpädagogik
- ☐ vorhandene Teilleistungsstörungen/AD(H)S/Lernstörungen/Lese-Schreibstörungen
- ☐ schulische Stärken und Schwächen
- ☐ Lernziel-, Noten- oder Fachbefreiungen
- ☐ berufliche Ziele und bereits erfolgte Schritte der Berufsfindung

Checkliste: Problemverhalten in der Freizeit

- ☐ delinquentes Verhalten (mit oder ohne erfolgte Anzeige/Strafverfolgung):
  - O Körperverletzung
  - O Sachbeschädigung
  - O Eigentumsdelikte
  - O Schwarzfahren
  - O Verstöße gegen das Betäubungsmittelgesetz
  - O andere
- ☐ Weglaufen oder nicht abgesprochenes Wegbleiben über Nacht
- ☐ Nikotin-, Alkohol- und Cannabiskonsum und der Konsum von anderen Drogen
- ☐ Überziehen von Ausgangszeiten
- ☐ regelmäßiger Kontakt mit Freunden mit negativem Einfluss
- ☐ fehlende prosoziale Aktivitäten, Abhängen an öffentlichen Plätzen
- ☐ exzessiver Medienkonsum

Arbeitsblatt Die vier A's[1]

1. Anweisung

Was soll das Kind/der Jugendliche machen? Seien Sie klar und kommen Sie auf den Punkt. Nicht mehr als einen Satz verwenden.

Beispiel: *Du musst aufstehen und zur Schule gehen.*

____

2. Ankünden der Deadline

Bis wann soll das Kind/der Jugendliche dies erledigen?

Beispiel: *Du musst das bis 8 Uhr erledigen./Du musst es in 10 Minuten erledigen.*

____

3. Aufzeigen der Konsequenz

Was passiert, wenn das Kind/der Jugendliche die Anweisung nicht befolgt?

Beispiel: *Wenn du bis dann nicht aufstehst, nehme ich deine Playstation weg.*

____

____

4. Abstand (Loslösen)

Weggehen, sich mit anderen Dingen beschäftigen. Wenn der Jugendliche beginnt, zu diskutieren und die Anweisung nicht erledigt hat, erneut loslösen.

Beispiel: *Ich werde mit dir darüber reden, wenn du … (Anweisung) erledigt hast.*

____

____

1 nach Sell (2001)

Drogenplan

Ausgangslage: ____________________

____

____

Kontrolle: ____________________

____

Belohnung für saubere Drogentests: 1. Phase (Wochen 1 bis 4 des Drogenplans):

____

____

____

____

Belohnung für saubere Drogentests: 2. Phase (nach 4 sauberen wöchentlichen Drogentests):

____

____

____

____

Konsequenzen für positive Drogentests:

____

____

____

____

Knopfdrück- und Deeskalationsstrategien (nach Sells, 2001)

Die Top 11 der Knopfdrückstrategien von Jugendlichen

1. „Du lässt mich nie etwas machen."
2. „Du liebst mich nicht."
3. „Ich hasse dich." oder „Du bist ein Lügner/ein Arschloch/ein schlechter Vater bzw. eine schlechte Mutter."
4. „Du bist nicht meine echte Mutter/mein echter Vater. Ich höre nicht auf dich/folge dir nicht."
5. Abstoßendes Aussehen, ungepflegt, ungebührliche Gesten oder weinerliche Stimme, Körpersprache, Gestik und Stimmlage (z. B. Stinkefinger zeigen, Augenrollen, „Herumschlurfen").
6. Die verletzlichste Stelle bei den Eltern finden und ausnutzen.
7. „Ich werde dich oder andere verletzen/töten." „Ich werde mich verletzen/töten."
8. „Ich renne weg/ich gehe weg."
9. „Ich werde lügen, lügen, lügen …"
10. „Ich hasse die Schule." oder „Ich breche die Schule ab."
11. „Ich mache gar nichts mehr." oder „Ich mache was ich will."

Die Top 8 der Knopfdrückstrategien von Eltern

1. Predigen oder Klischees benutzen.
2. In „mehreren Kapiteln" reden: lange Vorträge halten, endlos argumentieren, häufig verbunden mit Vorwürfen und Kritik.
3. Stigmatisierung/Etikettierung.
4. Katastrophisierung der Zukunftsperspektive.
5. Sofortige Problemlösung suchen.
6. Infragestellen der Rastlosigkeit und des Missbehagens der Jugendlichen.
7. Kein Tolerieren von Versuchsverhalten, z. B. Kleidungsstil, Frisur, Musik etc.
8. Sammeln von Kritik, z. B. unangenehme Fakten des Jugendlichen aufzeigen, auf Fehler aufmerksam machen, darauf „herumreiten".

Die Top 6 im Umgang mit Knopfdrücken

1. Das Gespräch beenden, wenn nötig den Raum verlassen und abwarten.
2. Geheime Signale benutzen. Eltern können ein geheimes Signal (z. B. Berühren des Ohrläppchens) vereinbaren, um sich gegenseitig darüber zu informieren, wenn sie sich auf „Knopfdrücken" eingelassen haben.
3. Schlechtes Benehmen von persönlichen Angriffen unterscheiden.

4. Argumente kurz halten und auf den Punkt bringen.
5. Blitzableiter benutzen. „Blitzableiter“ sind kurze Begriffe, die das Gespräch zurück auf das eigentliche Thema bringen bzw. Ablenkungsmanöver unterbrechen, z. B. „*Nichtsdestotrotz,* die Regeln gelten so wie besprochen“ oder „*Das mag wohl sein,* aber die Konsequenz bleibt“ oder „*Ich weiß, dass du nicht einverstanden bist,* aber wir Eltern haben diese Entscheidung getroffen“.
6. Ruhig, langsam und in tiefer Stimmlage reden, in der Gegenwart bleiben.

Vorlage für das Erstellen von Regeln, Belohnungen und Konsequenzen

Die Regel:
als konkretes, beobachtbares Verhalten formuliert

Die Belohnung:
Was passiert, wenn die Regel **EINGEHALTEN** wurde?

Die Konsequenz:
Was passiert, wenn die Regel **NICHT** eingehalten wird?

Unterschrift des Jugendlichen/ der Jugendlichen: ______________________________

Unterschrift der Eltern: ______________________________

Regel gültig ab (Datum): ______________________________

Gedankenprotokoll	
Situation	(Wer? Was? Wann? Wo?) ________________
Gefühle	Was haben Sie empfunden? ________________ ________________ Stärke des Gefühls (0 bis 100 %) ________________
Automatische Gedanken („heiße" Gedanken)	Was haben Sie gedacht, bevor dieses Gefühl bei Ihnen auftauchte? Irgendwelche anderen Gedanken? Oder Bilder? Markieren Sie den „heißen Gedanken". ________________ ________________
Beweise für das Zutreffen des heißen Gedankens	________________ ________________
Fakten, die den heißen Gedanken widerlegen	________________ ________________
Alternativgedanken	Schreiben Sie einen Alternativgedanken auf. ________________ ________________ Schätzen Sie, wie stark Sie vom Zutreffen jedes einzelnen Alternativgedankens überzeugt sind (0 bis 100 %) ________________
Aktuelle Beurteilung der Gefühle	Beurteilen Sie erneut die in Zeile 2 aufgeführten und alle neuen Gefühle (0 bis 100 %). ________________

Stichwortverzeichnis

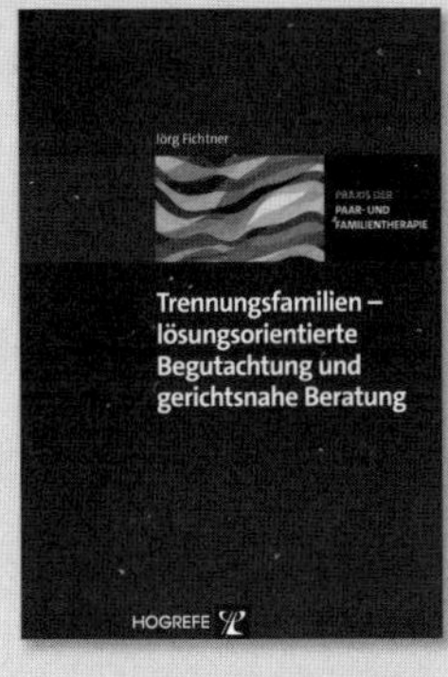

Jörg Fichtner

Trennungsfamilien – lösungsorientierte Begutachtung und gerichtsnahe Beratung

(Reihe: „Praxis der Paar- und Familientherapie", Band 9)
2015, IX/217 Seiten, € 26,95 / CHF 35,90
ISBN 978-3-8017-2517-4 / Auch als E-Book erhältlich

Das Buch beschreibt den Ansatz der lösungsorientierten Begutachtung und gerichtsnahen Beratung von hochkonflikthaften Trennungsfamilien. Für Personen, die gutachterlich und beratend mit Scheidungs- und Trennungsfamilien arbeiten, bietet dieser Band wertvolle Hilfen für die tägliche Arbeit.

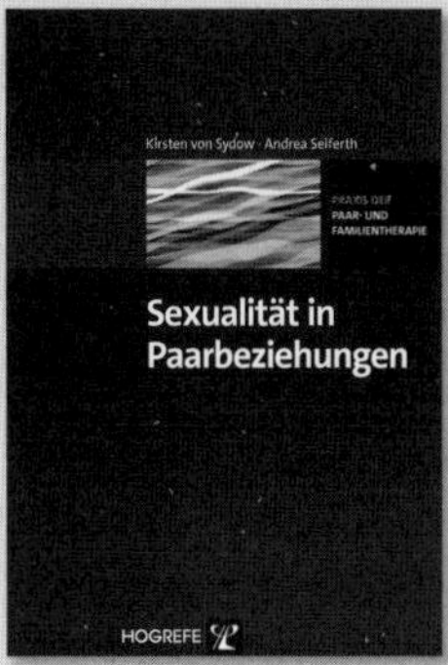

Kirsten von Sydow
Andreas Seiferth

Sexualität in Paarbeziehungen

(Reihe: „Praxis der Paar- und Familientherapie", Band 8)
2015, X/228 Seiten, € 29,95 / CHF 39,90
ISBN 978-3-8017-1644-8 / Auch als E-Book erhältlich

Das Buch befasst sich mit verschiedenen Problemen, die im Zusammenhang mit der Sexualität in Dauerbeziehungen auftreten können und zeigt Möglichkeiten der therapeutischen Hilfe auf. Fallbeispiele illustrieren die integrative psychotherapeutische Arbeit der Autorinnen, die durch systemische, psychodynamische und sexualtherapeutische Ansätze geprägt ist.

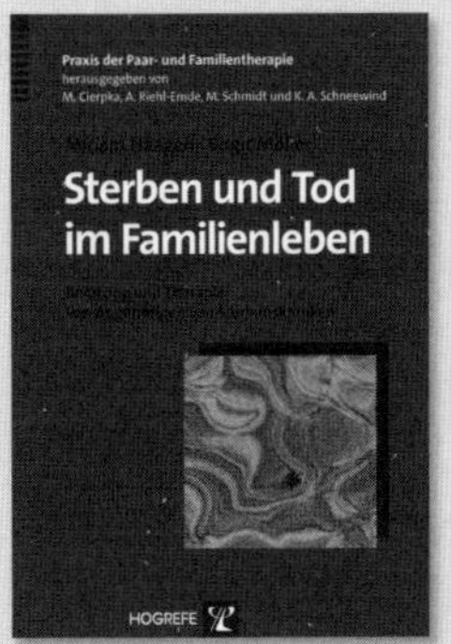

Miriam Haagen / Birgit Möller

Sterben und Tod im Familienleben

Beratung und Therapie von Angehörigen von Sterbenskranken

(Reihe: „Praxis der Paar- und Familientherapie", Band 7)
2013, VI/165 Seiten, € 24,95 / CHF 35,50
ISBN 978-3-8017-2268-5 / Auch als E-Book erhältlich

Wird eine Familie vom bevorstehenden Tod eines ihrer Mitglieder betroffen, so bedeutet dies häufig eine tiefe Erschütterung des familiären Gleichgewichts.
Das Buch zeigt Wege auf, Familien in diesen Situationen zu unterstützen, ihre Ressourcen zu stärken und Traumatisierungen vorzubeugen.

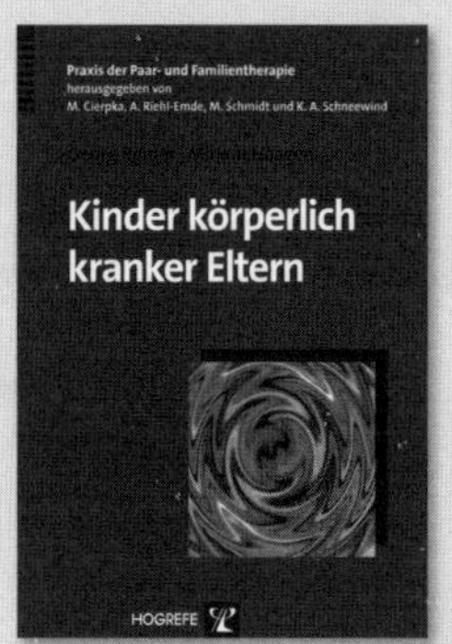

Georg Romer / Miriam Haagen

Kinder körperlich kranker Eltern

(Reihe: „Praxis der Paar- und Familientherapie", Band 5)
2007, 169 Seiten, € 26,95 / CHF 36,90
ISBN 978-3-8017-2032-2 / Auch als E-Book erhältlich

Mit Hilfe zahlreicher Fallbeispiele werden in diesem Band Beratungs- und Behandlungsstrategien für Kinder körperlich kranker Eltern vorgestellt. Der Band bietet für alle, die in der psychosozialen Beratung oder Psychotherapie mit körperlich Kranken und ihren Angehörigen tätig sind, wertvolle und praxisorientierte Anregungen für das therapeutische Handeln.

Hogrefe Verlag GmbH & Co. KG
Merkelstraße 3
37085 Göttingen, Deutschland
Tel. +49 551 999 50-0 / Fax -111
verlag@hogrefe.de
www.hogrefe.com

hogrefe